Das „Schleudertrauma" der Halswirbelsäule

Das „Schleudertrauma" der Halswirbelsäule

Beschleunigungseinwirkung – Diagnostik – Begutachtung

Herausgegeben von

William H. M. Castro
Bernhard Kügelgen
Elmar Ludolph
Frank Schröter

Unter Mitarbeit von

M. Becke
R. Engelhardt
K. G. Hering
K. G. Klein
H. Lemcke
H. Maxeiner
St. Meyer

U. Moorahrend
C. G. Nentwig
C. Peuker
H. U. Puhlmann
M. Schilgen
M. Weber
K. Wörtler

 Ferdinand Enke Verlag Stuttgart 1998

Herausgeber:

Priv.-Doz. Dr. med. William H. M. Castro
Akademie für Manuelle Medizin
Westfälische Wilhelms-Universität Münster
Von-Esmarch-Straße 56
48149 Münster

Dr. med. Bernhard Kügelgen
Neurologie – Psychiatrie
Emil-Schüller-Straße 29
56068 Koblenz

Dr. med. Elmar Ludolph
Institut für Ärztliche Begutachtung
Brunnenstraße 8
40223 Düsseldorf

Dr. med. Frank Schröter
Institut für Med. Begutachtung
Landgraf-Karl-Straße 21
34131 Kassel

Die Deutsche Bibliothek – CIP-Einheitsaufnahme

Das „Schleudertrauma" der Halswirbelsäule :
Beschleunigungseinwirkung – Diagnostik – Begutachtung / hrsg. von
William H. M. Castro ... Unter Mitarb. von M. Becke ... – Stuttgart :
Enke, 1998
   ISBN 3-432-30651-2

Wichtiger Hinweis:

Wie jede Wissenschaft ist die Medizin ständigen Entwicklungen unterworfen. Forschung und klinische Erfahrung erweitern unsere Kenntnisse, insbesondere was Behandlung und medikamentöse Therapie anbelangt. Soweit in diesem Werk eine Dosierung oder eine Applikation erwähnt wird, darf der Leser zwar darauf vertrauen, daß Autoren, Herausgeber und Verlag große Sorgfalt darauf verwandt haben, daß diese Angabe dem **Wissensstand der Fertigstellung des Werkes** entspricht.

Für Angaben über Dosierungsanweisungen und Applikationsformen kann vom Verlag jedoch keine Gewähr übernommen werden. **Jeder Benutzer ist angehalten,** durch sorgfältige Prüfung der Beipackzettel der verwendeten Präparate und gegebenenfalls durch Konsultation eines Spezialisten, festzustellen, ob die dort gegebene Empfehlung für Dosierungen oder die Beachtung von Kontraindikationen gegenüber der Angabe in diesem Buch abweicht. Eine solche Prüfung ist besonders wichtig bei selten verwendeten Präparaten oder solchen, die neu auf den Markt gebracht worden sind. **Jede Dosierung oder Applikation erfolgt auf eigene Gefahr des Benutzers.** Autoren und Verlag appellieren an jeden Benutzer, ihm etwa auffallende Ungenauigkeiten dem Verlag mitzuteilen.

Geschützte Warennamen (Warenzeichen®) werden **nicht** immer besonders kenntlich gemacht. Aus dem Fehlen eines solchen Hinweises kann also nicht geschlossen werden, daß es sich um einen freien Warennamen handelt.

Das Werk, einschließlich aller seiner Teile, ist urheberrechtlich geschützt. Jede Verwertung ist ohne Zustimmung des Verlages außerhalb der engen Grenzen des Urheberrechtsgesetzes unzulässig und strafbar. Das gilt insbesondere für Vervielfältigungen, Übersetzungen, Mikroverfilmungen und die Einspeicherung und Verarbeitung in elektronischen Systemen.

© 1998 Ferdinand Enke Verlag, P.O. Box 30 03 66, D-70443 Stuttgart – Printed in Germany
Satz: TYPO*factory* Luz GmbH, D-75365 Calw
Druck: Calwer Druckzentrum GmbH, D-75365 Calw
Schrift 9/10 Times, System CarryOn

Vorwort

Trotz einer schon sieben Jahrzehnte andauernden Diskussion – der Begriff „Schleudertrauma" wurde von Crowe im Jahr 1928 (engl.: „whiplash") geprägt – verblieben bis zum heutigen Tage erhebliche Zweifel an der Existenz eines somatischen Verletzungsbildes eigener Entität, da es trotz aufwendigster und modernster diagnostischer Methoden nicht gelang, hypothetische Ansätze z. B. zu Verletzungen im Bereich der Kopf-Halsgelenke einerseits, der mittleren oder unteren HWS-Etagen andererseits zu belegen. Nicht zuletzt deshalb ist die Semantik dieses Begriffes so problematisch, da er bezüglich der eingetretenen Verletzungen inhaltsleer geblieben ist und allenfalls einen Verletzungsmechanismus andeutet, der aber in dieser suggerierten Form unzutreffend ist.

Viele Versuche mit neuen Wortschöpfungen führten nicht zu dem gewünschten Konsens einer einheitlichen Begriffsdefinition, so daß sich die Herausgeber im vollen Bewußtsein der problematischen Semantik dennoch zu dem Buchtitel ‚Das „Schleudertrauma" der Halswirbelsäule' entschlossen haben, um dem Leser die Thematik der Diskussionsbeiträge, nämlich die Abhandlung der Problemfälle ohne objektivierbare Verletzungskorrelate deutlich zu machen.

Im Gegensatz zu den sehr seltenen, eindeutig objektivierbaren Primärverletzungen – eigentümlicherweise mit einer relativ raschen Heilung und nur selten bedeutsamen Folgeerscheinungen – ist die überragende Zahl der Fälle gekennzeichnet durch nachhaltig beklagte subjektive Beschwerden, häufig mit progredienter Entwicklung und Ausweitung über – mehrere – Organgrenzen hinweg, denen keine eindeutigen objektivierbaren Verletzungsmerkmale zugeordnet werden können.

Diese klaffende Lücke zwischen subjektiv und objektiv öffnete einen breiten Raum für vielfältige hypothetische Diskussionen, die von den jeweiligen Vertretern nicht immer mit der notwendigen Zurückhaltung als „Lehre" verkündet wurden, was die Emotionalität mancher Diskussion zu erklären vermag. Dies spiegelt sich auch in der Literatur wider mit einer großen Zahl an Veröffentlichungen nur allzu oft geprägt vom Glauben an die eigene Hypothese, jedoch von einem bedauernswerten wissenschaftlichen Gehalt. Nicht selten ist es die „anerkannte Persönlichkeit", die einer solchen Publikation ein – scheinbares – Gewicht verlieh, was nicht zuletzt auch die Rechtsprechung der letzten Jahre beeinflußt haben dürfte. Insofern wundert nicht, daß bis zum heutigen Tage keine einheitliche Definition für das noch unbekannte Substrat einer „Beschleunigungsverletzung" – um einen weniger dramatischen Begriff zu wählen – gefunden wurde.

Die Grundlagenforschung der letzten Jahre z. B. zu den Grenzwerten der biomechanischen Belastbarkeit von Fahrzeuginsassen, der Bewegungsabläufe im Moment der Beschleunigungseinwirkung etc., bieten einen ersten Ansatz, zumindest die Unfallbeteiligten einzugrenzen, bei denen die zur Herbeiführung einer Verletzung notwendigen biomechanischen Grenzwerte nicht erreicht bzw. überschritten wurden. Die versicherungsmedizinische Erfahrung aus den letzten beiden Jahrzehnten signalisiert nämlich überraschenderweise, daß eine Großzahl der besonders hartnäckig klagenden Unfallbeteiligten keinen schädigungsrelevanten Belastungen ausgesetzt waren. Um so notwendiger erscheint unser Anliegen, zwischenzeitlich gesicherte Erkenntnisse der Grundlagenforschung bekannt zu machen, darauf aufbauend auch Überlegungen zur Diagnostik und gutachterlichen Tätigkeit, deren Mittelpunkt grundsätzlich die Definition der Primärverletzung sein muß, anzustellen. Ohne eine eingetretene Verletzung kann es keine Folgen derselben geben!

Daneben sollen die sich hieraus ergebenden Konsequenzen für die therapeutische Betreuung der Patienten sowie der psychologische Hintergrund des Unfallerlebens dargestellt werden. Einer „akuten Belastungsreaktion" dürften alle Unfallbeteiligten unterliegen, die bei entsprechend disponierten Persönlichkeiten einmünden kann in eine „posttraumatische Belastungsstörung", deren Somatisierung von einer organischen Erkrankung im HWS-Breich nur durch eine aufwendige Untersuchung zu unterscheiden ist. Diese Aspekte sind in der bisherigen, so gut wie ausschließlich auf vermutete somatische Verletzungsfolgen abgestellten Diskussion weitgehend untergegangen.

Mit der Schlußdiskussion wird der Dialog zwischen den Referenten, aber auch mit den Kollegen, die tagtäglich mit dieser Problematik im therapeutischen und gutachterlichen Bereich zu tun haben, gefördert. Die Zielsetzung ist der rationale Umgang mit wissenschaftlich gesicherten Daten, um gestützt auf unstreitige pathophysiologische Erkenntnisse zur Interaktion von Verletzung und Symptom eine in sich logische Betrachtungsweise zu entwickeln, die nicht nur im medizinischen Bereich, sondern auch beim betroffenen Laien Überzeugungen vermittelt, somit – vielleicht – in der Lage ist, den Begriff „Schleudertrauma" substantiell auszufüllen.

Münster, Koblenz, Düsseldorf, Kassel
im Sommer 1998

Priv.-Doz. Dr. W. H. M. Castro
Dr. B. Kügelgen
Dr. E. Ludolph
Dr. F. Schröter

Inhalt

1	**Einführung in das Problem**... *E. Ludolph*	1	3.4	Strukturverletzung versus Normalabweichung	26
1.1	Zuständigkeit für die Sicherung des Erstkörperschadens	1	3.5	Subjektive Beschwerdeangaben ...	27
1.2	Problembewältigungsstrategien ...	3	3.7	Indizwirkung von Behandlungsbereitschaft/-intensität – Erdmann I/II	27
2	**Unfall- und Verletzungsmechanismus aus technischer und medizinischer Sicht** .... *S. Meyer, M. Weber, M. Schilgen, C. Peuker, K. Wörtler, W. H. M. Castro*	5	3.7	Sicherung der Diagnose unter stationären Bedingungen	28
			3.8	Fortschritte der Diagnostik	28
			3.9	Abschluß der Diagnostik	29
			3.10	Diagnose	29
			3.11	Verlaufs-Dokumentation	29
2.1	Einleitung	5	3.12	Ärztliche Bescheinigungen und Atteste	30
2.2	Technische Kollisionsparameter zur Beurteilung der biomechanischen Insassenbelastung	6	**4**	**Manuelle Diagnostik zur Sicherung des primären Schadensbildes** .... *K. G. Klein*	31
2.2.1	Überdeckungsgrad	6			
2.2.2	Stoßpunkthöhe	8			
2.2.3	Struktursteifigkeiten	8			
2.2.4	Massenverhältnis	10			
2.3	Biomechanische Belastungsgrenzen	10	**5**	**Neurologische Sicherung des primären Schadensbildes** ..... *H.-U. Puhlmann*	36
2.3.1	Freiwilligenversuche	12			
2.4	Interdisziplinäre Studie 97	12	5.1	Welche neurologischen Störungen treten beim ST häufig auf und welche Entstehungsmechanismen werden angenommen?	36
2.4.1	Technische Aspekte der Versuchsdurchführung	12			
2.4.2	Technisch-biomechanische Ergebnisse	14	5.1.1	Arm- und Handschmerzen sowie Parästhesien	37
2.4.3	Bewegungsanalyse	14	5.1.2	Schwäche der Arme	39
2.4.4	Zeitversatz der Sensorsignale	17	5.1.3	Schwindel und Hörstörungen	39
2.4.5	Technische Kollisionsparameter ..	17	5.1.4	Nackenschmerzen	39
2.5	Medizinische Aspekte zur Beurteilung der HWS-Verletzung	19	5.1.5	Sehstörungen	40
2.5.1	Allgemeine Einführung	19	5.2	Wir können die neurologischen Störungen diagnostiziert werden? .	40
2.5.2	Medizinische Untersuchungen der interdisziplinären Studie 97	21	5.3	Wann sollte ein Patient nach einem Schleudertrauma neurologisch untersucht werden?	41
2.6	Diskussion der bisherigen Studienergebnisse	21			
2.7	Schlußfolgerung	22			
3	**Unfallchirurgische Sicherung des primären Schadensbildes** .. *U. Moorahrend, E. Ludolph*	25	**6**	**Der radiologische Beitrag zur Sicherung des primären Schadensbildes** .... *K. G. Hering*	44
3.1	Der objektive verletzungsspezifische Befund – Leitfunktion unfallchirurgischen Handelns	25	6.1	Einleitung	44
			6.2	Untersuchungen in Abhängigkeit von der Patientensituation	44
3.2	Die Anamnese	25			
3.3	Klinische und bildtechnische Untersuchung	26	6.3	Krafteinwirkung und Verletzungsfolgen	47

6.4	Radiologisches Vorgehen bei „Schleudertrauma"	48
6.5	Schlußbemerkung	51
7	**Ärztlich-therapeutische Begleitung und Basistherapie beim HWS-Schleudertrauma** *B. Kügelgen*	**55**
7.1	Einführung	55
7.2	Die HWS-Muskulatur	56
7.3	Die Therapie	58
7.3.1	Das Arzt-Patienten-Verhältnis	58
7.3.2.	Die Strategie	59
7.3.3	Organisation	61
8	**Beweisanforderungen im Haftpflichtverfahren aus der Sicht des Richters** *H. Lemcke*	**63**
8.1	Die Feststellung des Erstkörperschadens	63
8.2	„HWS-Schleudertrauma"	66
9	**Über den Stellenwert von Attesten behandelnder Ärzte** *H. Maxeiner*	**70**
9.2	Rechtsmedizinischer Bezug zur Thematik	70
9.3	Posttraumatische HWS-Beschwerden als Begutachtungsgegenstand	70
9.4	Patient – Arzt-Attest	71
9.5	Ärztebefragung	72
9.6	Schlußbemerkung	74
10	**Grundlagen der verkehrstechnischen Begutachtung** *M. Becke*	**78**
10.1	Begriffsdefinition	78
10.2	Bestimmung der Belastung nach Größe und Richtung	78
10.2.1	Unterschiede der eindimensionalen und zweidimensionalen Kollision	78
10.2.2	Eindimensionale Kollision	79
10.2.3	Zweidimensionale Kollision	80
10.3	Rekonstruktion der individuellen Insassenbewegung	83
10.4	Schlußfolgerung	85
11	**Grundlagen der traumatologischen Begutachtung – Was braucht man an Informationen?** *F. Schröter*	**86**
11.1	Wirklichkeit kontra Ideologie	86
11.2	Diagnose kontra Syndrom	87
11.3	Fakten kontra Glauben	87
11.4	Basisinformationen für die Begutachtung	88
12	**Psychologische Komponenten bei HWS-Beschwerden nach Unfällen** *C. G. Nentwig*	**92**
12.1	Psychologische Ursachen für Schmerzen der HWS	92
12.1.1	Ebenen der psychologischen Analyse	92
12.1.2	Psychologische Mechanismen der Genese und Chronifizierung von Schmerzen der Wirbelsäule	92
12.2	Psychologische Folgen von Verkehrsunfällen	94
12.2.1	Phobische und depressive Symptome als Unfallfolge	94
12.2.2	Posttraumatische Belastungsstörung	94
12.3	Psychologische Komponenten beim Posttraumatischen Zervikalsyndrom	96
12.3.1	Psychologische Unfallfolgen und Schmerz	96
12.3.2	Diagnostische Hinweise auf psychologische Faktoren bei der Genese und Chronifizierung	96
13	**Das Echo medizinischer Gutachter in der Presse** *R. Engelhardt*	**98**
14	**Diskussion und Meinung**	**108**
15	**Sachverzeichnis**	**117**

Mitautoren

Becke, Manfred, Dipl.-Ing.,
Ingenieurbüro Schimmelpfennig und Becke
Münsterstr. 101
48155 Münster

Engelhardt, Rita, Dr. med.,
Chefredakteurin „Orthopädie aktuell"
Kunzendorfstr. 16
14165 Berlin

Hering, Kurt Georg, Dr. med.,
Radiologische Klinik im Knappschafts-
krankenhaus
Wieckesweg 27
44309 Dortmund

Klein, Klaus G., Dr. med.,
Arzt für Orthopädie
Prinzipalmarkt 11
48143 Münscher

Lemcke, Hermann, Vorsitzender Richter
am OLG Hamm,
Ossenkampstiege 39
48163 Münster

Maxeiner, Helmut, Prof. Dr. med.
Institut für Rechtsmedizin
der Freien Universität Berlin
Hittorfstr. 18
14195 Berlin

Meyer, Stefan, Dipl.-Ing.,
Ingenieurbüro Schimmelpfennig und Becke
Münsterstr. 101
48155 Münster

Moorahrend, Uwe, Dr. med.,
Arzt für Chirurgie/Unfallchirurgie
Fachklinik Enzensberg
Höhenstr. 56
87629 Hopfen am See/Füssen

Nentwig, Christian G., Prof. Dr. rer. nat.,
Abteilung Prävention und Rehabilitation der
Orthopädischen Universitätsklinik Bochum
Gudrunstr. 56
44791 Bochum

Peuker, Christoph, Dr. med.,
Arzt für Radiologie
Clemeshospital Münster

Puhlmann, Hans-Ulrich, Dr. med.,
Arzt für Neurologie
Schloßparkklinik
Heupner Weg 2
14059 Berlin

Schilgen, Markus, Dr. med.,
Arzt für Orthopädie
Akademie für Manuelle Medizin an der Westfäli-
schen Wilhelms-Universität Münster
Von-Esmarch-Str. 56
48149 Münster

Weber, Michael, Dipl.-Ing.,
Ingenieurbüro Schimmelpfennig und Becke
Münsterstr. 101
48155 Münster

Wörtler, Klaus, Dr. med.,
Oberarzt
Inst. für Klinische Radiologie
Westfälische Wilhelms-Universität Münster

1 Einführung in das Problem

E. Ludolph

1.1 Zuständigkeit für die Sicherung des Erstkörperschadens

Das sog. HWS-Schleudertrauma ist der Dauerbrenner der letzten Jahre. Wie unterscheidet sich die vorliegende Themen- und Autorenauswahl von anderen in jüngster Zeit zum gleichen Thema vorliegenden Versuchen der Problemlösung?

Zwar soll man den Tag nicht vor dem Abend und ein Buch nicht vor dem Ende loben. Dennoch zeigt die getroffene Auswahl der Referenten die deutliche Rückbesinnung auf den von Plinius zitierten Zornruf des Apelles, des Hofmalers Alexander des Großen: „Schuster bleib bei deinem Leisten". Dieser Ausspruch hat einen so passenden Hintergrund, daß auf dessen Darstellung nicht verzichtet werden soll, auch wenn dies zum wiederholten Mal erfolgt. Der Maler Apelles hatte sich in Erwartung lobender Zustimmung hinter einem von ihm gemalten Bild versteckt. Ein Schuster kam des Weges und kritisierte die Schuhschnallen. Dies ließ Apelles geschehen. Als der Schuster dann aber die Darstellung der Wade kommentierte, packte den Maler der Zorn. Er verwies den Schuster in die Schranken seiner Sachkunde. Zu derart berechtigten Zornausbrüchen soll keine Veranlassung bestehen.

Kein Herausgeber kann für den Inhalt jedes Beitrags garantieren. Es gibt aber äußere Qualitätsstandards, die zu planen sind. Neben der Vielfalt der Meinungen zu jedem Thema sollte der besondere Sachverstand zu Wort kommen. Ein besonders negativer Ausreißer war die 1997 medienwirksam abgelaufene ADAC-Veranstaltung, die meinte, zu Unfallfolgen auf traumatologische Sachkunde vollständig verzichten zu können.

Der Qualitätsstandard jeden Handelns und insbesondere jeden ärztlichen Handelns hängt davon ab, daß derjenige tätig wird, der vorrangig sachkundig ist. Dies gilt für die interdisziplinäre Zusammenarbeit der Mediziner untereinander ebenso wie für die Zusammenarbeit mit Unfallanalytikern und – last noch least – mit Juristen. Die strenge Begrenzung auf die eigene Sachkunde, die Bereitschaft, sachkundigen Rat in Anspruch zu nehmen und die Botschaft des anderen zu hören und zu verstehen, liegt auf allen Seiten im argen.

Wer ist aber nun, um bei Plinius zu bleiben, der Maler, wer ist der Schuster und wer ist für die Wade zuständig? Wer hat also das Sagen zum Gesamtwerk und wer zu welchen Details?

Die Sicherung von Unfallfolgen ist stets *Unfallrekonstruktion*. Dies gilt für die Therapie ebenso wie für die Begutachtung. Die Unfallrekonstruktion vollzieht sich in 3 Schritten:

- Rekonstruktion der unfallbedingten Bewegung der Fahrzeuge (Unfallmechanik);
- Rekonstruktion der unfallbedingten Bewegung der Fahrzeuginsassen (Biomechanik);
- Rekonstruktion der unfallbedingten biomechanischen Gefährdung/Belastung (Pathomechanik).

Während in der Therapie – der Not bzw. dem zeitlichen Moment und den begrenzten Erkenntnismöglichkeiten gehorchend – unfall-, bio- und pathomechanische Überlegungen in der Person des Unfallchirurgen/Traumatologen gebündelt sind, kann und darf die Begutachtung keine Kompromisse eingehen. Denn wenn sie – ihrem Auftrag entsprechend – einen unfallbedingten Körperschaden sichern soll, muß die Fachrichtung tätig werden, die die Themen beherrscht.

Sachkundig für die Sicherung des Unfallmechanismus ist der Unfallanalytiker. Er ist es aber nicht für daraus resultierende Verletzungsrisiken, die Pathomechanik. Einfach ausgedrückt: Der Unfallanalytiker ist für die Interpretation von Kfz-Schäden, aber nicht von Körperschäden zuständig. Das gilt umgekehrt für den Mediziner. Diese Grenzziehung ist klar, obwohl es verblüffend ist, wie häufig sich in unfallanalytischen Gutachten medizinische Passagen finden und in ärztlichen Gutachten unfallanalytische Ausführungen.

Die Grauzone liegt in der Mitte. Zur Biomechanik, also zu den unfallbedingten Bewegungen der Fahrzeuginsassen, tummeln sich der Unfallanalytiker, der Rechtsmediziner, der Biomechaniker und der Traumatologe – alle mit einer gewissen Berechtigung – und andere Fachgebiete ohne Be-

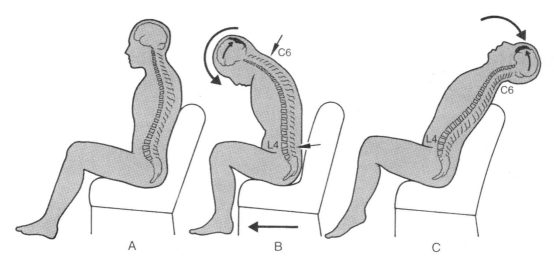

Abb. 1 Falsche Darstellung des Bewegungsablaufs beim Heckaufprall durch Gay u. Abbot [8] (Originallegende: Mechanis of whiplash injury; A, normal sitting position in automobile; B, collision from behind thrusts body in position of acute flexion, with maximum stresses at lower cercival and lumbar spinal regions; C, position of extension usually follows acute flexion posture. There may be more than one oscillation of head and neck in alternate flexion and extension. Shading of brain indicates that a concurrent concussion of the brain occurs from mechanical deformation or the influence of acceleration or deceleration). (Aus F. Schröter: Bedeutung und Anwendung verschiedener Einteilungsschemata der HWS-Verletzungen. In: Neuroorthopädie 6, Distorsion der Halswirbelsäule. Hrsg. B. Kügelgen, Springer-Verlag Berlin, Heidelberg, New York, London, Paris, Tokyo, Hongkong, Barcelona, Budapest 1995.)

rechtigung. Ein schönes Beispiel dafür, wie gefährlich Halbwissen ist, ist eine Veröffentlichung von Gay und Abbott, zwei der Väter des sog. HWS-Schleudertraumas. Gay, ein Neurologe, und Abbot, ein Neurochirurg – beides Fachrichtungen, die sich nicht schwerpunktmäßig mit Unfall- und Verletzungsmechanismen befassen – illustrierten ihre Vorstellungen zu dem mit einer Heckkollision verbundenen Verletzungsmechanismus wie in Abbildung 1 dargestellt. Sie hatten also die irrige Vorstellung, daß der Fahrzeuginsasse sich *gleichgerichtet* mit dem Fahrzeug bewege, bei der Heckkollision also nach vorne. Diese Vorstellung prägt auch heute noch zahlreiche Unfallschilderungen – ein Indiz dafür, daß die jeweiligen Angaben nicht auf einem tatsächlich erlebten Unfallgeschehen beruhen.

Mit der Unfallrekonstruktion befaßt sich besonders intensiv die Rechtsmedizin. Die dort vorliegenden Erkenntnisse betreffen jedoch in der Regel schwere und schwerste Verletzungsbilder und nicht das breite Spektrum von Verletzungsmustern. Es fehlen zudem Erkenntnisse und Erfahrungen aufgrund der Verlaufsbeobachtung und der Erhebung und Bewertung klinischer Befunde. Vergleichbare Einwände stehen der Leitlinienkompetenz der Biomechanik entgegen. Der Beitrag dieser Fachgebiete zur Begutachtung des sog. HWS-Schleudertrauma beschränkt sich deshalb in der Praxis auf Ausnahmefälle, während ein wesentlicher Teil der wissenschaftlichen Grundlagen durch sie erarbeitet wurde.

Diese Rasterbildung verallgemeinert. Ausnahmen sind möglich. Fachdisziplinen, die sich aber weder mit der Unfallrekonstruktion noch primär mit der Behandlung von Unfallverletzungen befassen, können keine Leitfunktion für die Unfallbegutachtung haben. Auf die Vielfalt der wertvollen und wesentlichen Feststellungen und Überlegungen aller mit der Therapie und Begutachtung von Halswirbelsäulenverletzungen beteiligten Fachgebiete ist zwingend zurückzugreifen. Diese haben sich aber weitgehend verselbständigt. Sie haben ihre Mitte, die Traumatologie, verloren.

In der Praxis der Begutachtung wirken sich Defizite der Gutachterauswahl in zweifacher Hinsicht aus.

- Zum Leitfaden der Begutachtung wird allein das subjektive Beschwerdebild unter Verzicht auf Unfallrekonstruktion und Plausibilitätsüberlegungen zum Beschwerdeverlauf.

- Statt des Kollektivs der Regelverläufe werden zum Leitbild das Kollektiv unerklärlich verzögerter Verläufe.

Denn das sind die Verläufe, die die Erfahrung der nicht traumatologisch tätigen Fachdisziplinen prägen, die also dem Traumatologen entgleiten. Nur so erklären sich z. B. Aussagen, das beschwerdefreie Intervall bestimme das Verletzungsbild, oder Befindensstörungen seien verletzungsbeweisend, oder ein diffuses Beschwerdebild sei verletzungstypisch. Der Papagei wird zum Spatz. Das ist für die Begutachtung der Halswirbelsäule ebenso falsch, wie dies für alle anderen Körperstrukturen falsch ist.

1.2 Problembewältigungsstragien

Strategie ist im Wortsinn die Kunst der Kriegsführung, im übertragenen Sinn die Kunst der Problembewältigung und vorliegend der Steuerung des Heilverfahrens und der Erarbeitung von Richtlinien für die Begutachtung.

Die Strategie richtet sich nach den Ursachen der Auseinandersetzung. Die Ursachen des hier strategisch anzugehenden Problems sind vielfältig.

Nicht von ungefähr beginnt die Geschichte des sog. Halswirbelsäulen-Schleudertraumas mit der modernen Verkehrsentwicklung. Geprägt ist sie von Anfang an durch neurotische Überlagerung und/oder finanzielle Erwartungen. Die sog. railway spine, die alsbald als Neurose (einem durch eine abnorme Erlebnisreaktion bedingten Leidenszustand) diagnostiziert wurde, wurde erstmals 1866 in England von Erichsen beschrieben. Die Ursache einer krankhaft ängstlichen Erlebnisverarbeitung wurde in die Wirbelsäule verlegt. Betroffen waren vor allem Bahnbedienstete und, nach Eisenbahnunfällen, auch Fahrgäste. Die Betroffenen litten unter typischen Zeichen depressiver Verstimmung wie Reizbarkeit, Schwindel, Kopf- und Rückenschmerzen, Potenz- und Schlafstörungen. Die heutige Akzeptanz des technologischen Fortschritts ist mit den Ängsten zu Beginn des technischen Zeitalters nicht vergleichbar. Rückenschmerzen sind zwar nicht selten psychisch überlagert. Dies beruht einmal darauf, daß die Haltung des Menschen Ausdruck seiner Gemütslage ist – aufrechter, stolzer Gang auf der einen Seite und geduckte, ängstliche Haltung und devote Verbeugung auf der anderen Seite. Der mit einer Heckkollision verbundene Stoß in den Nacken ist aber keine für eine psychische Fehlreaktion prädestinierende Bedrohung, weil Verkehrsteilnehmer betroffen sind, die ähnliche Situationen aufgrund eigener aktiver Teilnahme am Straßenverkehr kennen.

Das sog. Schleudertrauma ist deshalb kein Synonym für ein psychogenbedingtes Beschwerdebild. Es ist aber ein Synonym für subjektive Beschwerden ohne morphologisches Substrat, das Fehlentwicklungen verursachen kann. Es fehlt das Verletzungszeichen als Signal für den Körperschaden mit der Folge, daß die Ausheilung, insbesondere nach reinen Weichteilverletzungen des komplexen Organs Wirbelsäule nur schwer objektivierbar ist und der Weg zu einer Interaktion von Therapeut und Patient gebahnt ist. Das sog. Schleudertrauma der Halswirbelsäule ist also möglicher Auslöser psychischer Fehlhaltungen.

Das nachfolgende Zitat aus dem Ratgeber „Lieber krankfeiern als gesund schuften", einem „Ratgeber für Arbeitsunwillige zum Umgang mit Ärzten", zeigt eine weitere Schattierung, die jenseits medizinischer Sachkunde liegt, die der Mediziner deshalb nur zur Kenntnis nehmen kann:

„Das HWS-Syndrom, besonders geeignet für Leute, die sowieso verspannte Muskeln am Nacken haben (fühlt sich dann neben der Halswirbelsäule und am Übergang zu den Schultern ziemlich hart an). ... In jedem Fall solltest du bei der Röntgenuntersuchung den Kopf steif und den Nacken gerade halten. Das zeigt dann die sog. Streckhaltung im Röntgen-Bild, was als unwillkürlicher Hinweis darauf gilt, daß Schmerzen bestehen".

Strategisches Bemühen ist also gefragt.

Anfang der 70er Jahre resultierte daraus die Einteilung des sog. HWS-Schleudertraumas in Schweregrade nach Erdmann I, II und III, eine Klassifizierung, die sich nur vordergründig am Körperschaden orientierte, in den problematischen Fällen jedoch am subjektiven Beschwerdebild. Diese Einteilung täuscht eine Einordnung unter streng morphologischen Gesichtspunkten nur vor. Sie erfüllt keine der Anforderungen an die Sicherung des Körperschadens. Sie „verwaltet" diesen, sichert ihn aber nicht und ist deshalb nicht geeignet, den Heilungsverlauf sinnvoll zu steuern und/ oder Signalfunktion für die Begutachtung zu haben.

Es handelt sich um eine Hilfskonstruktion, eine Strategie, um weitestgehend losgelöst von der verletzten Struktur einen Endpunkt für subjektive Beschwerdebilder und daran anknüpfende Therapien zu setzen. Zum Schweregrad I und II diente die Einteilung letztlich der Disziplinierung von Therapeuten und Gutachtern.

Auch die Strategie muß sich modernen Entwicklungen anpassen. Die diagnostischen, insbesondere die bildtechnischen Erkenntnisse, haben seit Erdmann große Fortschritte gemacht. Der Bewältigung therapeutischer und gutachtlicher Fragestellungen unter Hinweis auf Erdmann oder andere ähnliche Rasterbildungen fehlt die Anbindung an die betroffene Struktur, die der Mittelpunkt der Strategie sein muß, wenn sie wirken soll.

Weniger eine Strategie als eine Aufforderung zum Kamaradendiebstahl ist die Praxis vieler Schadensversicherer, die zunächst einmal nach dem Lästigkeitsprinzip bis zu 2 000,00 DM anbieten in der Hoffnung, daß sich das Problem dann von selbst beruhigt.

Es gibt keinen sicheren Weg zum strategischen Erfolg im Umgang mit dem sog. HWS-Schleudertrauma. Voraussetzung ist, und das soll nachfolgend aufgezeigt werden, daß jeder, der in den Dunstkreis des Problems kommt, in jedem Einzelfall seine Pflicht tut. Das beginnt mit der Aufnahme der Verkehrsunfallanzeige und endet mit der Formulierung des Beweisbeschlusses und der Auswertung von Gutachten im Rechtsstreit. Dazwischen liegt der Kern der Problembewältigung, die ärztliche Therapie und die Begutachtung.

Nachdem wir Mediziner, wie zu Anfang bereits angesprochen, zu diesem Thema in letzter Zeit häufig – zumindest theoretisch – Nabelschau halten, darf ich zum Abschluß Wünsche an die Rechtsprechung formulieren.

Es ist unübersehbar, daß die Grundsatzentscheidungen zum sog. HWS-Schleudertrauma sowohl unter unfallmechanischen als auch traumatologischen Kriterien einer Überprüfung nicht standhalten und insgesamt fundierte Fakten vermissen lassen. Möglicherweise ist eine der Ursachen dieses Realitätsverlustes wiederum der oben schon beklagte Röhrenblick des Spezialisten. Instanzen, denen – infolge der Streitwertgrenzen – nur unerklärliche Verläufe zur Kenntnis kommen, verlieren den Blick für Regelverläufe.

Die Anliegen an die Rechtsprechung sind folgende:

- Verbindliche Vorgabe des Sachverhalts als Grundlage eines ärztlichen Gutachtens;
- Eine Auswahl des Sachverständigen, die den von dem jeweiligen medizinischen Fachgebiet gesetzten Schwerpunkten entspricht;
- Beweisbeschlüsse, die die Sicherheit (Rangordnung) der Befunde – objektiv, semi-objektiv, subjektiv – erfragen;
- Beweisbeschlüsse, die die Indizwirkung der Befunde – pathognomisch, d. h. für eine Verletzung kennzeichnend bzw. nicht pathognomisch – erfragen;
- Beweisbeschlüsse, die den Standort der gutachtlichen Aussage – herrschende Meinung, Außenseitermeinung – erfragen;
- Die konsequente Umsetzung des gesetzlichen Verbots zur Übertragung des Gutachtenauftrags an Mitarbeiter (§ 407a II ZPO).

2 Unfall- und Verletzungsmechanismus aus technischer und medizinischer Sicht

S. Meyer, M. Weber, M. Schilgen, C. Peuker, K. Wörtler, W. H. M. Castro

2.1 Einleitung

Obwohl die passive Sicherheit der Personenwagen in den letzten Jahrzehnten stetig verbessert wurde, hat die Zahl der leichten Halswirbelsäulenverletzungen (das sog. Schleudertrauma) zugenommen. Welche Tragweite das Problem der HWS-Verletzungen bereits erreicht hat, zeigen neuere Untersuchungen auf der Basis statistischer Erhebungen. Hier wird festgestellt, daß es sich bei fast jeder (93,5 %) Pkw-Heckkollision mit Personenschaden um eine HWS-Verletzung handelt. Der volkswirtschaftliche Schaden wird für das Jahr 1995 auf ca. 2 Mrd. DM allein in den alten Bundesländern Deutschlands abgeschätzt. Europaweit geht man von 10–20 Milliarden pro Jahr aus. Interessant ist weiterhin die aus dem statistischen Material abgeleitete Feststellung, daß sich 70 % aller Auffahrunfälle mit Verletzten auf einem Geschwindigkeitsniveau ereignen, aus dem Geschwindigkeitsänderungen[1] des angestoßenen Fahrzeugs von nur maximal 15 km/h resultieren [1,2].

Seit der Einführung der Gurtpflicht werden häufig interdisziplinäre (technisch-medizinische) Gutachten zu der Frage eingeholt, ob ein Insasse beim Unfall angeschnallt war. In jüngerer Zeit werden Unfallanalytiker zunehmend mit der Frage der Verletzungsmöglichkeiten der Halswirbelsäule nach Heckkollisionen konfrontiert. Aus diesem Grund beschäftigt sich das Ingenieurbüro Schimmelpfennig + Becke seit längerer Zeit mit experimentellen Untersuchungen zur Belastbarkeit der Halswirbelsäule nach Auffahrunfällen [3,4,6].

Im Gegensatz zur Bearbeitung von „Gurt-Gutachten", bei denen sowohl die technischen als auch biomechanischen Belastungsgrößen auf einem vergleichsweise hohen Niveau liegen, stellt sich bei einer Vielzahl von „HWS-Gutachten" heraus, daß es sich um Kleinstkollisionen, streifende Berührungen, Brems- und Ausweichvorgänge handelt, bei denen lediglich harmlose Belastungen auftreten.

Der medizinische Sachverständige ist nur selten in der Lage einen HWS-Schaden objektiv nachzuweisen, da die Diagnose bei leichten HWS-Verletzungen nur von den subjektiv empfundenen Beschwerden des Patienten bestimmt ist. Informationen zum konkreten Unfallgeschehen liegen ihm in der Regel nicht vor. Daher wird immer häufiger die Frage nach den interdisziplinären Beurteilungsmöglichkeiten dieses Verletzungstyps gestellt.

Eine medizinische Beurteilung der Verletzungskausalität ist nur auf der Basis der Ergebnisse einer technischen Unfallanalyse sinnvoll. Aus diesem Grund ist die Erläuterung des häufigsten Unfalltyps im Zusammenhang mit HWS-Verletzungen notwendig. Hierbei handelt es sich um die Auffahrkollision.

Da sowohl die technischen als auch biomechanischen Kollisionsparameter einer Heckkollision, im Gegensatz zu Frontal-Offset-Crashs, auf einem vergleichsweise niedrigen Niveau liegen, erscheint es zur Eingrenzung des tolerierbaren Belastungsniveaus sinnvoll zunächst einmal Belastungsvorgänge der HWS im Freizeitbereich zu untersuchen. Das klassische Beispiel hierfür ist die auf jedem Jahrmarkt vertretene Autoskooter-Anlage. Diese Fahrzeuge werden nicht nur von Jugendlichen, sondern auch von Erwachsenen und sogar älteren Menschen (als Begleitung von Kindern und Enkelkindern) häufig benutzt. Hieraus lassen sich statistisch abgesicherte Erkenntnisse zu den tolerierbaren Belastungen der HWS ableiten, da diese Anlagen seit Jahrzehnten komplikationslos betrieben werden und jedes Jahr viele Millionen Personen sich freiwillig Anstoßvorgängen unterziehen. Nach von uns durchgeführten Meßfahrten mit diesen Freizeitgeräten konnten im Anschluß daran bei Pkw-Crash-Versuchen sehr ähnliche Belastungsverläufe reproduziert werden. Hierbei wurde festgestellt, daß die Geschwindigkeitsänderung des angestoßenen Fahrzeugs auch

---
[1] Geschwindigkeitszuwachs **eines** angestoßenen Fahrzeugs durch die Kollision.

bei dieser Anstoßsituation einer der aussagekräftigsten technischen Parameter zur Beurteilung der Insassenbelastung ist.

Aufbauend auf eine rein technisch durchgeführte Studie aus dem Jahre 1993 [3,4] wurde in einer interdisziplinären Zusammenarbeit des Ingenieurbüros Schimmelpfennig + Becke mit der Akademie für Manuelle Medizin an der Westfälischen Wilhelms-Universität Münster eine aktuelle Studie (Studie 97) durchgeführt. Im Rahmen dieser Untersuchung wurden 20 Pkw- und Autoskooter-Heckanstöße mit 19 Freiwilligen gefahren. Hierbei ging es unter anderem um die Beantwortung der Frage, ob klinische und kernspintomographische Veränderungen im Bereich der HWS nach einem Pkw-Heckanstoß in einem Bereich der Geschwindigkeitsänderung von 10 bis 15 km/h nachweisbar sind. Zusätzlich sollte der exakte Bewegungsablauf des Insassenkörpers beim Heckaufprall aufgezeichnet werden, um somit Rückschlüsse auf den Verletzungsmechanismus ziehen zu können. Durch genaue Messungen bei Autoskooter-Anstößen sollte untersucht werden, ob die biomechanischen Belastungsdaten der Insassen mit denen der Pkw-Kollisionen vergleichbar sind. Schließlich wurden zahlreiche Beschädigungsbilder realer PKW-Kollisionen erzeugt, die es dem Techniker ermöglichen, retrospektiv auf der Grundlage der dokumentierten Fahrzeugbeschädigungen, die Insassenbelastung einzugrenzen.

2.2 Technische Kollisionsparameter zur Beurteilung der biomechanischen Insassenbelastung

Eine gutachterliche Beantwortung der Frage, ob ein Unfallgeschehen und eine Verletzung an der Halswirbelsäule im ursächlichen Zusammenhang stehen, kann nur auf der Grundlage einer bekannten Geschwindigkeitsänderung des betroffenen Fahrzeugs erfolgen. Grundsätzlich ist es zunächst möglich, aus den durch aussagekräftige Lichtbilder dokumentierten Fahrzeugverformungen auf die Relativgeschwindigkeit[2] zurückzuschließen. Da die Verformungsintensität mit dem Quadrat der Relativgeschwindigkeit zunimmt, gelingen verhältnismäßig genaue Angaben zur Anstoßgeschwindigkeit im zu untersuchenden Unfallgeschehen. Mittlerweile sind zahlreiche praxisnahe Crash-Tests auf unserer hauseigenen Crash-Anlage durchgeführt, um im Regelfall eine sichere Bestimmung der Relativgeschwindigkeit aus den Verformungen vorzunehmen. Doch ist die Relativgeschwindigkeit allein nicht aussagekräftig für die Insassenbelastung. Es sind die in Abb. 1 beschriebenen weiteren Einflußfaktoren zu beachten:

2.2.1 Überdeckungsgrad

Der Kollisions-Überdeckungsgrad beschreibt das Verhältnis der Kontaktbreite zur Fahrzeugbreite in %. Er läßt sich grob in Kollisionen mit voller Überdeckung und in Auffahrkollisionen mit nur teilweiser Überdeckung der Fahrzeugpartien unterteilen. Mit zunehmendem Überdeckungsgrad nimmt die Kontaktfläche der beteiligten Karosseriepartien zu. Hierdurch steht eine größere Fläche zum Kraftaustausch zur Verfügung. Bei gleicher Eindringtiefe ergibt sich daraus folgend ein größerer Anteil teilelastischer Rückverformung. Hierdurch muß theoretisch die Geschwindigkeitsänderung bei gleicher Relativgeschwindigkeit mit zunehmendem Überdeckungsgrad ansteigen, da aus dem höheren Überdeckungsgrad auch größere Struktursteifigkeiten der beteiligten Karosseriepartien resultieren.

Abb. 2 zeigt am Beispiel zweier Crash-Versuche den unterschiedlichen Verformungsumfang an Front und Heck zweier identischer Versuchspartner nach einem Anstoß mit ca. 20 km/h. Zunächst ist der Post-Crash-Zustand eines VW Golf und eines Opel Kadett Caravan nach einem vollüberdeckten Anstoß (links unten) und im folgenden Bildteil nach einem 50 % überdeckten Anstoß (rechts oben) dokumentiert. Aus den vergleichsweise umfangreichen Deformationen des teilüberdeckten Anstoßes mit 20 km/h resultieren im Vergleich zum vollüberdeckten Anstoß eine geringere Geschwindigkeitsänderung und mittlere Fahrgastzellenbeschleunigung[3] am.

Zu erkennen sind umfangreichere Fahrzeugverformungen bei der teilüberdeckten Kollision. Aus der laienhaften Beurteilung wird hieraus oft fälschlicherweise eine im Vergleich zum ersten Beispiel höhere Anstoßintensität und Insassenbelastung abgeleitet. Tatsächlich war die biomechanische Belastung der Freiwilligen im weißen Kadett Caravan deutlich geringer als im dunklen Opel des ersten Beispiels.

---

[2] Differenz der Kollisionsgeschwindigkeit zweier Fahrzeuge.

[3] Geschwindigkeitsänderung pro Zeiteinheit während der Kollision.

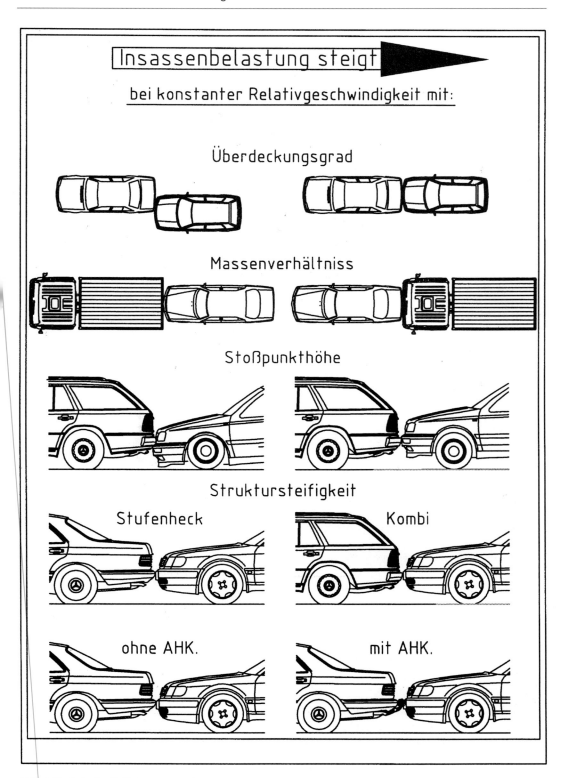

Abb. 1 Technische Kollisionsparameter

2.2.2 Stoßpunkthöhe

Die Stoßpunkthöhe bildet einen weiteren wichtigen Einflußfaktor auf die Verformungscharakteristik und die daraus resultierende Insassenbelastung. Bei Auffahrkollisionen verbleibt dem Fahrer des auffahrenden Fahrzeugs vor dem Anstoß in den meisten Fällen noch Zeit sein Fahrzeug abzubremsen. Dabei kommt es, wie auf der Grafik in Abb. 1 gezeigt, aufgrund der dynamischen Achslastverlagerung zu einem Eintauchen der Fahrzeugfront (nose diving).

Da die Stoßfänger beider Fahrzeuge konstruktionsbedingt im ungebremsten Zustand in gleicher Höhe liegen, kommt es zwangsläufig bei einem Abbremsen zu einem Unterfahren des Stoßfängers am gestoßenen Fahrzeug. Nach hier durchgeführten Messungen beträgt die Eintauchtiefe bei Vollbremsung auf trockener Fahrbahn je nach Fahrzeugtyp ca. 6 bis 11 cm [19]. Hierdurch bedingt kommt es zu einem direkten Kontakt der Scheinwerferebene mit dem Heckstoßfänger und nicht mehr, wie beim ungebremsten Aufprall, zu einem Kraftaustausch zwischen den konstruktionsbe-

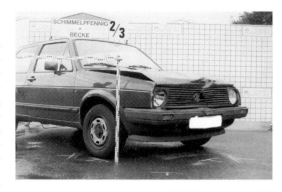

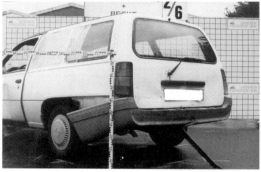

$\Delta v_2 = 9$ km/h $\qquad a_m = 2{,}4$ g

Abb. 2 Einfluß des Überdeckungsgrads auf den Verformungsumfang.

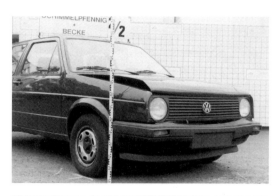

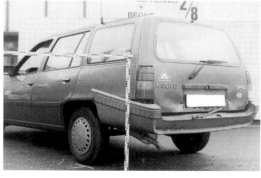

$\Delta v_2 = 13{,}6$ km/h $\qquad a_m = 3{,}6$ g
* Erdbeschleunigung g = 9,81 m/s^2

dingt hierfür ausgelegten Stoßfängerpartien. Dies wird bei den meisten praktischen Versuchsreihen zur Belastbarkeit der Halswirbelsäule nicht hinreichend beachtet.

Abb. 3 zeigt ein weiteres Praxisbeispiel. Hier ist anhand einer „Unterfahrkollision" (links unten) und einem „Stoßfänger auf Stoßfänger"- Anprall (rechts oben) der Einfluß der Stoßpunkthöhe auf die Verformungscharakteristik gezeigt. Durch das Unterfahren zeigt die Fahrzeugfront des auffahrenden Opel Rekord einen Schadenschwerpunkt oberhalb des Frontstoßfängers, wohingegen beim darunter abgebildeten Rekord der Schadenschwerpunkt direkt in Frontstoßfängerhöhe entstand. Die jeweilige Relativgeschwindigkeit lag auch hier bei ca. 20 km/h.

2.2.3 Struktursteifigkeiten

Die Höhe der Geschwindigkeitsänderung wird weiterhin durch die Struktursteifigkeit der jeweils beteiligten Karosseriepartien beeinflußt. Die Abb. 4 zeigt Beispiele.

Die Heck- Struktursteifigkeiten sind abhängig vom jeweilgen Fahrzeugkonzept. Abgebildet ist eine Fließheck – Limousine der Kompaktklasse (VW Golf), ein Kombi (Opel Kadett Caravan) und eine Stufenheck – Limousine (Opel Rekord). Bei den oft verhältnismäßig strukturweich konstruierten Stufenheck – Limousinen läßt der an die Fahrzeugkarosserie „angehängte" Kofferraum große Deformationstiefen zu. Dies gilt insbesondere dann, wenn im Gegensatz zum abgebildeten Beispiel des Rekord, der Kraftstofftank vor der Hinterachse montiert ist.

Aus der Praxis ist bekannt, daß beispielsweise ältere Audi – und Opel – Modelle sehr verformungsweiche Heckpartien besitzen. Bei den ebenfalls in Abb. 4 gezeigten Fließheck – bzw. Kombi – Fahrzeugen ist im Gegensatz zur Stufenheck – Limousine das Ende des Fahrzeugs konstruktionsbedingt struktursteifer ausgelegt.

Die konzeptspezifisch unterschiedlichen Heck-Struktursteifigkeiten führen bei ansonsten gleichen Kollisionsparametern zu dem für technische Laien oft paradoxen Zusammenhang, daß aus vergleichsweise hohem Beschädigungsumfang eine

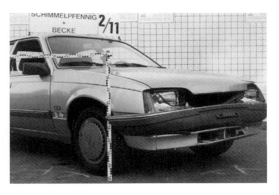

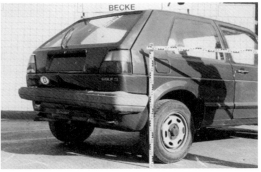

$\Delta v_2 = 12{,}7$ km/h $\qquad a_m = 2{,}8$ g

Abb. 3 Stoßpunkthöhe bei gebremstem und ungebremsten Auffahren.

geringe Geschwindigkeitsänderung und somit auch eine niedrige Insassenbelastung resultiert.

In Kenntnis dieser Abhängigkeiten ist generell davor zu warnen, zur Beurteilung der biomechanischen Insassenbelastung pekuniäre Schadenhöhen oder sogar Faustformeln, wie beispielsweise **„1 cm Verformungstiefe = 1 km/h Geschwindigkeitsänderung"** heranzuziehen.

Insbesondere am Fahrzeugheck sind erhebliche Veränderungen der Struktursteifigkeit durch Anbauteile gegeben: Einen strukturversteifenden Einfluß hat insbesondere die Ausstattung des gestoßenen Pkw mit einer Anhängerkupplung. Die hierzu notwendigen Verstrebungen und Verstärkungen der Anbindungspunkte der Anhängerkupplung an die Karosserie führen zu einer höheren Steifigkeit des Fahrzeughecks.

Im Falle einer Kollision wirkt sich dieser Effekt natürlich auf das Deformationsverhalten aus. Abb. 5 zeigt hierzu die unterschiedlichen Beschädigungsbilder zweier identischer Versuchsfahrzeuge mit (links unten) und ohne (rechts oben) Anhängerkupplung:

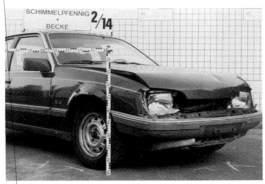

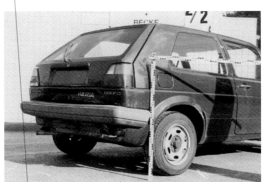

$\Delta v_2 = 12{,}8$ km/h $\qquad a_m = 2{,}7$ g

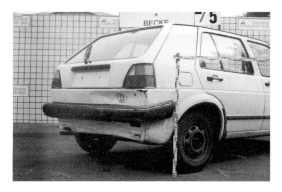

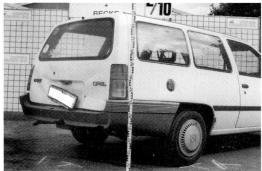

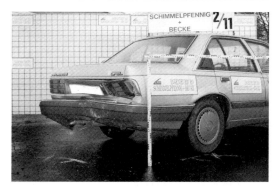

Abb. 4 Heck - Struktursteifigkeiten.

Die Beschädigungsbilder, die aus einer annähernd gleichen Relativgeschwindigkeit resultieren, weichen sehr stark voneinander ab. Die Auswertung der Beschleunigungsdaten ergab jedoch für beide Pkw eine annähernd gleiche Belastung, d. h. eine Geschwindigkeitsänderung von knapp 10 km/h und eine mittlere Beschleunigung von gut 2 g. Auch an diesem Beispiel wird wieder deutlich, daß die geringeren Deformationen bei dem Fahrzeug mit Anhängerkupplung nicht zu der Annahme führen dürfen, die Höhe der Anstoßgeschwindigkeit und damit auch verbunden die Höhe der Insassenbelastung wären gering gewesen.

Die gleichen Schlußfolgerungen gelten natürlich auch für Pkw mit einer abnehmbaren Anhängerkupplung. Hier wird nur der Kugelkopf entfernt, die Hakenaufnahme und die verstärkenden Verstrebungen sind noch vorhanden aber schwer erkennbar hinter der Stoßfängerverkleidung bzw. der Heckschürze verborgen.

2.2.4 Massenverhältnis

Nachdem bereits in einer früheren Untersuchung [3,4] von Pkw – Heckkollisionen mit Relativgeschwindigkeiten von unter 20 km/h festgestellt werden konnte, daß bei massegleichen Kollisionspartnern die Geschwindigkeitsänderung im gestoßenen Fahrzeug bei teilüberdeckten Stößen knapp 60 % und bei vollüberdeckten Stößen knapp 70 % der Relativgeschwindigkeit beträgt, wurde im Rahmen einer weiteren Untersuchung des Ingenieurbüros Schimmelpfennig + Becke der Einfluß des Massenverhältnisses auf die Geschwindigkeitsänderung untersucht [6]. Hierbei wurden mehrere Lkw – Pkw – Kollisionen auf der hauseigenen Crash-Anlage durchgeführt. Es wurde ein Relativgeschwindigkeitsniveau zur Simulation von Bagatellanstößen von weniger als 20 km/h gefahren. Gezeigt wurde, daß bei voller Überdeckung der Fahrzeugstrukturen die Geschwindigkeitsänderung des Pkw bei einem Massenverhältnis von etwa 10:1 bis zu 130 % der Relativgeschwindigkeit des Lkw betragen kann. Durch das teilelastische Kollisionsverhalten ist es also möglich, daß ein beispielsweise vor einer Rotlicht zeigenden Ampel stehender Pkw nach der Kollision schneller ist als der auffahrende Lkw direkt vor der Kollision. Allgemein kann gesagt werden, daß mit zunehmendem Massenverhältnis zwischen auffahrendem und gestoßenem Fahrzeug sich auch die Geschwindigkeitsänderung des angestoßenen Fahrzeugs erhöht (Abb. 1).

2.3 Biomechanische Belastungsgrenzen

Als Verletzungsgrenzen im engeren Sinne werden die Beträge mechanischer Belastungen bezeichnet, deren Überschreiten zu Verletzungen führt. Allgemein gilt, daß die individuelle Belastbarkeit des Menschen in weiten Grenzen variiert, daß also eine mechanische Grenzbelastung nicht für alle als sogenannte Verletzungsgrenze gelten kann. Zudem ist bekannt, daß die Belastungsgrenze für die menschliche Halswirbelsäule bei einer HWS – Flexion, wie sie bei einer Fahrzeugverzögerung bzw. einem Frontalanstoß auftritt, wesentlich größer ist als diejenige, die mit der HWS – Extension bei einer Fahrzeugbeschleunigung bzw. einem rückwärtigen Fahrzeuganstoß einhergeht [18].

Aus diesen Gründen muß zunächst für die gutachterliche Praxis als Ziel formuliert werden, den von allen Insassen bei einem Heckanstoß tolerierbaren Belastungsbereich zu definieren. In diesem Fall läßt sich dann von einem „Harmlosigkeitsbereich" sprechen.

In Anlehnung an die Erforschung von biomechanischen Verletzungsgrenzen eignen sich grundsätzlich auch folgende Möglichkeiten zur Ermittlung des biomechanischen Harmlosigkeitsbereichs im Hinblick auf HWS-Verletzungen:

- Die Analyse von realen Unfällen (Unfallforschung der MH Hannover)
- Leichenversuche

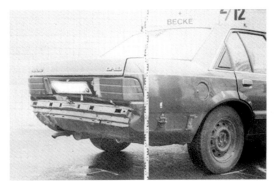

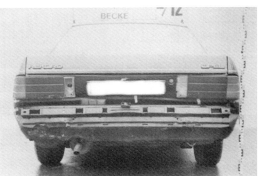

Abb. 5 Strukturänderung durch Anbauteile.

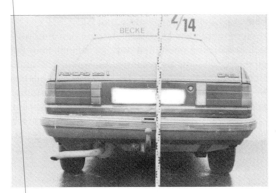

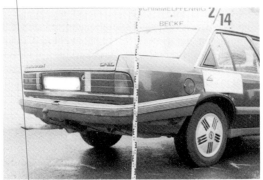

- Dummy – Versuche
- Freiwilligenversuche.

Bei genauerer Betrachtung zeigen die drei erstgenannten Möglichkeiten in bezug auf den Spezialfall der HWS-Verletzung gravierende Nachteile. Die Auswertung der angegebenen Verletzungen im Rahmen von Realunfallanalysen ist wenig sinnvoll, da die simulierten Verletzungen dann zwangsläufig mit einbezogen würden. Leichenversuche eignen sich zwar zur Validierung von Verletzungskriterien morphologisch faßbarer Schädigungen der Halswirbelsäule (Wirbelbrüche, Bänderrisse, Bandscheibenverletzungen). Unter den Belastungsbedingungen eines Bagatellunfalls entstehen aber – wie auch bei den Lebenden – keine mit morphologischen Methoden einfach nachweisbaren Verletzungen. Schmerzen und funktionale Folgen lassen sich grundsätzlich nicht nachweisen [20].

Die gleiche Einschränkung gilt auch für die Dummy – Versuche, da hier noch kein ausreichend validiertes Surrogat, einschließlich eines genau validierten Modells der menschlichen HWS, zur Verfügung steht. Somit erscheinen Freiwilligenversuche am ehesten geeignet, wichtige Anhaltspunkte zur biomechanischen Belastbarkeit

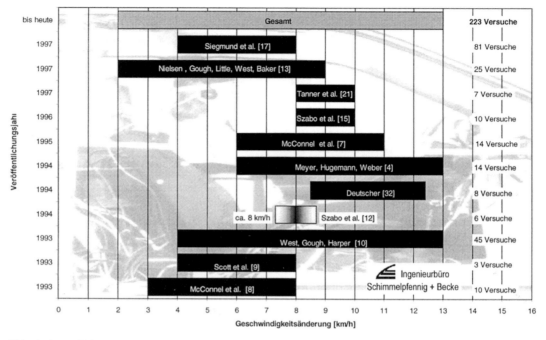

Abb. 6 Auswahl bekannter Freiwilligen-Versuche.

der HWS zu erlangen. Hier besteht das vorrangige Ziel darin, zunächst von der sicheren Seite aus den „Harmlosigkeitsbereich" zu ermitteln. Eine Verletzungsgrenze, d. h. den Übergang von unverletzt zu einer objektiv nachweisbaren Verletzung, läßt sich nach heutigem diagnostischem Kenntnisstand und natürlich aus ethischen Gründen auch durch Freiwilligenversuche nicht herausarbeiten.

2.3.1 Freiwilligenversuche

In den vergangenen 5 Jahren sind eine Vielzahl von Arbeiten in der internationalen Literatur erschienen, die sich mit der aus einem Heckanstoß resultierenden Insassenbelastung beschäftigen.

Abb. 6 zeigt eine Auswahl von Fahrzeug- Heckkollisionsversuchen unter Beteiligung Freiwilliger. Hierin wurde der Bereich der Geschwindigkeitsänderung, die Anzahl der Versuche und das Jahr der Veröffentlichung aufgetragen.

Alle Veröffentlichungen sind hinsichtlich der Beurteilung der Unfallschwere durch die Angabe der Geschwindigkeitsänderung identisch. Somit kann davon ausgegangen werden, daß dieser Kollisionsparameter zur Beschreibung der Insassenbelastung international anerkannt ist.

Summiert man alle Versuche aus den hier aufgelisteten Literaturstellen auf, so gelangt man auf eine Anzahl von insgesamt 223 Versuchen unter Beteiligung Freiwilliger im jeweils gestoßenen Versuchsfahrzeug. Hierbei wurden Geschwindigkeitsänderungen von 2 bis 13 km/h gemessen, ohne daß im Anschluß daran bei den Freiwilligen gravierende Beschwerden oder Verletzungen aufgetreten sind.

2.4 Interdisziplinäre Studie 97

Ziel der Studie 97 war es, aufbauend auf den Erkenntnissen der Studie 93 [3,4], weitere Crash-Versuche mit Freiwilligen durchzuführen und aus medizinischer und biomechanischer Sicht auszuwerten.

2.4.1 Technische Aspekte der Versuchsdurchführung

19 Testpersonen erklärten sich nach einer ausführlichen Aufklärung über die Details der Studie (incl. eventueller Risiken) bereit, freiwillig teilzu-

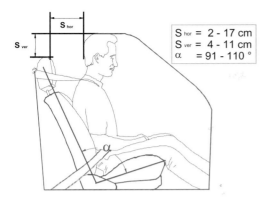

Abb. 7 Ausgangspositionen.

$S_{hor} = 2 - 17$ cm
$S_{ver} = 4 - 11$ cm
$\alpha = 91 - 110°$

nehmen. Es standen 14 Männer im Alter zwischen 28 und 47 Jahren und 5 Frauen im Alter zwischen 26 und 37 Jahren für 17 Pkw-Heckkollisionen und 3 Autoskooter-Kollisionen zur Verfügung[4]. Oberstes Gebot bei den Versuchen war die Sicherheit der Probanden. Deshalb wurden alle Kollisionsgeschwindigkeiten[5] zuvor so berechnet, daß keine höheren Belastungswerte als bei Autoskooter – Anstößen auftreten konnten.

Während der Crash-Tests wurde die Antizipation der Probanden durch vollständige akustische (Kopfhörer) und visuelle Abschirmung (Augenbinde) von der Außenwelt aufgehoben.[6]

Die Bewegungen der Probanden während und nach der Kollision wurden neben einer Hochgeschwindigkeitskamera (60 bzw. 100 Bilder/Sekunde) und einer Videokamera (25 Bilder/Sekunde) durch eine Aufnahmeeinheit zur Bewegungsanalyse (700 Bilder/Sekunde) aufgezeichnet.

Zusätzlich wurden sämtliche Probanden wenige Minuten vor dem Versuch mit einer Stativkamera unter definierten Bedingungen (Abstand, Höhe und Winkel) fotografiert. Hierdurch konnten die in Abb. 7 gezeigten Ausgangspositionen eingemessen werden. Der horizontale Abstand s_{hor} zwischen Hinterkopf und Kopfstütze lag bei den Pkw-Versuchen zwischen 2 und 17 cm, der vertikale Abstand s_{ver} zwischen Kopfstützenoberkante und Kopfoberkante zwischen 4 und 11 cm und der Neigungswinkel α zwischen Sitzfläche und Rückenlehne zwischen 91° und 110°.

Abb. 8 zeigt den kompletten Versuchsaufbau. Neben der Fahrgastzellenbeschleunigung wurden

---

[4] Ein Mann nahm sowohl an einer Pkw- Kollision als auch an einer Autoskooter-Kollision teil.
[5] Geschwindigkeit eines Fahrzeugs zum Zeitpunkt des Erstkontakts.
[6] Bei zwei der Probanden ist eine Antizipation jedoch nicht auszuschließen, da eine Unterbrechung der Musikeinspielung auftrat und die herannahenden Fahrzeuge gehört wurden.

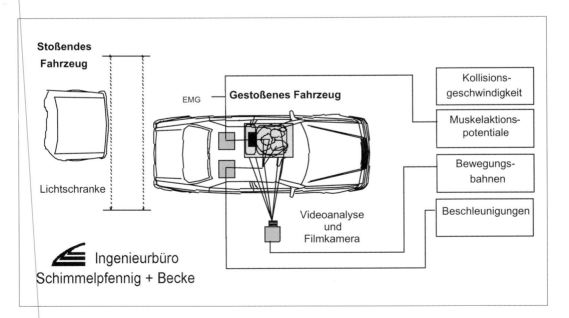

Abb. 8 Versuchsaufbau.

biomechanische Beschleunigungsdaten von Kopf und Brust der Freiwilligen aufgezeichnet. Ergänzend zu den Bewegungsdaten wurde die neurologische Aktivität verschiedener Nackenmuskeln mit Hilfe von EMG (Elektromyografie)-Oberflächensensoren erfaßt.

Bei den Versuchs-Fahrzeugen (VW Golf, Opel Kadett Caravan, Opel Rekord, Daimler Benz W 124/T) handelt es sich um Pkw mit normalen europäischen Stoßfängersystemen der Baujahre '84 bis '88. In allen Fahrzeugen waren Unfalldatenspeicher (UDS der Firma Mannesmann-Kienzle) installiert. Die Messung der Relativgeschwindigkeit erfolgte durch eine Lichtschranke. Alle Fahrzeuge wurden vor den Versuchen einzeln fotografiert. Direkt nach den jeweiligen Versuchen wurden unter gleichen Bedingungen (Aufnahmeentfernung und -winkel) die Fahrzeugbeschädigungen erneut festgehalten.

2.4.2 Technisch-biomechanische Ergebnisse

Abb. 9 zeigt den Beschleunigungsverlauf einer Pkw- Fahrgastzelle im Vergleich zu einer Skooter-Beschleunigung. Wegen der mechanischen Trägheit von Rumpf und Kopf des Insassen sind die überlagerten hochfrequenten Schwingungen der Pkw- Beschleunigung für die Beurteilung der biomechanischen Belastung irrelevant.

Aus diesem Grund sind in den Grafiken zusätzlich die nachgefilterten (geglätteten) Verläufe der Beschleunigungssignale gezeigt. So war es möglich, einerseits die Beschleunigungsverläufe der Pkw- Kollisionen untereinander möglichst einfach zu vergleichen, andererseits diese den „Skooter – Verläufen" gegenüberzustellen.

Die Abb. 10 zeigt die technischen Kollisionsparameter aller im Rahmen der 97er Studie durchgeführten Versuche im Überblick.

2.4.3. Bewegungsanalyse

Der Bewegungsablauf eines Insassen im heckseitig angestoßenen Pkw läßt sich grob in eine Primärbewegung (relativ zur Fahrgastzelle nach hinten) und eine Sekundärbewegung (relatives Vorschwingen in den Gurt nach vorn) unterteilen. Da nach heutigem wissenschaftlichen Kenntnisstand davon ausgegangen werden muß, daß die biomechanische Belastbarkeit der menschlichen HWS bei der nach vorn gerichteten Relativbewegung (Sekundärbewegung) höher ist als bei der Primärbewegung [18], wird nur die Primärbewegung ausführlich erläutert.

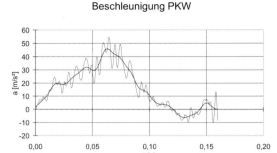

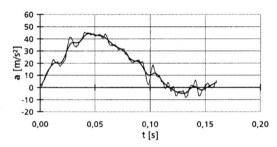

Abb. 9 Vergleich der Beschleunigungssignale Autoskooter und Pkw.

Mit Hilfe der an Kopf und Brust der Freiwilligen gemessenen biomechanischen Beschleunigungssignale und der an Fahrgastzelle, Sitz und Freiwilligem angebrachten Bewegungsmarker ist es möglich, die Insassenbewegung beim Heckaufprall in sechs immer wiederkehrende Bewegungsphasen im Rahmen der Primärbewegung zu unterteilen. Diese Phasen lassen sich anschaulich anhand der auf Abb. 11 skizzierten exemplarischen Bewegungssequenzen eines ausgewerteten Versuchs erläutern.

Im linken Teil der Abbildung ist eine sechsteilige Bildsequenz, die mit Hilfe einer Videokamera aufgenommen wurde, dokumentiert. Hierauf sind bereits die Bewegungsmarker als helle Bildpunkte an Sitz und freiwilliger Versuchsperson (Stirn, Kopfschwerpunkt, Schulter und Hüfte) zu erkennen. In jeder fortlaufend numerierten Prinzip-Skizze sind dann die momentanen Positionen mit durchgezogenen und die jeweils vorausgegangenen Positionen (ca. 40 ms zuvor) mit gestrichelten Linienzügen gekennzeichnet. Im rechten Abbildungsteil sind die Einzelphasen in Stichworten erläutert.

Versuch	Meßfahrzeug (gestoßen)	T [s]	v_1 [km/h]	Δv_2 [km/h]	a_{2m} [g]
I	Kadett	0,12	17,5	8,7	2,1
II	Kadett	0,11	21,0	13,6	3,6
III	Kadett	0,11	18,5	9,0	2,4
IV	Kadett	0,11	18,5	9,4	2,5
V	Kadett	0,11	19,5	11,4	3,0
VI	Golf	0,13	20,5	12,8	2,7
VII	Golf	0,13	19,0	12,7	2,8
VIII	Golf	0,12	22,5	14,2	3,4
IX	Golf	0,14	20,0	12,7	2,6
X	Golf	0,13	22,0	13,3	2,9
XI	Rekord	0,12	25,0	12,6	3,0
XII	Rekord	0,12	20,5	9,5	2,2
XIII	Rekord	0,12	21,0	9,7	2,3
XIV	Rekord	0,11	19,5	9,3	2,4
XV	Rekord	0,11	25,0	11,0	3,0
XVI	DB W124 T	0,17	27,5	13,3	2,2
XX	Kadett	0,12	18,0	9,8	2,3
Mittelwerte	Pkw	0,12	20,9	11,4	2,7
XVII	Skooter	0,13	11,0	8,3	1,8
XVIII	Skooter	0,12	13,5	10,8	2,5
XIX	Skooter	0,12	12,0	10,6	2,6
Mittelwerte	Skooter	0,12	12,2	9,9	2,3

Abb. 10 Versuchsübersicht.
T: Stoßdauer, v_1: Relativgeschwindigkeit, Δv_2: Geschwindigkeitsänderung, a_{2m}: mittlere Beschleunigung.

Folgende Phasen der Primärbewegung sind festgestellt worden:

Phase 1: Charakteristikum dieser Phase ist, daß sich lediglich die Fahrgastzelle und der Fahrzeugsitz auf den ruhenden Körper des Insassen zubewegen. Der Beginn dieser Phase ist definitionsgemäß identisch mit dem Kollisionsbeginn, d. h. dem Zeitpunkt des ersten Kontakts zwischen beiden Fahrzeugen. Im Verlauf dieser Phase wird dann das Sitzpolster der Rückenlehne im unteren Bereich (Becken des Insassen) verformt.

Phase 2: Diese Phase beginnt mit der nach vorn gerichteten Beckenbewegung des Probanden. Durch die Reibungskräfte zwischen Sitzfläche und Oberschenkeln des Freiwilligen und dem Kraftschluß der Lendenwirbelsäule mit der Rückenlehne wird der Unterkörper des Insassen nach vorn bewegt. Da durch diese Vorverlagerung des Beckens der Winkel zwischen Oberkörper und Kopf des Probanden verkleinert wird, ohne daß Kopf bzw. Oberkörper sich in Vorwärtsbewegung befinden, ist hier als Relativbewegung zwischen Oberkörper und Kopf eine Flexion der Wirbelsäule zu beobachten.

Phase 3: Diese dritte Bewegungsphase ist gekennzeichnet durch den Beginn der Oberkörperbewegung (Brust). Durch den sich von unten (Hüfte / Becken / LWS) nach oben (BWS) fortsetzenden Kraftschluß zwischen Rückenlehne und Insassen beginnt die Brust an der Vorwärtsbewegung teilzunehmen. Der Kopf verharrt noch in Ruhe. Hierdurch wird eine translatorische Relativbewegung zwischen Oberkörper und Kopf eingeleitet.

Phase 4: Hier kommt es zur Fortsetzung des von unten nach oben gerichteten Kraftschlusses, der die Schulterblätter erreicht. Der Insasse wird gestreckt. Dies ist an einem scheinbaren Hochrutschen („Ramping") im Sitz zu erkennen. Zu diesem Zeitpunkt haben sich Sitz und Fahrgastzelle bereits um ca. 20 cm nach vorn bewegt, wobei der Kopf immer noch in Ruhe verharrt.

Phase 5: Die fünfte Bewegungsphase ist durch den maximalen Verformungswinkel der Rückenlehne und dem Abschluß der Insassenstreckung charakterisiert. Die Extensionsbewegung des Kopfes hat begonnen, d. h. der Winkel zwischen Oberkörper und Kopf vergrößert sich durch eine relative Winkeländerung des Kopfes merklich.

Phase 6: Den Abschluß der Primärbewegung bildet die sechste Bewegungsphase. Nach bereits erfolgtem Kontakt der Kopfstütze mit dem Hinterkopf ist der Extensionswinkel maximal. Der Insasse voll gestreckt und nimmt jetzt an der allgemeinen Vorwärtsbewegung von Sitz und Fahrgastzelle teil. Im dokumentierten Beispiel hat sich die Zelle bereits um ca. 40 cm vorwärts bewegt, wobei die Schulter der abgebildeten Insassin erst ca. 15 cm vorwärts bewegt wurde. Durch diese Wegdifferenz wird die Probandin im gezeigtem Beispiel gezwungen das Lenkrad loszulassen.

An diese sechs primären Bewegungsphasen schließt sich die Sekundärbewegung (Vorschwingen des Insassen relativ nach vorn in den Gurt) an. Aufgrund der sich zurückverformenden Rückenlehne wird der Insasse relativ nach vorne beschleunigt. Die Analyse dieser Sekundärbewegung ist Inhalt aktueller Untersuchungen des Ing. – Büros Schimmelpfennig + Becke und der Akademie für Manuelle Medizin an der WWU Münster.

Als Teilergebnisse lassen sich aus der Bewegungsanalyse die maximalen Relativwinkel und die maximalen Relativwinkelgeschwindigkeiten zwischen Oberkörper und Kopf ableiten.

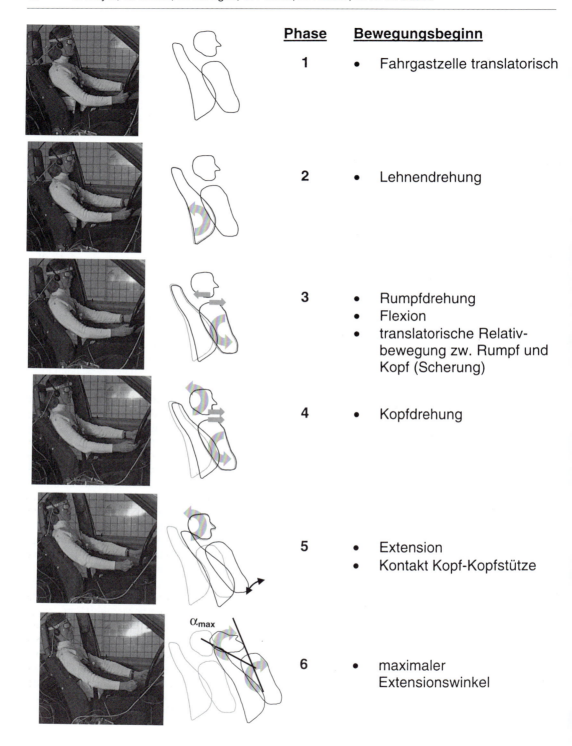

Abb. 11 Sechs Bewegungsphasen der Primärbewegung.

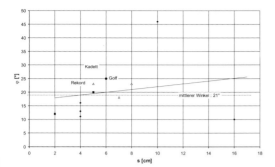

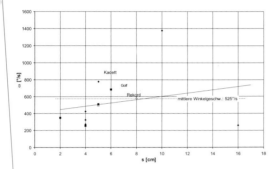

Abb. 12 Relativwinkel / Relativwinkelgeschwindigkeit und Kopfstützenabstand (12 von 17 Versuchen).

Abb. 12 (oben) zeigt die sich einstellenden Relativwinkel in Abhängigkeit des horizontalen Abstands zwischen Hinterkopf und Kopfstütze der Freiwilligen. Er variiert zwischen knapp 10° und 47°. Im Mittel von 12 ausgewerteten Versuchen lag der Extensionswinkel bei 21°.

Auffällig ist der Trend, daß der sich einstellende maximale Relativwinkel zwischen Oberkörper und Kopf mit zunehmendem horizontalen Abstand zwischen Hinterkopf und Kopfstütze zunimmt. Einen vergleichbaren Trend zeigt der untere Teil der Abb. 12. Hier wurde die maximale Relativwinkelgeschwindigkeit ebenfalls über den Abstand zwischen Hinterkopf und Kopfstütze aufgetragen. Die Relativwinkelgeschwindigkeiten bewegen sich zwischen ca. 200°/s und 1400°/s. Im Mittel betrug die Winkelgeschwindigkeit ca. 525°/s.

Die im Rahmen der drei durchgeführten Autoskooter- Heckanstöße aufgezeichneten Bewegungsabläufe sind hinsichtlich der bereits beschriebenen Bewegungsphasen mit denen der Pkw-Insassen vergleichbar. Dies gilt insbesondere für die translatorische Bewegung zwischen Oberkörper und Kopf der Freiwilligen im Rahmen der

dritten Phase der Primärbewegung. Der wesentliche Unterschied zwischen den Bewegungen im Pkw zu denen im Autoskooter besteht darin, daß aufgrund der fehlenden Abstützung des Hinterkopfes (keine Kopfstütze am Skooter) beim Autoskooter eine Hyperextensionsbewegung beobachtet wurde. Hier betrug der sich einstellende maximale Relativwinkel zwischen Oberkörper und Kopf über 80°. Dieser Winkel wurde bei keinem der Pkw-Crash-Versuche auch nur annähernd erreicht.

Somit ist festzuhalten, daß es bei den mit Kopfstützen ausgestatteten Versuchs-Pkw bei keinem der Freiwilligen zu einer Hyperextension der HWS gekommen ist, während sie bei Skootern die Regel ist.

2.4.4 Zeitversatz der Sensorsignale

Abb. 13 zeigt den Zeitversatz zwischen den biomechanischen Signalen von Brust und Kopf zusammen mit dem Einsatz des EMG-Signals in Abhängigkeit von der Geschwindigkeitsänderung. Als „0"-Punkt ist auch in dieser Grafik der Kontaktbeginn definiert.

Es fällt auf, daß bei den Probanden eine Bewegung des Oberkörpers (Brust) im Mittel ca. 48 ms nach Beginn der Fahrgastzellenbewegung einsetzt, während eine merkliche Kopfbewegung erst etwa 90 ms nach Einsatz der Fahrgastzellenbeschleunigung beginnt. Die festgestellte neuromuskuläre Reaktion der Nackenmuskulatur setzt im Mittel etwa 60 ms nach Beginn der Fahrgastzellenbeschleunigung und ca. 20 ms nach Beginn der Brustbewegung ein. Die Aktivität der Muskulatur beginnt somit zwar erst nach Beginn der Relativbewegung zwischen Oberkörper und Kopf des Insassen, jedoch im Mittel knapp 30 ms vor Beginn der Kopfbewegung.

Berücksichtigt man die Tatsache, daß bei allen Versuchen die Freiwilligen akustisch (Kopfhörer) und visuell (Augenbinde) abgeschirmt waren, also vom Kollisionsereignis völlig überrascht wurden, so läßt sich ableiten, daß es sich bei der Reaktion um eine Art Reflex handeln muß. Nur so läßt sich erklären, daß die Aktivität der Nackenmuskulatur innerhalb so kurzer Zeit und noch vor Beginn der Kopfbeschleunigung einsetzt.

2.4.5 Technische Kollisionsparameter

Abb. 14 zeigt eine Grafik, die die unter kollisionsmechanischen Gesichtspunkten aufbereiteten Ergebnisse aller in den Jahren 1993 (■ – Symbole)

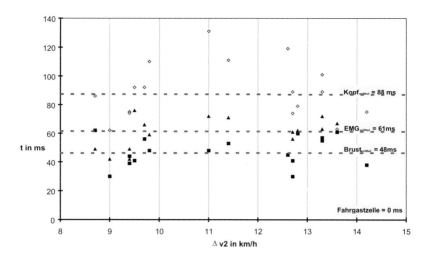

Abb. 13 Zeitversatz der Sensorsignale (15 von 17 Versuchen).

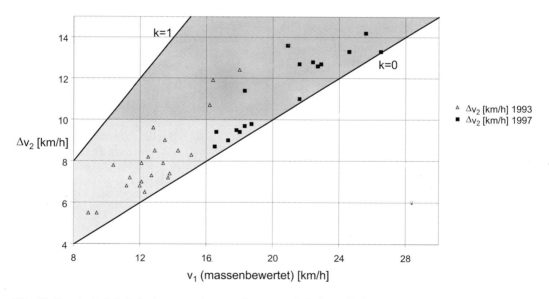

Abb. 14 Geschwindigkeitsänderung und massenbewertete Relativgeschwindigkeit.

und im Rahmen der in dieser Arbeit beschriebenen Auffahrkollisionen (Δ – Symbole) illustriert. Auf der waagerecht verlaufenden Achse ist hier die massenbewertete Relativgeschwindigkeit in km/h aufgetragen. Die Massenbewertung der Relativgeschwindigkeit kompensiert den Einfluß des Massenverhältnisses. Sie enthält nicht mehr den aus unterschiedlichen Fahrzeuggewichten resultierenden Einfluß und ist deshalb besser geeignet Anstoßvorgänge zu vergleichen.

Die Geschwindigkeitsänderung im gestoßenen Fahrzeug hängt bei gegebener massenbewerteter Relativgeschwindigkeit nur von der Verformungscharakteristik bzw. ihrer mathematischen Beschreibung durch die Stoßziffer k^7 ab. Für den Sonderfall zweier massegleicher Kollisionspartner entspricht die massenbewertete Relativgeschwindigkeit der Kollisionsgeschwindigkeit des auffahrenden Fahrzeugs, die im Versuch problemlos mit der Lichtschranke gemessen werden kann.

Auf der senkrecht verlaufenden Achse ist in dieser Grafik die aus den aufgezeichneten Beschleunigungsverläufen der Fahrgastzelle berechnete Geschwindigkeitsänderung aufgetragen. Jedes schwarze Symbol innerhalb der grau unterlegten Fläche beschreibt eine Pkw- Kollision.

Im unteren Teil der Grafik ist nunmehr der durch unsere Pkw- Kollisionen abgesicherte Bereich hellgrau hinterlegt. Als Teilergebnis der Versuche kann formuliert werden, daß sich durch eine Geschwindigkeitsänderung von bis zu 10 km/h infolge eines Heckanstoßes aus technischer Sicht Verletzungen der Halswirbelsäule nicht wahrscheinlich sind. Der Grafik entnimmt man weiter, daß diese Geschwindigkeitsänderung die Folge einer (massenbewerteten) Relativgeschwindigkeit des auffahrenden Fahrzeugs bis 20 km/h (plastische Kollision) sein kann.

Bei Anstoßvorgängen in dem in der Grafik dunkelgrau hinterlegten Bereich ist nach dem bisherigen Kenntnisstand eine interdisziplinäre (technisch-medizinische) Beurteilung der Verletzungskausalität immer erforderlich. Hier sind dann neben den technischen Kollisionsparametern auch individuelle Einflußgrößen im Rahmen der interdisziplinären Begutachtung zu berücksichtigen.

2.5 Medizinische Aspekte zur Beurteilung der HWS – Verletzung

2.5.1 Allgemeine Einführung

Obwohl die aktive und passive Sicherheit der Pkw in den letzten Jahrzehnten zunehmend verbessert wurde, hat die Anzahl von Halswirbelsäulenverletzungen mit der Diagnose „Schleudertrauma" weiter zugenommen. Diagnostik, Behandlung und Begutachtung dieser Verletzungen sind seit Jahren Gegenstand heftiger Diskussionen unter Medizinern, Juristen und Versicherungsexperten. Diese Entwicklung ist sicherlich auch der Tatsache zuzuschreiben, daß trotz fehlendem morphologischen Korrelat nur aufgrund der Beschwerden der „Verletzten" nach Autounfällen die Diagnose „Schleudertrauma" unkritisch verwendet wird. Auch Veröffentlichungen in der Laienpresse führen nicht unbedingt zur Versachlichung des Themas. So gesteht Polizeioberrat Wilfried Schwab in einer Ausgabe der Autobild 1994 den Lesern „bei klassischen Blechschäden lege ich mich einfach neben mein Auto und ich bin eben verletzt" (Zitat aus [16]).

Betrachtet man die Nomenklatur, so ist der Begriff „Schleudertrauma" sehr problematisch. Er bezeichnet keine Diagnose, sondern allenfalls einen Unfallmechanismus. Es fehlt auch eine Aussage über die verletzte anatomische Struktur. Ludolph [14] wehrt sich auch gegen die Begriffe „posttraumatisches zervikozephales Syndrom", „vertebragenes Syndrom" oder „zervikodienzephales Syndrom", da hier mit dem Begriff „Syndrom" lediglich das Gesamtbild der Symptome und wieder nicht die eigentliche Verletzung der Halswirbelsäule bezeichnet wird.

Ein neuer Begriff ist der sog. „Beschleunigungsmechanismus". Dieser beinhaltet jedoch lediglich, daß die Halswirbelsäule einer Beschleunigung ausgesetzt wurde. Dadurch verursachte Verletzungen, z. B. Distorsion (die Diagnose würde lauten; Distorsion der Halswirbelsäule nach Beschleunigungsmechanismus) werden separat gekennzeichnet.

Um eine Verwirrung bei all den verschiedenen Nomenklaturen zu umgehen, soll u.E., bis das ein einheitlicher Begriff vorliegt, weiter der Begriff „HWS-Schleudertrauma" (sei es zwischen Anführungsstrichen) benutzt werden. Somit ist dann wenigstens garantiert, daß der gleiche Unfallmechanismus mit den allseits typischen Beschwerden gemeint ist.

Erstaunlicherweise ist die Diskrepanz zwischen objektivierbarer Verletzung und subjektiven Symptomen bei leichten Verletzungen am größten. So macht es in der Regel keine großen Schwierigkeiten einen Bruch eines Halswirbelkörpers zu diagnostizieren und somit den Körperschaden zu bestimmen. Diese eindeutigen Veränderungen sind jedoch bei der Vielzahl der Verletzungen die Ausnahme und die am häufigsten beklagten Beschwerden (Nacken- und Kopfschmerzen) sind generell schwierig zu objektivieren.

Um Aussagen zum Verletzungsmechanismus erlangen zu können, ist der im technischem Teil beschriebene Bewegungsablauf essentiell. Penning [22] berichtet über Experimente mit Affen, bei denen in der Anfangsphase der Beschleunigung zunächst eine Hypertranslation (= Gleiten)

---

[7] Stoßziffer k beschreibt die teilelastisch Kollisionscharakteristik einer Fahrzeugkollision. Die Grenzfälle lassen sich als elastischer Stoß (k = 1; Kollision zweier Stahlkugeln) und plastischer Stoß (k = 0; Kollision zweier „Knetmassekugeln") beschreiben.

mit einer Verlängerung des Halses und nicht sofort eine Überstreckung auftritt. Diese Gleitbewegung soll sich vor allem auf die Kopfgelenke, die den Übergang zwischen Kopf und Halswirbelsäule bilden, auswirken. Eine Hypertranslation des Kopfes nach hinten führt dabei zu einer Hyperflexion (= Überdehnung) dieser Gelenke.

Beim Heckaufprall ist die Verletzung bestimmter Strukturen davon abhängig, welche Belastung auf die Halswirbelsäule einwirkt.

White und Panjabi [23] berichten über in der Literatur beschriebene Tier- und Leichenexperimente und die dabei beobachteten Verletzungen. Bei Affen wurden Muskelrisse bis hin zu Verletzungen der Speiseröhre beschrieben. Die häufigste Verletzung war der Riß des vorderen Längsbandes (= Ligamentum longitudinale anterius), das vorne an der Wirbelsäule vom Kopf bis zum Kreuzbein verläuft, und eine Verletzung des äußeren Bandscheibenringes (= Anulus fibrosus). Bei Leichenversuchen wurden ebenfalls Bandscheibenschäden, Risse des vorderen Längsbandes, Risse in der Kapsel der kleinen Wirbelgelenke und Knochenbrüche beschrieben. Hier war insbesondere der untere Halswirbelsäulenbereich in Höhe der Segmente C 5/6 und C 6/7 betroffen. Bei diesen Leichenversuchen wurden Beschleunigungswerte von 13 bis 16 g angegeben. Dvorak et al. [24] haben auf die Bedeutung der Kopfgelenke im Zusammenhang mit Halswirbelsäulenverletzungen hingewiesen. Obwohl bis heute nicht geklärt ist, inwieweit diese Gelenke bei einem Heckaufprall betroffen werden, ist eine Schädigung auch in Anbetracht der von Penning [22] beschriebenen Hypertranslationsbewegung denkbar. Dvorak deutet insbesondere auf die Möglichkeit einer Instabilität im Kopfgelenkbereich hin, wenn es zu einer Verletzung der sogenannten Ligg. alaria (= Flügelbänder) kommt. Die Funktion dieser Flügelbänder ist vor allem die Verhinderung einer übermäßigen Rotation im Kopfgelenkbereich.

Obwohl all diese Untersuchungen zeigen, daß theoretisch sämtliche Strukturen der Halswirbelsäule beschädigt werden können, muß die Übertragbarkeit der Ergebnisse von Tier- und Leichenversuchen kritisch hinterfragt werden. Zum einen werden bei diesen Experimenten Kräfte erzeugt, die bei Versuchen mit Freiwilligen aus ethischen Gründen nicht möglich sind. Auf der anderen Seite muß die fehlende muskuläre Stabilisierung der Halswirbelsäule im Leichenversuch berücksichtigt werden.

In vivo sind bisher Pkw-Pkw-Kollisionen sowie Autoskooterversuche durchgeführt worden [3,4].

Die Ergebnisse zeigen, daß einer der wichtigsten Parameter bei der Beurteilung eines Halswirbelsäulenschadens die sogenannte „kollisionsbedingte Geschwindigkeitsänderung" ist.

Daraus folgt, daß zum Nachweis eines Körperschadens nach einem „Schleudertrauma der Halswirbelsäule" die Unfallanalyse durch einen qualifizierten Sachverständigen durchgeführt werden muß. Hierbei müssen Parameter, die auf die Krafteinwirkung rückschließen lassen, exakt definiert werden.

Nach der Unfallanalyse erfolgt eine qualifizierte und differenzierte orthopädisch- chirurgische Untersuchung der Halswirbelsäule. Diese umfaßt auch eine differenzierte segmentale klinische Untersuchung der Halswirbelsäule mit den Methoden der manuellen Medizin.

Es schließen sich Röntgenbilder mit speziellen Aufnahmen zur Funktionsanalyse an. Hierbei geht es um die Erkennung knöcherner sowie diskoligamentärer Verletzungen mit oder ohne Instabilität. Ein neueres Verfahren um die Werte der Halswirbelsäulenbeweglichkeit zu objektivieren, ist die ultraschallgesteuerte dreidimensionale Computeranalyse. Ohne Strahlenbelastung können eventuell vorliegende Funktionsstörungen der Halswirbelsäule reproduzierbar dokumentiert werden. Der exakte Stellenwert dieses Verfahrens wird momentan wissenschaftlich aufgearbeitet und publiziert. Die Domäne der Kernspintomographie ist die Diagnose von Weichteilverletzungen. Sie ist somit von großer Bedeutung bei der Diagnostik von eventuellen Verletzungen nach einem Hekkaufprall. Für Aufsehen sorgen in letzter Zeit Berichte über die sog. offene Funktionskernspintomographie der o. g. Ligg. alaria [28,29]. Vorsicht bei der Interpretation dieser Berichte ist jedoch geboten. Die tägliche Praxis zeigt, daß schon alleine die beschriebene Aufnahmetechnik dieser Bilder von unabhängigen Radiologen als unzureichend gekennzeichnet wird, um die Flügelbänder einwandfrei beurteilen zu können. Zusätzlich sollte die Befundung immer unter Berücksichtigung der eingewirkten biomechanischen Belastung auf diesen Bänder zum Zeitpunkt des Aufprales erfolgen.

Bei der Interpretation von Befunden ist jedoch generell Zurückhaltung geboten: Bereits bei einem Teil der beschwerdefreien Normalbevölkerung finden sich Wirbelsäulenveränderungen sowohl bei der körperlichen Untersuchung als auch in unterschiedlichen bildgebenden Verfahren [25].

Mit anderen Worten bedeutet der alleinige Befund einer segmentalen Funktionsstörung bei der körperlichen Untersuchung oder eines Bandscheibenvorfalls in der Kernspintomographie noch nicht, daß der Unfall zu einem Körperschaden geführt hat!

Untersuchungen der Akademie für Manuelle Medizin haben gezeigt, daß das Durchschnittsalter der Personen, die einen Halswirbelsäulen-Beschleunigungsmechanismus erlitten haben, ungefähr 38 Jahre beträgt. Das bedeutet, daß nach Schmorl und Junghanns [26] praktisch jeder Geschädigte zum Zeitpunkt des Unfalles Verschleißerscheinungen an der Halswirbelsäule aufweist. Hat dieser Unfall zu einer Zerrung bzw. Distorsion der Halswirbelsäule geführt, welche normalerweise innerhalb von Wochen bis Monaten ausheilt, sind Dauerfolgen unwahrscheinlich. Jahrelang bestehende Beschwerden sind in der Regel dann nicht auf den zurückliegenden Unfall zurückzuführen und wären wahrscheinlich auch ohne den Unfall entstanden.

2.5.2 Medizinische Untersuchungen der interdisziplinären Studie 97 [5]

Ein bis sechs Tage vor (Zeitpunkt 1), ein Tag nach (Zeitpunkt 2) und vier bis fünf Wochen nach (Zeitpunkt 3) einer Pkw-Pkw-Heckkollision bzw. Autoskooter- Kollision fand bei jeder Testperson[8] eine orthopädisch- manualmedizinische Untersuchung der HWS (incl. einer Überprüfung der groben Kraft, der Sensibilität und den Reflexen der oberen Extremitäten) und eine computergesteuerte Ultraschall- Untersuchung der HWS-Beweglichkeit mit dem CMS-50-Gerät der Firma Zebris statt. Neben der Ante- und Retroflexion, Rotation in Neutralstellung des Kopfes und Seitenneigung wurde auch die Rotation in maximaler Anteflexion und in maximaler Retroflexion gemessen. Zusätzlich wurden zu jedem der drei Zeitpunkte eine kernspintomographische Untersuchung der HWS mit diversen Sequenzen durchgeführt. Beurteilt wurde:

- Aspekt der Bandscheiben
- Aspekt des Rückenmarkes
- Aspekt der Ligg. flava
- Aspekt der Facettengelenke
- Aspekt der Muskulatur
- Stellung des Dens axis
- Atlantodentale Distanz
- Atlantooccipitale Distanz
- Stellung der HWS

---

[8] mit Ausnahme einer Testperson, bei der lediglich ein Autoskooter-Versuch zum Zwecke einer biomechanischen und kinematischen Analyse stattfand.

Die Auswertung der Untersuchungen zum Zeitpunkt 1 ergab, daß acht der Probanden vor den Crash-Tests schon mal HWS-Beschwerden gehabt hatten. Die kernspintomographischen Voruntersuchungen wiesen bei sieben Probanden degenerative Veränderungen (z. B. Bandscheibenprotrusion) auf. Zum Zeitpunkt des Versuches waren alle beschwerdefrei.

Die Auswertung der Untersuchungen zum Zeitpunkt 2 (ein Tag nach dem Crash) ergab, daß vier männliche Probanden und eine weibliche Probandin Beschwerden schilderten. Diese waren kollisionsbedingten Geschwindigkeitsänderungen von 11,4 bis 14,2 km/h ausgesetzt. Die klinischen und kernspintomographischen Untersuchungen zeigten keine Verletzungsfolgen.

Die Auswertung der Untersuchungen zum Zeitpunkt 3 (vier bis fünf Wochen nach dem Crash) ergab, daß nur ein Proband von den zuvor fünf Probanden Beschwerden angab. Diese bestanden aus einer leichten Einschränkung der Linksrotation insbesondere in Flexion von 10°. Die Beschwerden der anderen drei männlichen Probanden und der Probandin waren nach ein bis sieben Tagen vollständig abgeklungen. Die kernspintomographischen Untersuchungen wiesen auch zu diesen Untersuchungszeitpunkt keinerlei traumatischen Veränderungen auf. Zu keiner Zeit war einer der Probanden trotz subjektiv empfundener Beschwerden an der weiteren Ausübung seiner beruflichen Tätigkeit gehindert.

2.6 Diskussion der bisherigen Studienergebnisse

Ziel der beschriebenen interdisziplinären Untersuchung war es, klinische und kernspintomographische Veränderungen nach Heckkollision bei gesunden, freiwilligen Probanden festzustellen und den Bewegungsablauf der Betroffenen während einer Heckkollision exakt festzuhalten. Zusätzlich sollten Pkw-Heckkollisionen mit Autoskooter- Heckkollisionen verglichen werden.

In der Literatur (Abb. 6) gibt es bereits eine Anzahl von experimentellen Studien, bei denen Probanden einer Heckkollision ausgesetzt wurden. Signifikante Verletzungen wurden bis dato nicht berichtet. Der Nachteil fast sämtlicher Studien ist die zu geringe Belastung (geringe Geschwindigkeitsänderungen) und/oder die fehlende bzw. unzureichende klinische und bildgebende Untersuchung der Probanden. Lediglich Szabo et al. [12] führten sechs Pkw-Pkw-Heckkollisionen mit Freiwilligen im Alter von 27 bis 58 Jahren durch, die vor und nach den Versuchen auch mit einer Kernspin- und Computertomographie untersucht wurden. Bei den Versuchen betrug die Geschwindigkeitsänderung ca. 8 km/h. Vier der fünf Versuchspersonen gaben in dieser Studie vorübergehende Kopfschmerzen unmittelbar nach der Belastung an, die sich jedoch schnell zurückbildeten. Eine weibliche Versuchsperson klagte über Nackensteifigkeit am nächsten Morgen. Die Bildgebung zeigte einerseits degenerative Veränderungen, andererseits jedoch nach der Belastung keine Verletzungsfolgen. Auch in der o. g. Studie mit Geschwindigkeitsänderungen von bis zu 14,2 km/h konnten bei der definierten klinischen und kernspintomographischen Untersuchung vor und nach der Auffahrkollision weder länger bestehende Beschwerden, noch kernspintomographisch traumatische Veränderungen festgestellt werden. Lediglich fünf Probanden beklagten nach der Pkw-Kollision Beschwerden. Die Schmerzsymptomatik dauerte jedoch nicht länger als eine Woche an und eine Arbeitsunfähigkeit ist nicht eingetreten. Die kollisionsbedingte Geschwindigkeitsänderung lag bei diesen Probanden über 11 km/h.

Die Bewegungsanalysen der Testpersonen während der gesamten Anstoßphase ergab zwar den Trend, daß der sich einstellende maximale Relativwinkel zwischen Oberkörper und Kopf mit zunehmendem horizontalen Abstand zwischen Hinterkopf und Kopfstütze zunimmt, eine Hyperextension der Halswirbelsäule, die in der Literatur als möglicherweise verletzungskausal diskutiert wird, tritt jedoch bis zu Geschwindigkeitsänderungen von 15 km/h und Ausstattung der Fahrzeuge mit Kopfstützen sicher nicht auf. Diese Feststellung deckt sich mit den Angaben von Szabo und Welcher [15], die eine Hyperextension ebenfalls nicht beobachten konnten. Auffällig in unserer Untersuchung war das Ausmaß der translatorischen Relativbewegung zwischen Oberkörper und Kopf (Phase 3 der Bewegungsanalyse). Eine in-vitro Untersuchung von Grauer et al. [30] hat dieser Gleitvorgang ebenfalls bestätigen können. Die Bedeutung einer derartigen Translation bezüglich ihrer Verletzungskausalität ist noch unklar. Penning [22] hat einerseits auf die Korrelation zwischen Translation und nachfolgender Belastung der oberen Halswirbelsäule hingewiesen. Er vertritt die Hypothese, daß eine Hypertranslation des Kopfes nach dorsal zu einer verletzungsgefährdenden Hyperflexion des craniocervicalen Überganges führen kann. Die Arbeitsgruppe um Panjabi hat andererseits insbesondere eine Belastung für die unteren HWS- Segmenten im Sinne einer deutlichen Extension festgestellt [30].

Der Vergleich der Belastungsdaten zwischen Autoskooter- und Pkw-Kollision zeigt, daß vergleichbare Belastungen der Insassen auftreten. Hierdurch wurden die von Meyer et al. [3,4] in der 93-er Studie abgeleiteten Analogien bestätigt.

Im Gegensatz zu den Pkw-Versuchen ergaben die Bewegungsanalysen der Probanden der Autoskooter- Versuche wesentlich höhere Werte für die Extension der Halswirbelsäule (Maximum Pkw: 47°/ Maximum Autoskooter: 80°). Dennoch traten bei keinem dieser Probanden nachher Beschwerden auf. Auch diese Tatsache ist ein Indiz dafür, daß die Extension der Halswirbelsäule nicht die verletzungskausale Bedeutung zukommen kann, die ihr bisher zugeschrieben wurde. Aufgrund der für den menschlichen Körper ungünstigeren Sitzmöglichkeit im Autoskooter ist es um so erstaunlicher, daß in der Literatur bis dato nur ein „HWS-Schleudertrauma" bei einem 8-jährigen Mädchen nach Autoskooterfahrt beschrieben ist [31], obwohl im Alltag unzählige Heckkollisionen auf dem Jahrmarkt stattfinden mit Geschwindigkeitsänderungen, die oft höher sind als nach Verkehrsunfällen.

Inwiefern bei den Betroffenen von Verkehrsunfällen auch psychische Komponente im Rahmen der sog. „posttraumatischen Belastungsstörung" [27] von Bedeutung sind, läßt sich nur schwer abschätzen. Zu diesem Zweck führt die Akademie für Manuelle Medizin an der WWU Münster zusammen mit der Unfallchirurgischen Abteilung des Marienhospitals Arnsberg und dem Institut für Psychologie der Friedrich – Schiller – Universität Jena eine prospektive Studie durch.

2.7 Schlußfolgerung

Ein Ergebnis aus der interdisziplinären Studie ist, daß bis zu einer Geschwindigkeitsänderung von 11 km/h von keinem der Freiwilligen Beschwerden angegeben wurden. Aus technischer und orthopädischer Sicht können wir von der sicheren Seite aus schlußfolgern, daß ein „HWS-Schleudertrauma" in der Regel bis zu einer Geschwindigkeitsänderung von 10 km/h auszuschließen ist; vorausgesetzt der Betroffene hat normal in seinem Sitz gesessen.

Literatur

[1] Fahrzeugsicherheit 90, Analyse von Pkw – Unfällen, Grundlagen für künftige Forschungsarbeiten, Büro für Kfz. – Technik München, 1994

[2] Eichberger, A.: Beschleunigungsverletzungen der HWS bei Pkw/Pkw – Heckkollisionen im realen Unfallgeschehen, Diplomarbeit TU Graz, 1995

[3] Meyer, S.: Experimentelle Untersuchung des Zusammenhangs zwischen technischen Kollisionsparametern und der Bewegungskinematik von Pkw-Insassen im Hinblick auf leichte HWS-Schleudertraumen. Diplomarbeit am Institut für Kraftfahrwesen der Universität Hannover 1993.

[4] Meyer, S.; Hugemann, W.; Weber, M.: Zur Belastung der Halswirbelsäule durch Auffahrkollisionen. Verkehrsunfall und Fahrzeugtechnik 32 (1994), 15–21, und 187–199.

[5] Castro, W. H. M.; Schilgen, M.; Meyer, S.; Weber, M.; Peuker, C.; Wörtler, K.: Do „whiplash injuries" occur in low-speed rear impacts?, Eur Spine J 6 (1997), 366–375.

[6] Meyer, S.: Zur Belastung der HWS bei Lkw-Pkw-Auffahrkollisionen, Einfluß des Massenverhältnisses auf die kollisionsbedingte Geschwindigkeitsänderung. Verkehrsunfall und Fahrzeugtechnik 34 (1996), 315–319.

[7] Mc Connel, W. E.; Howard, R. P.; Poppel. J. V.; Krause, R.; Guzmann, H. M.; Bomar, J. B.; Raddin, J. H. Benedict, J. V., Hatsell, C. P.: Human head an neck kinematics after low velocity rear-end impacts – understanding „whiplash", SAE Paper 952724.

[8] McConell, W. E.; Howard, R. P.; Guzman, H. M.; Bomar, J. B.; Benedict, J. V.; Smith, H. L.; Hatsell, C. P.: Analysis of Human Test Subject Kinematic Responses to Low Velocity Rear end Impacts; SAE Technical Paper Series 930889, Warrendale USA 1993

[9] Scott, M. W.; McConell, W. E.; Guzmann, H. M.; Howard, R. P.; Bomar, J. B.; Smith, H. L.; Benedict, J. V.; Raddin, J. H.; Hatsell, C. P.: Comparison of Human and ATD Head Kinematics During Low-Speed Rearend Impacts. SAE Technical Paper Series 930 094, Warrendale, USA 1993

[10] West, D. H.; Gough, J. P.; Harper, GTK. : Low Speed Rear-End-Collision Testing Using Human Subjects, Accident Reconstruction Journal, May/June 1993.

[11] Kalthoff, W. : Experimentelle Untersuchung der Möglichkeiten und Grenzen der Bestimmung der Insassenbewegung auf der Grundlage der Fahrzeugbeschädigungen nach Pkw-Auffahrkollisionen. Diplomarbeit FH Osnabrück 1997.

[12] Szabo, T. J.; Welcher, J. B.; Anderson, R. D.; Rice, M. M.; Ward, J. A.; Paulo, L. R.; Carpenter, N. J. (1994): Human Occupant Kinematic Response to Low Speed Rear-End-Impacts. SAE Paper 940532. Publ. by Society of Automotive Engineers, Inc. , Warrendale, PA/USA.

[13] Nielsen, G. P; Gough, J. P; Little, DM; West, D. H; Baker, V. T: Human subject response to repeated low speed impacts using utility vehicles. SAE Paper 970394.

[14] Ludolph, E.: Das Halswirbeltrauma nach geringer Belastung. In [16]

[15] Szabo, T. J.; Welcher, J. B. (1996): Human Subject Kinematics and Electromyographic Activity During Low Speed Rear Impacts. SAE Paper 962432. Publ. By Society of Automotive Engineers, Inc., Warrendale, PA/USA

[16] Weber, M.: Die Aufklärung des Kfz-Versicherungsbetruges – Grundlagen der Kompatibilitätsanalyse und Plausibilitätsprüfung. 1. Auflage, Schriftenreihe Unfallrekonstruktion, MS 1995 – ISBN 3–9804383–0–9.

[17] Siegmund, G. P.; David, J. K.; Lawrence, J. M.; Wheeler, J. B. Brault, J.R.; Terry, A. S: Head/neck kinematic responce of human subjects in low-speed rear-end collisions. SAE Paper 973341.

[18] Schuller, E., Eisenmenger, W.: Die verletzungsmechanische Begutachtung des HWS-Schleudertraumas. Unfall- und Sicherheitsforschung Straßenverkehr 89 (1993), 193–196.

[19] Weber, M.; Dieling, W.: Die Zuordnung von Beschädigungszonen bei Berücksichtigung von Beladung, Verzögerung und Querbeschleunigung. Verkehrsunfall und Fahrzeugtechnik 28 (1990), 179–182

[20] Mattern, R.; Kallieries, D.; Grandel, J.; Schüler, F.: Zum Stellenwert von Verletzungskriterien bei der Begutachtung des sogenannten Schleudertraumas der Halswirbelsäule nach „Bagatellunfällen". Kongreßbericht 1995 der 28. Jahrestagung der Deutschen Gesellschaft für Verkehrsmedizin e. V., Berichte der Bundesanstalt für Straßenwesen, Mensch und Sicherheit, Heft M 47 (1995), 163–170

[21] Tanner, C. B.; Chen, H. F.; Wiechel, J. F.; Brown, D. R; Guenther, D. A.: Vehicle and occupant response in heavy truck to car low speed rear impacts, SAE Paper 970120.

[22] Penning, L.: Acceleration injury of the cervical spine by hypertranslation of the head. Part I: Effect of normal translation of the head on cervical spine motion: a radiological study. Eur Spine J 1 (1992), 7–12

[23] White, A. A.; Panjabi, M. M.: Clinical biomechanics of the spine. J. B. Lippincott Company Philadelphia (1990)

[24] Dvorak, J.; Hayek, J.; Zehnder, R.: CT-functional diagnostics of the rotatory instability of the upper cervical spine. Par II: An evalution on healthy adults and patients with suspected instability. Spine 12 (1987): 726–731

[25] Boden, SD.; McCowin, PR.; Davis, DO. Dina, TS.; Mark, AS.; Wiesel, S.: Abnormal magnetic resonance scans of the cervical spine in asymptomatic subject. JBJS 72 (A) (1990), 1178–1184

[26] Schmorl, G.; Junghanns H.: Die gesunde und die kranke Wirbelsäule in Röntgenbild und Klinik, Thieme Verlag – Stuttgart (1968).

[27] Steil, R.; Ehlers, A.: Die posttraumatische Belastungsstörung: Eine Übersicht. Verhaltensmodifikation und Verhaltensmedizin 17 (1996), 169–212

[28] Volle, E.; Kreisler, P.; Wolff, HD.; Hülse, M.; Neuhuber, WL.: Funktionelle Darstellung der Ligamenta alaria in der Kernspintomographie. Manuelle Medizin 34 (1996), 9–13

[29] Volle, E.; Montazem, A.: Strukturdefekte der Ligamenta alaria in der offfenen Kernspintomographie. Manuelle Medizin 35 (1997), 188–193

[30] Grauer, JN.; Panjabi, MM.; Cholewicki, J.; Nibu, K; Dvorak, J.: Whiplash produces an S-shaped curvature of the neck with hyperextension at lower levels. Spine 22 (1997), 2489–2494

[31] Kamieth H.: Das Schleudertrauma der Halswirbelsäule. In: Schulitz KP (ed) Die Wirbelsäule in Forschung und Praxis. Hippokrates, Stuttgart, Band 111, 7 + 130–133

[32] Deutscher, G.: Bewegungsablauf von Fahrzeuginsassen beim Heckaufprall. Eurotax (International) AG, CH 8807 Freienbach, 1994

3 Unfallchirurgische Sicherung des primären Schadensbildes

U. Moorahrend, E. Ludolph

3.1 Der objektive verletzungsspezifische Befund – Leitfunktion unfallchirurgischen Handelns

Am Anfang jeder Therapie steht grundsätzlich die Diagnose. Das gilt für die Halswirbelsäule ebenso wie für jede andere Struktur.

Die therapeutische Wirklichkeit sieht jedoch anders aus. Während jeder verständige Arzt nur den Kopf schütteln würde, wenn ein Kniegelenk ohne Sicherung einer Kapsel-Bandverletzung bzw. nach deren Ausschluß über längere Zeit ruhig gestellt würde, wird dies für die sehr viel sensiblere Struktur „Halswirbelsäule" durch unkritische Verordnung einer Halskrawatte praktiziert. Durchgeführt werden Injektionen, Infiltrationen, Manipulationen – insgesamt eine unverantwortliche Übertherapie. Aussagekräftige diagnostische Untersuchungen werden entweder nicht durchgeführt oder deren Ergebnis wird nicht umgesetzt. Die Therapie schafft das Trümmerfeld, das der Gutachter aufzuräumen hat.

Leitfunktion unfallchirurgischer Therapie hat – nach Abschluß der Diagnostik – nur der objektive verletzungsspezifische Befund, also der Befund, der von jedem, der mit der Anatomie der betroffenen Struktur vertraut ist, nachvollzogen werden kann und seiner Art nach auf eine stattgehabte Verletzung hinweist. Das ist der „golden standard" unfallchirurgischen Handelns.

In krassem Widerspruch steht dazu nachfolgende Feststellung eines Schadensversicherers:

„Die Schilderung des Unfallhergangs ist allzu häufig einziges Kriterium zur Diagnosestellung".

Unfallmechanische Überlegungen sind zwar das „Skelett" unfallchirurgischer Diagnostik. Dieses ist aber mit „Fleisch" – strukturbezogenen Befunden – auszufüllen. Die unfallchirurgische Diagnostik setzt sich also wie folgt zusammen:

- Die anatomisch/unfallanalytische Anamnese;
- Die verletzungsspezifische Anamnese;
- Die strukturelle klinische und bildtechnische Untersuchung.

3.2 Die Anamnese

Der erste Schritt zur Sicherung von Unfallfolgen ist die Erhebung der Anamnese. Erfragt wird zunächst direkt die verletzte Struktur. Finden sich typische Verletzungszeichen, kann die Verletzung also direkt gesichert werden, erübrigen sich die nachfolgenden Fragen, die sich über die unfallbedingte Gefährdung und das unfallnahe Verhalten – also indirekt – der Verletzung nähern. Den nachfolgenden Fragen kommt also nur dann besondere Bedeutung zu, wenn typische Verletzungszeichen weder klinisch noch bildtechnisch objektivierbar sind.

Folgende für die Gefährdung des Pkw-Insassen maßgebliche unfallanalytische Fragen (anatomisch-unfallanalytische Anamnese) sind abzuklären:

1. Hat es sich um eine Heck-, Frontal- oder Seitkollision gehandelt (Kollisionsrichtung)?
2. Wurde das Fahrzeug kollisionsbedingt – wuchtig – bewegt (Kollisionsintensität)?
3. Wo war die Sitzposition des/der Betroffenen? War ein Airbag vorhanden? Hat er ausgelöst? War der Sicherheitsgurt angelegt? War das Fahrzeug mit Kopfstützen ausgerüstet (Sicherheitsstandard)?

Der anatomisch-unfallanalytische Fragenkomplex (1.–3.) grenzt als grobes Raster die große Zahl von Unfallmechanismen aus, die die Halswirbelsäule nicht bzw. nicht isoliert gefährden. Anatomisch-unfallanalytische Überlegungen gehören zum gesicherten Standard der Traumatologie, wenn der Körperschaden nicht durch eindeutige Verletzungszeichen angezeigt wird.

Die sich anschließenden verletzungsspezifischen Fragen (4.–6.) orientieren sich an der gesicherten unfallärztlichen Erfahrung, daß das unfallnahe Verhalten indiziell für die Schwere einer erlittenen Verletzung ist (verletzungsspezifische Anamnese). Zu erfragen ist:

4. Hat der/die Betroffene den Unfall kommen sehen (Reflektorischer Muskelschutz)?
5. Wann genau war der Unfall (Uhrzeit)? Wann hatte der/die Betroffene erstmals Beschwerden (Beschwerdefreies Intervall)?
6. Hat der/die Betroffene das Fahrzeug selbsttätig verlassen? Hat er/sie die polizeiliche Unfallaufnahme abgewickelt? Wie hat er/sie die Unfallstelle verlassen? Was hat er/sie bis zum ersten Arztbesuch getan (Grad der Traumatisierung)?

Wenn verbreitet wird, ein beschwerdefreies Intervall sei für Verletzungen im Bereich der Halswirbelsäule regelhaft, so ist dies falsch. Diese Verläufe sind untypisch. Das beschwerdefreie Intervall findet sich bevorzugt im Verbund mit weiteren verletzungsatypischen Details – ungeeigneter Unfallmechanismus, ausgedehnte Aktivitäten nach dem Unfall (Anmietung eines Leihwagens, Fortsetzung der Fahrt), verzögerter Verlauf, Ausweitung des Beschwerdebildes ohne morphologisches Substrat. Es ist an der Zeit, die Erkenntnisse aus Regelverläufen im Zusammenhang mit den Fortschritten der Diagnostik dahingehend umzusetzen, daß ein beschwerdefreies Intervall ein regelwidriger Verlauf und verletzungsatypisch ist.

3.3 Klinische und bildtechnische Untersuchung

Zu unterscheiden ist zwischen **primärer** und **sekundärer** Diagnostik.

Unfallnah steht an erster Stelle die Abklärung äußerer Verletzungszeichen und die sorgfältige segmentale Untersuchung. Die Manualmedizin weist insofern völlig zu Recht auf erhebliche Defizite der Befunderhebung hin.

Im Einzelnen sind folgende Befunde zu erheben:
- Inspektion des Kopfes, der Halswirbelsäule, der Nacken-Schulter-Armpartie und des Brustkorbs nach äußeren Verletzungszeichen (z. B. Prellmarken, Gurtmarken);
- Beschreibung des Aufbaus der Halswirbelsäule und der Schultergelenke und der vorgeführten Körperhaltung;
- Segmentale Untersuchung;
- Überprüfung der Beweglichkeit der Halswirbelsäule und der Schultergelenke – aktiv und geführt, ggf. in unterschiedlichen Körperpositionen (Stehen, Sitzen, Liegen);
- Palpation der Nervenaustrittspunkte am Schädel;
- Palpation der Halsschlagadern;
- Prüfung der peripheren Neurologie an den oberen Gliedmaßen;
- Abklärung von Hörstörungen und Sehstörungen.

An bildtechnischen Befunden sind anzufertigen *Röntgen-Aufnahmen*
- der Halswirbelsäule in 2 Ebenen, wobei darauf zu achten ist, daß diese vollständig abgelichtet ist;
- der Kopfgelenke (occipito-cervicaler Übergang) in Aufsicht;
- Funktionsaufnahmen – aktiv und evtl. geführt – in 1 bzw. 2 Ebenen;
- evtl. Schrägaufnahmen der Halswirbelsäule;
- des Halswirbelsäulen-/Brustwirbelsäulenübergangs in 2 Ebenen – in Abhängigkeit von den geklagten Beschwerden (Schmerzlokalisation in der unteren HWS, die Verstärkung im Armhebeversuch erfahren).

Besondere diagnostische Sorgfalt ist geboten, wenn die subjektiv geklagten Beschwerden sich umgekehrt proportional zu den unfallanamnestischen Daten verhalten. Als primäre Diagnostik kann dann auch die *fachneurologische Untersuchung* indiziert sein.

Bilden sich die geklagten Beschwerden nicht kurzfristig und konsequent zurück, ist eine fachneurologische Diagnostik – innerhalb der ersten 8 Tage – zwingend. Bei weiter geklagten Beschwerden hat spätestens bis zum Ablauf der 2. Unfallwoche die computertomographische und/oder kernspintomographische Abklärung zu erfolgen. Die gesamte diagnostische Palette ist innerhalb der ersten zwei bis drei Wochen abzuschließen. Denn es gibt keinen Grund – abweichend von der Diagnostik anderer Verletzungsfolgen – mit der Abklärung von Beschwerden im Bereich der Halswirbelsäule wochenlang zuzuwarten.

Als Alibi für eine extensive Therapie trotz fehlender Diagnostik wird in Berichten wiederholt der „bekannt verzögerte Verlauf" nach sog. Schleudertraumen zitiert. Diese Verallgemeinerung ist falsch. Soweit diese Aussage im Einzelfall zutrifft, bliebe abzuklären, ob ursächlich wirklich strukturelle Veränderungen oder nicht vielmehr therapeutische Defizite sind.

3.4 Strukturverletzung versus Normabweichung

Nicht jede nach einem Unfall gesicherte Normvariante und Normabweichung einer Struktur ist indiziell für eine unfallbedingte Gewalteinwirkung. Die Neigung, subjektive Beschwerdebilder distanzlos an unspezifischen bildtechnischen oder apparativen Befunden festzumachen, ist unübersehbar. Gerade die von neurootologischer (2) und neurophysiologischer Seite angebotenen apparativ zu sichernden Auffälligkeiten lassen ein anatomisches Korrelat vermissen. Ob sie vergleichenden Untersuchungen an sog. Halswirbelsäulengesunden standhalten, ist nicht gesichert (5). Nur die experimentell, statistisch und/oder aufgrund gesicherter traumatologischer Erfahrung abgesicherten verletzungstypischen Befunde indizieren einen unfallbedingten Körperschaden.

3.5 Subjektive Beschwerdeangaben

Wenn ein objektiv verletzungsbedingter Befund nicht zu sichern ist, werden die subjektiven Beschwerdeangaben ein zentraler Punkt des diagnostischen Bemühens. Unspezifische Beschwerden, wie z. B. Kopfschmerzen und Müdigkeit, vermitteln keine diagnostischen Informationen. Jedoch können Grundlage einer Diagnose ein Bündel von Beschwerden sein, die für ein bestimmtes Krankheitsbild spezifisch, typisch sind, ein *Syndrom* also (7).

Gäbe es syndrom-typische Beschwerden nach Verletzungen der Halswirbelsäule, müßten diese bei schweren Verletzungen der Halswirbelsäule (Verrenkungen, Verrenkungsbrüchen) verdeutlicht vorliegen. Diese Erwartung bestätigt sich jedoch nicht.

Ein Halswirbelsäulensyndrom gibt es nicht. Die Bezeichnung „Syndrom" im Zusammenhang mit Beschwerdeangaben im Bereich der Halswirbelsäule ist ein falsches Etikett, eine Worthülse, die diagnostische Inhalte nur vortäuscht. Die Bezeichnung „Syndrom" wird mißbraucht als Synonym für subjektive Beschwerdebilder mit unklarem Bedeutungsgehalt (6). Das einzige gemeinsame – typische – Merkmal, das den sog. Beschleunigungstrauma-Patienten zugeschrieben werden kann, ist der Nackenschmerz. Es gibt kein weiteres Symptom, das systematisch mit dem Nackenschmerz verknüpft ist. Damit entfällt das „Syndrom", die Gesamtheit der für ein Schadens-/Krankheitsbild **typischen** Symptome, als diagnostisches Hilfsmittel (4).

Daß die Bezeichnung „Syndrom" im Zusammenhang mit der breiten Palette subjektiver Beschwerden bei verzögerten Verläufen falsch ist, wird grell beleuchtet durch die Vielzahl der „Syndrome", die in diesem Zusammenhang von den verschiedensten Fachdisziplinen angeboten werden. Jede Fachdisziplin und jede Arbeitshypothese hat ihr eigenes „Syndrom". Das können keine für das Schadensbild **typischen** Beschwerden sein. Tatsächlich werden unspezifische Befindensstörungen angegeben und zu Pseudo-Syndromen zusammengefaßt. Die exakt gleichen Befindensstörungen finden sich bei einer Vielzahl von Beschwerdebildern, ohne daß strukturelle Gemeinsamkeiten zu begründen wären. Sie nähren sich aus den Wurzeln Übertherapie, psychische Überlagerung und finanzielle Erwartungen . Zu nennen sind das BWS- und LWS-Syndrom, das Sicherheitsgurt- oder Milzverlustsyndrom, das postcommotionelle Syndrom, das Müdigkeitssyndrom, das Hirnstammsyndrom und andere Pseudo-Syndrome. Die Bezeichnung „Syndrom" ist das Alibi für ungeklärte und unerklärliche subjektive Beschwerden. Die geklagten Beschwerden – Rücken-Nackenschmerzen, Konzentrationsmangel, Antriebsarmut, Schwindel etc. – sind die häufigsten Symptome in der ärztlichen Praxis überhaupt. Sie können auf strukturell bedingte Erkrankungen hinweisen. Es entspricht jedoch z. B. gesicherter ärztlicher Erfahrung, daß Rückenbeschwerden in bis zu 30 % der Fälle psychisch bedingt bzw. psychisch überlagert sind. In Auswertung der Aussagekraft moderner bildtechnischer Verfahren wird der Neuroseanteil teilweise auch deutlich höher angesetzt. Die Heckkollision trifft einen Bevölkerungsquerschnitt, der zu einem bestimmten Prozentsatz neurosegefährdet ist und/oder ein gestörtes Verhältnis zu Versicherungsleistungen hat. Die Manifestation derartiger Befindensstörungen nach Heckkollisionen ist deshalb kein Hinweis auf ein unfallbedingtes morphologisches Substrat.

Der Satz „post hoc, ergo propter hoc" ist auf subjektiv geklagte Beschwerdebilder im Bereich der Halswirbelsäule nicht anwendbar. Die Fehlerquelle ist zu hoch.

3.6 Indizwirkung von Behandlungsbereitschaft/-intensität – Erdmann I/II

Aus dem Dialog mit Juristen ist bekannt, daß die Inanspruchnahme ärztlicher Hilfe als maßgebliches Indiz für einen Körperschaden gewertet wird. Auf ähnlichem Niveau stehen die „Diagnosen" Erdmann I und II" (3), die nach der Dauer der geklagten Beschwerden unterscheiden. Es wurde behandelt, also muß sie/er verletzt gewesen sein. Diese Argumentation zäumt das Pferd vom Schwanze auf. Eine durchgeführte Therapie ist kein Hinweis für eine stattgehabte Verletzung und kein diagnostisches Hilfsmittel. Wenn aus der Therapie Rückschlüsse auf den Erstkörperschaden gezogen werden, wird die Rangfolge auf den Kopf gestellt.

Ein Hinweis auf strukturellbedingte Beschwerden, also diagnostisches Hilfsmittel, könnte aber die Behandlungsintensität sein. Es fragt sich, ob die Bereitschaft, sich behandeln zu lassen, auf eine Verletzung schließen läßt. In seltenen Fällen finden sich nach einem sog. Schleudertrauma Verläufe, die in einer operativen Segmentversteifung im Bereich der Halswirbelsäule enden. Die Mehrzahl der Menschen unterzieht sich solchen Operationen nur, wenn Beschwerden bestehen. Dennoch reicht dies nicht, um eine stattgehabte Verletzung zu beweisen. Die Ursachen für solche Verläufe können verletzungsbedingt sein, sie können iatrogen, also therapiebedingt, sein. Der Teufelskreis einer Therapie, die sich ihre eigene Krankheit schafft, beginnt dabei bereits mit dem Anlegen einer Halskrawatte. Seit langem wird in Vorträgen und Veröffentlichungen darauf hingewiesen, daß eine Ruhigstellung der Halswirbelsäule nur bei objektiviertem Stabilitätsverlust, also nach objektiv zu sichernden Verletzungen, angezeigt ist. Es dürfte auch einem medizinischen Laien einleuchten, daß die mit einer Halskrawatte, dem sog. Schanz'schen Verband, verbundene Zwangshaltung zu muskulären Verspannungen führt und damit ihrerseits Beschwerden provoziert. Unsere Muskulatur ist nicht darauf trainiert, die Halswirbelsäule steif zu halten. Also kommt es zu Beschwerden. Ohne gesicherten Erstkörperschaden stellt ein therapiebedingt verursachter Schaden keinen Unfallzusammenhang her und erlaubt keine unfallbezogene Diagnose.

In der Regel erschöpft sich die Therapiebereitschaft im Tragen der sog. Schanz'schen Krawatte. Diese ist ebensowenig ein diagnostisches Hilfsmittel wie der Waschlappen auf dem Kopf eine Hirnerschütterung diagnostizieren läßt (1).

3.7 Sicherung der Diagnose unter stationären Bedingungen

Unter Berücksichtigung der hohen Folgekosten, die z. B. mit einer längeren Arbeitsunfähigkeit und/oder psychischen Fehlentwicklungen verbunden sind, wird teilweise vorgeschlagen, die Abklärung der Unfallfolgen und die unfallnahe Behandlung unter stationären Bedingungen durchzuführen. Dies wäre ein gangbarer Weg, wenn der stationär erzielte Behandlungserfolg umgesetzt würde, wenn also die als arbeitsfähig Entlassenen arbeitsfähig blieben und auf weitere Behandlungsmaßnahmen verzichtet würde. Die Praxis zeigt, daß das Gegenteil der Fall ist. Die stationäre Behandlung wird zur dramatischen Rechtfertigung langwieriger ambulanter Behandlungen. Das ist auch einleuchtend. Denn ursächlich für den Verlauf sind nicht diagnostische und therapeutische Defizite, sondern eine Gemengelage von bewußtseinsnahen und/oder im Unterbewußtsein schlummernden Wünschen/Problemen/Beeinflussungen, für die die Halswirbelsäule nur das Vehikel ist. Die anfänglich durchgeführte stationäre Behandlung wird vergleichbar der Halskrause zum Indiz für eine schwere Verletzung.

3.8 Fortschritte der Diagnostik

Um das Ergebnis vorweg zu nehmen, es gibt keine neuen Erkenntnisse. Diese sind auch in absehbarer Zeit nicht zu erwarten. Es gibt lediglich Arbeitshypothesen, die wechselnd die Diskussion bestimmen. Zur Zeit sind folgende Erklärungsansätze aktuell:

Das morphologische Substrat von Beschwerden wird in die Kopfgelenke verlagert – diese These ist seit langem bekannt. Relativ neu sind die Ansätze, um deren Verletzung zu sichern.

Befundet werden – fast gesetzmäßig durch stets die gleichen Ärzte – auf fachradiologischem Gebiet Verletzungen der Flügelbänder (Ligamenta alaria). Das sind kleine Bandstrukturen im Bereich der Kopfgelenke. Fachradiologische Überprüfungen dieser Diagnosen haben diese in keinem der uns bekannten Fälle bestätigt. Ebenso ungeeignet ist der Versuch, durch Untersuchungen auf HNO-ärztlichem Fachgebiet (Neurootologie) Verletzungen der Kopfgelenke zu sichern. Durch eine Anhäufung apparativer Untersuchungen und überladene Diagnosen wird der Eindruck eines morphologischen verletzungsspezifischen Substrats von geklagten Ohrgeräuschen und Schwindelbeschwerden vermittelt. Tatsächlich handelt es sich um Befunde, die weder objektiv, noch pathogmonisch, noch verletzungsspezifisch sind.

3.9 Abschluß der Diagnostik

Die Diagnose setzt den **Abschluß der Diagnostik** voraus. Vor Abschluß der Diagnostik sind – wie bei anderen Verletzungs- und Krankheitsbildern selbstverständlich – nur **Verdachts**diagnosen zulässig. Diese sind anhand der Befunde, die – mit dem Ziel einer abschließenden Diagnose – engmaschig zu kontrollieren sind, ständig zu hinterfragen, wie dies für andere Verletzungen selbstverständlich ist.

Ist die gesamte diagnostische Palette – wie postuliert – bis zum Ablauf der 3. Unfallwoche ausgeschöpft worden, lassen sich diagnostische Defizite nicht mehr begründen. Insbesondere die unfallnah durchgeführte Kernspintomographie erlaubt sichere Aussagen auch zu Weichteilveränderungen und zu den immer wieder als Beschwerdeursachen diskutierten Einblutungen. Es fehlt dann aber auch jede Begründung, um die diagnostischen Erkenntnisse nicht umzusetzen. Grundlage der Therapie kann zwar – im Gegensatz zur Begutachtung – auch der **mögliche** Gesundheitsschaden sein; dies aber nur bis zum Abschluß der aussagekräftigen Diagnostik.

3.10 Diagnose

Nach abgeschlossener Diagnostik folgt die Diagnose der unfallbedingten Strukturveränderung.

Die Diagnose ist der Leitfaden für die Therapie. Das kann sie aber nur sein, wenn sie einen klar definierten Inhalt hat. Die Diagnose ist also so konkret zu fassen, daß ihr die Therapie auf dem Fuße folgen kann. Folgende Benennungen der Unfallfolgen verdienen den Namen „Diagnose":

- Knöcherne Verletzung (Stauchungsbruch, Verrenkungsbruch) mit oder ohne Nervenversorgungsstörungen,
- Verrenkung,
- Zerrung/Verstauchung, also Kapsel-Bandverletzung/Muskelverletzung ohne Stabilitätsverlust der Bewegungssegmente,
- Erschütterung des Rückenmarks (Commotio spinalis).

Keine Diagnosen zur Sicherung von Unfallfolgen sind dagegen alle „Syndrome", Blockierungen/Dysfunktionen. Zu den Syndromen darf auf den Gliederungspunkt „Subjektive Beschwerdeangaben" verwiesen werden. Sog. Blockierungen/Dysfunktionen sind weder ausreichend scharf definiert, noch verletzungstypisch oder gar verletzungsspezifisch.

Keine Diagnosen sind Schadensmechanismen oder deren Kopplung mit nicht definierten Körperschäden. Die Diagnose hat – eigentlich ebenso selbstverständlich – die **verletzte Struktur** und **nicht** den **Schadensmechanismus** zu benennen. Der Schadensmechanismus ist kein Synonym für die Strukturverletzung. Es gibt weder ein Schleudertrauma, noch ein Beschleunigungstrauma, noch eine Accelerationsverletzung, noch eine Peitschenschlagverletzung. Was es gibt ist ein Beschleunigungs- bzw. Accelerationsmechanismus. Die anderen beiden Begriffe sind überhaupt falsch. Es laufen weder Schleudermechanismen noch – zweiphasige – Peitschenschlagmechanismen ab.

Wenn eine verletzte Struktur nicht gesichert werden kann, ist dies auszusprechen. Es bleibt dann bei der **Verdachtsdiagnose**, wobei dies insbesondere dem Betroffenen gegenüber klarzustellen ist.

In der Praxis außerordentlich häufig ist die **Kopplung von Diagnosen** bzw. Schadensmechanismen, die sich gegenseitig ausschließen, z. B. „Hirnerschütterung und HWS-Schleudertrauma", also einer Kontakt- und einer Non-Kontaktverletzung . Eine Hirnerschütterung ist mit einer Überstreckung der Halswirbelsäule unvereinbar. Wird die Bewegung des Kopfes durch die Fahrgastzelle gebremst, ehe der Bewegungsausschlag der Halswirbelsäule erschöpft ist, kann die Halswirbelsäule nicht gleichzeitig gezerrt worden sein. Eine der beiden Diagnosen bedarf dann einer Überprüfung.

3.11 Verlaufs-Dokumentation

Die Dokumentation ist die Voraussetzung für die bei allein subjektiven Beschwerdebildern herausragend wichtige Verlaufsbeobachtung. Denn mangels reproduzierbarer Befunde ist die Dokumentation die einzige Grundlage zur Kontrolle des therapeutischen Bemühens. Die sorgfältige Dokumentation ist zudem die Grundlage der Begutachtung, auch wenn dies nicht der Sinn der ärztlichen Dokumentation ist. Fehlen objektive Verletzungszeichen ist die Plausibilität des Verlaufs neben anatomisch-unfallanalytischen Überlegungen der einzige Ansatzpunkt zur Sicherung eines ersten Verletzungserfolgs.

Abweichend von klar definierten Krankheitsbildern sind nicht nur die sog. positiven, also krankhaften Befunde, sondern auch alle oben aufgezeigten Verlaufsangaben und insbesondere alle negativen Befunde zu dokumentieren. Es ist z. B. wichtig zu wissen, wann erstmals über Hörstörungen/Ohrgeräusche/Sehstörungen geklagt wurde.

3.12 Ärztliche Bescheinigungen und Atteste

Ärztliche Bescheinigungen dürfen und können, wenn objektive Verletzungszeichen nicht gesichert sind, nur Verdachtsdiagnosen aufführen. Der Therapeut verliert, wenn er sich zum Anwalt des Betroffenen aufschwingt, die notwendige Distanz.

Die zu diskutierenden Sachverhalte erfüllen zudem regelmäßig den Straftatbestand der fahrlässigen Körperverletzung. Der gedankenlos ärztlich bescheinigte Körperschaden stempelt also einen anderen zum Straftäter. Sicher gebühren die Sympathien primär dem Opfer und nicht dem Täter. Fehlen aber objektive Verletzungszeichen ist der Therapeut nicht die letztlich maßgebliche Instanz zum Beweis des Körperschadens, dies schon deshalb nicht, weil er selbst involviert ist.

Literatur

1. Böhler, L.: (1958) Weitere Erfahrungen bei der Erkennung, Behandlung und Begutachtung von 975 Gehirnerschütterungen, Hefte zur Unfallheilkunde 56 119–126
2. Claussen, C.-F.: (1992) Der schwindelkranke Patient – Grundlagen der Neurootologie und Aequilibriometrie, Verlag Dr. Werner Rudat & Co. Nachf., Hamburg
3. Erdmann, H.: (1978) Kriterien für die Einschätzung der Minderung der Erwerbsfähigkeit nach Wirbelsäulenverletzungen. Schriftenreihe: Unfallmed. Tagung der Landesverbände der gewerbl. Berufsgenossenschaften 36: 281–292
4. Jenzer, G.: (1991) Das Sagen in der Konfusion um das Schleudertrauma, Schweizerische Ärztezeitung, Bd. 72 Heft 26, 1103–1104
5. Kügelgen, B.: (1993) Neuropsychiatrische und manualtherapeutische Aspekte des traumatischen „zervikoenzephalen Syndroms", Nervenheilkunde, Heft 12 243–246
6. Schröter, F.: (1993) Begutachtung nach Halswirbelsäulentraumen – Orthopädische Gesichtspunkte, Nervenheilkunde 12: 250–252
7. Wölk, W.: (1994) Krankheitsbild – versus pseudosyndrombezogene Medizin. Versicherungsmedizin 46, Heft 1, Seite 20–22

4 Manuelle Diagnostik zur Sicherung des primären Schadensbildes

K. G. Klein

Die manuelle Medizin ist per Definitionen zur funktionellen Betrachtungsweise verpflichtet. Jeder Verunfallte ist ein Einzelfall, jeder Verlauf der Unfallfolgen ist in ein komplexes Geschehen eingebettet, viele Unfallverletzungen haben in ihrer Gesamtheit einen gleichartigen Verlauf, dennoch hat jedes Unfallgeschehen seine Individualität.

Die Aussage von E. Ludolph (9), daß beim sogenannten Beschleunigungstrauma nicht nur der verletzungstypische Befund (Prellmarke, Bluterguß, Knochenbruch) fehle, sondern in den Problemfällen überhaupt jeder objektiv krankhafte Befund kennzeichnet die Bedeutung der Primär-Diagnostik durch die manuelle Medizin.

Gerade die manuelle Diagnostik ist ein wesentlicher Baustein, wenn nicht sogar der Baustein, der Primär-Diagnostisk zum einen für die notwendigen therapeutischen Richtlinien, die je nach Schwere der Verletzung durchgeführt werden müssen, zum anderen aber auch die spätere Begutachtung möglicher, dauerhafter Verletzungsfolgen.

Als behandelnde Ärzte haben wir in erster Linie die Pflicht, denen zu helfen, die sich uns anvertrauen, und zwar nach bestem Wissen und Gewissen und dürfen nicht schon bei der Erstuntersuchung des Verunfallten über die Beantwortung irgend welcher Versicherungsanfragen nachdenken.

In früheren Zeiten abgelehnt, heute zum Teil noch skeptisch betrachtet, hat aber die manuelle Medizin für Diagnose, Therapie und Begutachtung heute eine breitere Anerkennung gefunden.

So fordert Moorahrend (11) die Einbeziehung erfahrener Manualdiagnostiker in die Befundung.

Kügelgen (8) kennzeichnet in seiner Zusammenfassung für das Procedere beim HWS-Trauma: Spätestens nach einem Monat muß der Therapieerfolg entweder eingetreten oder kurzfristig abzusehen sein. Ist dies nicht der Fall, ist ein manualmedizinisches Konsil angezeigt, bei dem insbesondere auch eine Bewegungsstörung der Kopfgelenke untersucht und behandelt werden kann.

Bedauerlicherweise ist die manual-medizinische Untersuchungstechnik zwischen dem gerade frisch ausgebildeten Kurs-Absolventen und dem erfahrenen Manual-Mediziner in seinen möglichen Dokumentationen und Aussagen hinsichtlich der Befundung soweit voneinander entfernt, wie ein frisch gebackener Geselle in seinem Können gegenüber dem erfahrenen Meister. Für die Patienten ist es immer wieder verblüffend, daß der Erfahrene allein aus dem Gewebswiderstand die Schmerzhaftigkeit eines Punktes ablesen oder exakter formuliert abfühlen kann. Kein Patient kann durch simulierte Abwehrspannung oder übertriebene Fluchtreaktion diese Befunderhebung verzerren.

Die rein handwerklichen Fertigkeiten (12) sind noch immer pauschalen radiologischen Methoden überlegen, deren falsch positive bzw. falsch negative Auswertungen uns allen hinreichend bekannt sind.

Hinz (4) sagt 1970: „Was bleibt ist die manuelle Untersuchungsmethode auszubauen und ihre Kriterien auszuarbeiten, insbesondere Erstbefunde detailliert zu erfassen und darzulegen."

Selbst Erdmann (3) hat Anfang der 70er Jahre der manuellen Untersuchungstechnik den Rang eines objektiven Kardinal-Symptoms bei der Erstuntersuchung eingeräumt.

Folgende Begriffe (10), da sie in der manualmedizinischen Theorie eine fundamentale Rolle spielen, können bestenfalls andiskutiert werden, werden von mir aber als bekannt vorausgesetzt.

Diese sind:

1. Die manuelle Diagnostik.
2. Die Normmobilität, also die normale physiologische Mobilität, gemäß der Konstitution, des Geschlechts und des Alters.
3. Die Hypomobilität, also die eingeschränkte Beweglichkeit durch strukturelle und, oder funktionelle Veränderungen an den Gelenken oder im Weichteilmantel, sowie die
4. Hypermobilität im Sinne der vermehrten Beweglichkeit.

5. Das Gelenkspiel, die passive Beweglichkeit des Gelenks im Sinne der Traktion, der translatorischen Verschieblichkeit sowie der Endbeweglichkeit.
6. Die Blockierung, als die bisher gebräuchliche Bezeichnung für eine reversible hypomobile artikuläre Dysfunktion mit eingeschränktem oder fehlendem Gelenkspiel.
7. Die Schmerzprovokation als Dysfunktion eines unter normalen Bedingungen schmerzfreien Segmentes, welches unter spezifischer segmentaler Bewegungsprüfung schmerzhaft ist.
8. Die freie Richtung, als Richtung in der die nozireaktive Muskelverspannung im Irritationspunkt deutlich abnimmt.
9. Die gesperrte Richtung, als die Richtung in der die nozireaktive Muskelverspannung im Irritationspunkt deutlich zunimmt.

Unsere mehr als 20jährige Tätigkeit (6) in freier Praxis als Orthopäden und Chirotherapeuten ist mit großer Stammklientel verbunden. Ca. 12–15 Patienten mit sogenannten Beschleunigungstraumen werden in dieser Praxis jährlich hinsichtlich der Primär-Diagnostik und Therapie erfaßt.

Schon im eigenen Interesse, im Hinblick auf den Gesamtablauf haben wir durch die Routine ein Schema für die Primär-Diagnostik und die Primär-Therapie entwickelt.

Neben der von uns so streng geforderten Dokumentation, z. B. in Anlehnung an die Checkliste von H. Biedermann (1) hat sich folgende Vorgehensweise als besonders sinnvoll erwiesen:

Von Ausnahmen abgesehen, sehen wir unsere frisch verunfallten Patienten innerhalb der ersten 48 Stunden nach Unfallereignis.

In den ersten vier Wochen nach Antrittsbesuch verbleibt dieser in achttägiger Überwachung. In der Frühphase erfolgt die klassische Ruhigstellung durch einen entsprechenden Schaumstoffkragen, unter gleichzeitigem Einsatz von proteolytischen Enzymen (2), deren abschwellende Wirkung bekannt ist, sowie der Einsatz von Analgetika, wenn möglich ebenfalls mit antiphlogistischer Wirkung. Die primäre Weichteilbehandlung in Form von Lymphdrainagen im Abstand von zwei Tagen setzt, sofern keine Besonderheiten auftreten, nach ca. 8–10 Tagen ein, während allerfrühestens nach vier Wochen die Beseitigung sogenannter Blockierungen chirotherapeutisch vorgenommen werden.

In freier Praxis werden wir mit sogenannten Beschleunigungstraumen der Klassifikation I und II nach Krämer (7) konfrontiert.

So überwiegt in der Akutphase mehr die Distorsions-Komponente in den ersten 14 Tagen, während danach die segmentalen Bewegungsstörungen, im Sinne von Blockierungen, erst später exakt festgestellt werden können.

Bedauerlicherweise hat jede Etage ihr eigenes klinisches Profil, so daß sich anfangs nur schwer zu durchschauende Bilder ergeben, insbesondere dann, wenn mehrere Blockierungen gleichzeitig gefunden werden.

80 % der verunfallten Patienten zeigen eine diencephale Symptomatik mit gleichzeitiger halbseitiger Brachialgie. Bei den durchgeführten Untersuchungen finden wir am häufigsten folgende Funktionsstörungen:

Funktionsstörungen im Kopfgelenksbereich oder bei C2 / C3. Hinsichtlich der Kopfgelenke fanden wir am häufigsten Störungen am Atlanto-Ocipital-Gelenk. Der Kopfgelenkbereich muß einfach anders gesehen werden, als die übrige Halswirbelsäule, da sie sich in allen Etagen der Wirbelsäule morphologisch, gelenkmechanisch, muskulär, neuroanatomisch und neurophysiologisch tiefgreifend unterscheidet (5).

Erst von C2 / C3 an abwärts können wir die Halswirbelsäule in das Achsenorgan Wirbelsäule als einheitlichen Anteil mit einbeziehen.

In zweiter Linie zeigen sich druck- und bewegungsabhängige Spontan- und Belastungsschmerzen im Bereich des Acromioclavicular-Gelenks und des Humero-Skapular-Gelenks mit Einschränkung der Abduktion und Elevation, ohne Kapselmuster oder sonstiger Störung.

Segmentale Blockierungen im Gelenk C4 / C5 oder gar Kapselverletzungen, möglicherweise sogar eine traumatische Lockerung sind hierfür verantwortlich zu machen (6).

Des weiteren zeigen sich gerade bei diesen Patienten auch schmerzhafte Funktionsstörungen der oberen Costotransversal-Gelenke, insbesondere Th2 / Th3 wie auch der gleichseitigen Vertebral-Gelenke. Der muskuläre und der segmental diagnostische Befund bestätigt die klinischen Aktivitäten der Gelenkbefunde. Radikuläre Symptome liegen niemals vor, bestenfalls eine pseudoradikuläre Symptomatik (6).

Besonders auffällig ist, daß die festgestellten Blockierungen gleichzeitig mit einer Schmerzprovokation einhergehen. Die zeitliche und qualitative Bindung dieser häufig druckschmerzhaften Funktionsstörungen an den Wirbelbogengelenken ist von erheblicher Bedeutung.

Solange eine funktionelle Störung besteht, läßt sich die Schmerzprovokation nachweisen, verschwindet jedoch sehr häufig nach deren Behebung, was insbesondere für die Therapiekontrolle und dem weiteren Verlauf von Bedeutung ist.

Warnen müssen wir allerdings vor zu frühzeitiger manual-therapeutischer Behandlung. Frühestens vier Wochen nach Trauma kann mit manualtherapeutischer Therapie im Bereich der Brustwirbel-Gelenke und Costotransversal-Gelenke begonnen werden. Erst nach der fünften oder sechsten Woche empfiehlt sich nach unseren Erfahrungen eine, je nach Befund, entsprechende chiro-therapeutische Behandlung der Bewegungsstörungen im Bereich der mittleren Halswirbelsäule bzw. im Bereich der Kopfgelenke.

Dieses entspricht etwa dem Zeitpunkt, in dem das akute bzw. das subakute Geschehen der Traumafolgen im Abklingen ist und von der passiven Behandlung in die aktive Behandlung übergewechselt wird.

Für die routinemäßige Dokumentation verwenden wir die HWS-Zeichnung in Anlehnung an Sutter (Abb. 1). Sie ist dokumentationsfest, schnell und genau, und erspart uns viel Schreibarbeit.

Viele Manual-Mediziner empfehlen die Untersuchungstechnik im Sitzen und im Liegen während eines Untersuchungsgangs. Wir begnügen uns, von Ausnahmen abgesehen, mit der Untersuchung im Sitzen, zumal gerade hier das pathologische Substrat durch die Orientierung im Raum, entsprechend des täglichen Bewegungsablaufs des Verunfallten- wesentlich deutlicher wird, als bei den Untersuchungstechniken am liegenden Patienten. Nach unseren Erfahrungen wird das pathologische Substrat unter Normalbelastung, nämlich im Sitzen, am deutlichsten (6).

Bewußt wurde von meiner Seite aus nicht auf die radiologische Diagnostik eingegangen, zumal sie im Geschehen des Beschleunigungstraumas nur einen relativen Wert hat, wie die anschließende Kasuistik dieses mehr als verdeutlicht (s. Abb. 2 a–d, S. 34).

Patient H., 44 Jahre, erlitt in Italien ein klassisches Beschleunigungstrauma durch Heckaufprall. Die subjektiv geklagten Symptome entsprachen der Klassifikation nach Krämer II. Grades. Er suchte uns innerhalb der ersten 48 Stunden auf. Die von uns angefertigten Röntgenaufnahmen, insbesondere in Ante- und Retroflexion, zeigen den bei diesem besonderen Fall ungewöhnlichen Bewegungsausschlag. Das acht Tage später veranlaßte Kernspint zeigte ein sogenanntes Os odontoideum. Der klinische Verlauf war typisch für ein Beschleunigungstrauma gemäß der Klassifikation II nach Krämer. Die Unfallfolgen, seitens des orthopädischen Fachgebietes, heilten gut ein Jahr nach Unfallereignis aus.

Hier sehen wir die umgekehrte Diskrepanz zwischen dem, was hätte sein dürfen, und dem was wirklich ist (12).

Seit mehr als 12 Jahren verfahren wir diagnostisch und therapeutisch nach dem von uns aufgezeigten Schema. In 90 % der behandelten Fälle kam es für alle Seiten zu befriedigenden Ergebnissen, hinsichtlich der Therapie aber auch hinsichtlich der abschließenden Begutachtung. Diese Ergebnisse entsprechen den Ergebnissen, die seinerzeit in einer Studie von mir, Anfang der 90er Jahre, vorgelegt wurde (6).

Auffällig war, daß die radiologischen Befunde eine absolut untergeordnete Rollen spielten.

Die festgestellten radiologischen Veränderungen spielen unter Berücksichtigung des Heilverlaufs bestenfalls nur eine untergeordnete Rolle. Verunfallte Patienten mit degenerativen Veränderungen im Bereich der Halswirbelsäule weisen einen leicht verzögerten Heilverlauf auf.

Von Bedeutung sind die sogenannten funktionellen Störungen, die durch die manuelle Diagnostik und manuelle Therapie exakt erfaßt werden.

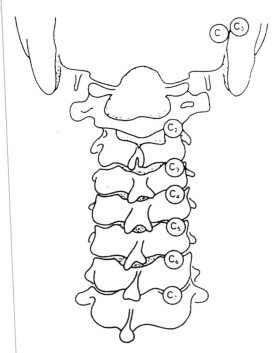

Abb. 1 HWS-Marker nach Hinsen in Anlehnung an Sutter.

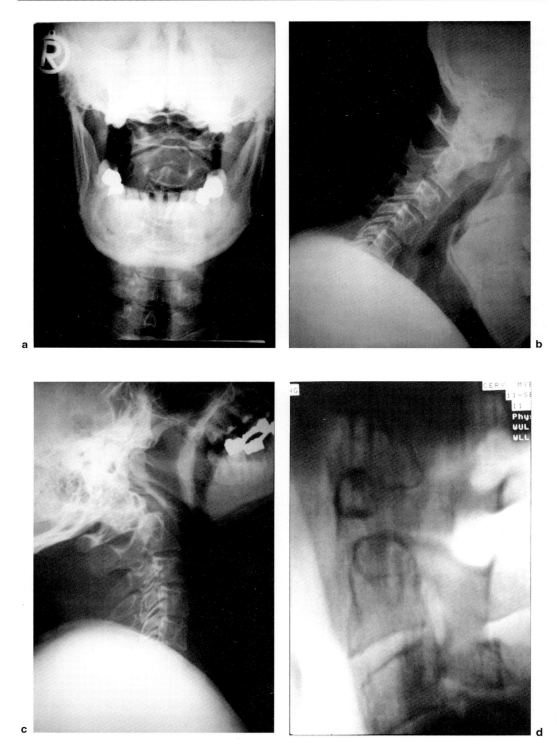

Abb. 2 a–d Röntgenaufnahmen der Halswirbelsäule in der Ansicht von vorn und in der Ansicht von der Seite mit Funktionsaufnahme (Kasuistik von S. 33).

Sie spielen die entscheidende Rolle im posttraumatischen Heilungsverlauf.

Die Förderung der Einbeziehung der manuellen Diagnostik und Therapie in das Primärgeschehen von HWS-Verunfallten kann somit nicht länger unberücksichtigt bleiben, sowohl im Interesse des Verunfallten zum einen, zum anderen aber auch im Hinblick auf die abschließende Begutachtung.

Je später ein Verunfallter der manuellen Diagnostik und Therapie zugeführt wird, desto komplizierter gestaltet sich der posttraumatische Heilungsverlauf.

Seit mehr als vier Jahren erfassen wir auch diese Verunfallten in einer entsprechenden Statistik. Verständlicherweise ist die Zahl dieses Klientel noch zu klein für eine exakte wissenschaftliche Aussage (17 Patienten).

Es ist aber auch bereits jetzt abzusehen, daß die Prognose für diese sogenannten Normal-Patienten wesentlich ungünstiger ist, was den Heilungsverlauf und die Spätfolgen anbetrifft. Dieses sollte insbesondere auch bei der Begutachtung von sogenannten Spätfolgen berücksichtigt werden.

Insbesondere geht es hier immer wieder um den cranio-cervicalen Übergang. Auf die phylogenetische Ausnahmestellung des Genicks habe ich bereits vorher hingewiesen.

Gerade im Bereich der Manual-Medizin spielt das Genick seit alters her eine überragende diagnostische und therapeutische Rolle (5).

Literatur

1. Biedermann, H.: (1998) Die Begutachtung des HWS-Weichteiltraumas: Funktion vs. Pathomorphologie Manuelle Medizin, 14–19
2. Eimeren, Wilhelm van: (1994) Therapie traumatisch verursachter Schwellungen. Thieme Verlag Stuttgart, 154–158
3. Erdmann, H.: (1973) Schleuderverletzungen der Halswirbelsäule, Erkennung und Begutachtung. Hippokrates Verlag, Stuttgart.
4. Hinz, P.: (1970) Die Verletzung der Halswirbelsäule durch Schleuderung und durch Abknickung. Die Wirbelsäule in Forschung und Praxis Bd. 47, Hippokrates Verlag, Stuttgart
5. Hülse, M. u. a.: (1997) Der cranio cervicale Übergang. Springer Verlag, Berlin, I–II
6. Klein, K. G.: (1991) Die Begutachtung des HWS-Schleudertraumas aus manual-therapeutischer Sicht des niedergelassenen Orthopäden. Jatros Neurologie, 50–60
7. Krämer: (1983) Diagnostikneurologische Störungen nach Schleudertrauma der Halswirbelsäule. Deutsche Med. Wochenschrift 108,
8. Kügelgen, B.: (1996) Distorsion der Halswirbelsäule. Orthopäd. Medizin 16, Springer Verlag, Berlin
9. Ludolph, E.: (1993) Die gutachterliche Problematik der HWS-Beschleunigungsverletzung. Fischer Verlag, Stuttgart, 175–180 10.
10. Terrier, B. u. a.: (1998) Das Fimm-Glossar. Manuelle Medizin, 4–13
11. Moorahrend, U. (1996) Muskuläre Veränderungen klinisch relevante Beschwerden nach HWS-Distorsion. Springer Verlag, Berlin, 69–72
12. Wolff, H. D.: (1983) Manual-medizinische Erfahrungen bei Weichteilverletzungen der Halswirbelsäule. Neuroorthopädie I, Springer Verlag, Berlin, 284–290

5 Neurologische Sicherung des primären Schadensbildes

H.-U. Puhlmann

Der folgende Beitrag des Neurologen über das Schleudertrauma (ST) in diesem multidisziplinären Expertengespräch soll im wesentlichen folgende Probleme diskutieren:

1. Welche neurologischen Störungen treten beim ST häufig auf und welche Entstehungsmechanismen werden angenommen?
2. Wie können die neurologischen Störungen diagnostiziert werden?
3. Wann sollte ein Patient nach einem ST neurologisch untersucht werden?

Im folgenden wird vom Schleudertrauma der HWS (ST) gesprochen, obwohl der Begriff aus den bekannten Gründen abzulehnen ist. Neuere biomechanische Betrachtungsweisen stellen hierbei mehr die Translation der oberen HWS-Segmente als die Hyperextension der HWS als potentielle Hauptursache langanhaltender Beschwerden in den Vordergrund (15,56), eine experimentelle Studie sieht demgegenüber eine größere mechanische Belastung im unteren Bereich der HWS (36). Ferner wird im folgenden vom einfachen ST ohne zusätzlichen Kopfanprall ausgegangen (sogenannte „non contact injury"), das z. B. im Krankengut von Delank (8) über 40 % ausmachte. Anderenfalls müssen direkte Schädel- und Hirnverletzungen abgegrenzt werden, ferner ist die biomechanische Einwirkung auf die HWS komplexer (Abknickverletzung).

5.1 Welche neurologischen Störungen treten beim ST häufig auf und welche Entstehungsmechanismen werden angenommen?

Für die Einordnung des primären Schadensbildes gibt es zahlreiche mehr oder wenige bekannte Einteilungen (Übersicht bei 46). Die gebräuchlichste Einteilung ist weiterhin die nach Erdmann (10) (Tabelle 1).

Die vielbeachtete Veröffentlichung des Quebec Task Force (QTF) (49) schlägt eine Einteilung in vier Stadien vor (Tabelle 2).

Es wird auf die Fußnote verwiesen, daß in dieser vorgeschlagenen Stadieneinteilung die aufgeführten Störungen wie Taubheit, Schwindel usw. in **allen** Graden auftreten können bzw. erlaubt sind.

Obwohl neurologische Störungen natürlich bei Wirbelkörperfrakturen, Dislokationen oder diskoligamentären Verletzungen am häufigsten vorkommen, sind immer wieder auch schwere Rückenmarksschädigungen ohne begleitende Frakturen beschrieben worden (s.u).

Tabelle 1 Schweregradeinteilung des Schleudertraumas.

Symptome	Distorsion I°	Distorsion II°	Distorsion III°
a) Intervall	+	+/∅	∅
b) Neurolog. Primärsymptome (z. B. Parästhesien in Händen und Armen)	∅	+	+
c) Positive Röntgenbildmerkmale primäre	∅	∅	+
Sekundäre (reparative Narben u.dergl.)	∅	∅/+	+

nach Erdmann (10)

Tabelle 2 QTF-Klassifikation der Halswirbelsäulenverletzungen infolge Autokollision.

Grad 0	Keine Nackenbeschwerden Keine klinischen Befunde
Grad 1	Nackenbeschwerden wie Schmerz, Steifheitsgefühl, Muskelschmerz, aber keine klinischen Befunde
Grad 2	Nackenbeschwerden **und** muskulo-skelettale Befunde*
Grad 3	Nackenschmerzen **und** neurologische Befunde Abschwächung der Muskeleigenreflexe, Schwäche, sensible Defizite)
Grad 4	Nackenschmerzen **und** Fraktur bzw. Dislokation

* Muskulo-skelettale Befunde schließen Verminderung des Bewegungsausschlages und Muskelhartspann ein.
– Diese Symptome und Störungen können in **allen** Stadien einhergehen mit Taubheit, Schwindel, Tinnitus, Kopfschmerzen, Gedächtnisstörungen, Schluckstörungen, temporo-mandibulären Schmerzen.

Abgesehen von diesen relativ seltenen, ausgeprägten neurologischen Ausfällen gibt es eine ganze Reihe von Beschwerden, die typischerweise bei einem ST auftreten können (Tabelle 3):

Tabelle 3 Initialsymptomatik nach Schleudertrauma.

Symptome	Häufigkeit in %
Nackenschmerzen	91–100
Kopfschmerzen	40– 88
Schulterschmerzen	46– 69
Schwindel	5– 39
Parästhesien/Taubheit (Arm/Hand)	10– 28
Sehstörungen	5– 20
Hörstörungen	4– 21
Schwäche (Arme)	5– 20

(Zusammengestellt nach 19,23,27,32,50)

Hieraus wird ersichtlich, daß einige der Initial-Symptome auf eine Störung des Nervensystems zurückzuführen sind oder hindeuten (z. B. 35 % der 137 von Sturzenegger et al untersuchten Patienten). Aus verschiedenen Studien, die das Auftreten initialer neurologischer Störungen miterfaßt haben, ist bekannt, daß dies einer der durchgängigen Prädiktoren für eine langfristige Beschwerdepersistenz ist (27,32,40). Insofern kommt der frühen Erfassung dieser Symptome eine wesentliche Bedeutung zu:

– für die ggf. erforderliche weitere Diagnostik
– für eine adäquate Therapie
– für die Dokumentation des Verlaufes, auch unter späteren gutachterliche Aspekten (s. u.).

Was aber sind „neurologische Symptome"? Diese Frage scheint aus der Feder eines Neurologen etwas merkwürdig anzumuten, ist aber dennoch berechtigt. Denn es kann auch für den Spezialisten mitunter schwierig sein, zwischen organischen Schädigungen des zentralen und peripheren Nervensystems und z. B. myofascialen oder pseudoradikulären Symptomen zu unterscheiden. Auch apparative Untersuchungen sind hier nur teilweise hilfreich (s. 2.).

5.1.1 Arm- und Handschmerzen sowie – Parästhesien

In den Arm oder die Hand ausstrahlende Schmerzen bzw. Mißempfindungen treten initial relativ häufig auf, vermutlich sind sie am häufigsten im Sinne von myofascialen oder pseudoradikulären Schmerzen zu erklären. Hiervon müssen z. T. sich ähnlich äußernde Schmerzen neurogener Ursache abgegrenzt werden. Sie werden in 10 bis 15 % berichtet (32,50). Im einzelnen werden unterschieden:

1. *Radikuläre Schädigungen* (z. B. durch traumatischen Bandscheibenvorfall bei degenerativ vorgeschädigter Bandscheibe, Umblutung der Nervenwurzel, Kompression bei Wirbelfraktur). Radikuläre Symptome treten bei Kopfdrehung oder -beugung zum Zeitpunkt des Unfalles häufiger auf (50). Tabelle 4 zeigt im Überblick die segmentale Innervation der cervicalen Nervenwurzeln mit ihren muskulären (Myotome) und sensiblen (Dermatome) Versorgungsgebieten. Dermatome lassen sich besser durch Prüfung der Schmerz- als der Berührungssensibilität abgrenzen.

2. Zu *Rückenmarksschädigungen* (Commotio bzw. Contusio spinalis) kann es mit und ohne begleitende knöcherne Verletzungen kommen, als kompletter traumatischer Querschnitt oder als partielle cervikale Myelonläsion, z. B. zentrale Halsmarkläsion (29,38). Bei dieser handelt es sich um eine akut auftretende, armbetonte Extremitätenlähmung mit oft brennenden Mißempfindungen an

Tabelle 4 Segmentale Innervation der cervicalen Nervenwurzeln.

Nervenwurzel	Kennmuskel des Myotoms	sensibles Areal
C_5	M. deltoideus (M. biceps brachii)	lateral über der Schulter
C_6	M. biceps brachii M. brachioradialis	radialseitiger Unterarme bis zum Daumen
C_7	M. triceps brachii	streckerseitiger Unterarme bis 2.–4. Finger
C_8	kleine Handmuskeln vor allem Hypothenar	streckerseitiger Unterarm, ulnarseitige Hand bis zum 5. Finger

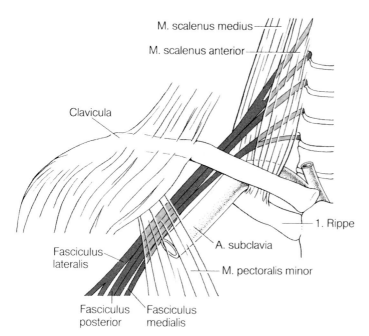

Abb. 1 Thoracic-outlet-Syndrom (nach 51).

den Armen/Händen sowie sensiblen und autonomen (Blase!) Ausfällen unterhalb des Läsionsniveaus. Man sieht diese Rückenmarksschädigung vorwiegend bei älteren Menschen mit vorbestehenden degenerativen HWS-Veränderungen, insbesondere cervicaler Spinalkanalenge (14,42). Die neurologische Störung beginnt unmittelbar posttraumatisch und wird in aller Regel auch sofort erkannt, insgesamt zeigt sie eine erfreulich günstige Spontanprognose. In gutachterlicher Hinsicht stellt sie kaum je ein Problem dar, es sei denn, die initiale Befunddokumentation war mangelhaft oder der kernspintomographische Befund normal, was selten vorkommen kann (17).

3. *Plexus Brachialis Läsionen*: Üblicherweise reichen die Geschwindigkeiten bzw. biomechanischen Kräfte bei einem ST I. bzw. II. Grades (nach Erdmann) nicht aus um eine direkte Zerrung des Plexus brachialis hervorzurufen (58). Ein Sonderfall soll aber das „traumatische Thoracic-outlet-Syndrom" (TOS) darstellen, das im folgenden kurz besprochen wird:

Das **traumatische** TOS ist ein in Europa wenig bekanntes, in den USA heftig umstrittenes Krankheitsbild, das durch ein HWS-Schleudertrauma hervorgerufen werden soll. Es soll sich hierbei um eine – vermutete – traumatische Schädigung des unteren Armplexusanteils bei seinem Durchlaufen durch die laterale Halspartie handeln, wobei eine Einengung durch eine Halsrippe oder eine Engpaßstelle zwischen den Musculi scalenii anterius und medius besteht (s. Abbildung 1).

Bei Überstreckung der HWS beim Schleudertrauma soll es nun direkt oder über einen bindegewebigen Umbau der zuvor gezerrten Mm.scalenii zu einer Einengung kommen (9). Beeindruckende postoperative Ergebnisse (Rippenresektion und/oder Skalenotomie) von bis zu 80 % Besserung vorbestehender Armschmerzen werden berichtet (5,9,44). Kritiker bemängeln vor allem eine unzureichende Patientenauswahl. Es handelt sich ganz überwiegend um Patienten mit einem sogenannten unspezifischen TOS, d. h. ohne eindeutige neurologische Ausfälle und ohne pathologische Zusatzuntersuchungen. Neurophysiologische Untersuchungen wurden bei diesen Patienten nur vereinzelt durchgeführt. Bei einer umfassenden Abklärung von anderen Patienten mit einem unspezifischen TOS ergab sich in 50 bis 64 % eine andere definitive Diagnose als ein TOS (45,48). Selbst beim neurogenen TOS mit sicheren neurologischen Ausfällen finden sich nicht immer pathologische Zusatzuntersuchungen (7,58). Insofern sind die – ausschließlich von chirurgischer Seite untersuchten – Patienten mit TOS nach akuter HWS-Distorsion ganz überwiegend als präoperativ nicht ausreichend differentialdiagnostisch abgeklärt einzuordnen.

4. Eher selten können Schmerzen und Mißempfindungen in den Händen durch eine gleichzeitig *Nervus ulnaris-Schädigung* oder ein *traumatisches Karpaltunnel-Syndrom* (KTS) hervorgerufen werden. Zu letzterem gibt es inzwischen einige Fallberichte auch einer größeren Anzahl (1,16,24), bei denen ein KTS akut oder im Abstand von Tagen und Wochen nach einem Verkehrsunfall (ohne begleitende Armfrakturen) aufgetreten ist. Pathophysiologisch wird eine Überdehnung des Handgelenkes (beim festen Griff am Lenkrad) oder ein lokales Trauma am Handgelenk angenommen. Teilweise sind aber die mitgeteilten Fälle neurophysiologisch nicht gut belegt, oder der Zeitabstand zum Unfall erscheint zu lang. – Wichtig für den hier diskutierten Zusammenhang ist vor allem, daß an die Möglichkeit eines traumatischen KTS gedacht wird und ggf. eine entsprechende neurophysiologische Abklärung eingeleitet wird.

5.1.2 Schwäche der Arme

Bei dieser Symptomatik ist zunächst der Ausschluß einer spinalen oder radikulären Kompression durch eine entsprechende klinische, neurophysiologische und bildgebende Diagnostik wichtig. Viel schwieriger zu bewerten ist aber das Schwere**gefühl** in den Armen ohne eindeutiges neurologisches Defizit. BARNSLEY (2) vertritt hierzu die Auffassung, daß diesem eine rein reflektorische Hemmung einzelner Muskeln oder Muskelgruppen, ausgelöst durch die Schmerzen, zugrunde läge.

5.1.3 Schwindel und Hörstörungen

Diese Symptomatik ist Teil des sogenannten „cerviko-encephalen Syndroms" nach ST. Hirnstammschädigungen, Irritationen und Läsionen der A. vertebralis, Läsionen des Halssympathicus und anderes mehr werden ursächlich angenommen. Typischerweise sind sie aber häufig nicht mit klinisch faßbaren neurologischen Störungen assoziiert. Auf die teilweise nachgewiesenen apparativen neurootologischen Befunde (18,31,33,53) soll an dieser Stelle nicht näher eingegangen werden. Es handelt sich um retrospektive Studien an stark selektionierten Patienten. Die bildgebende Diagnostik hat zumindest bisher keine strukturellen Schädigungen nachweisen können. Anhaltende Hörstörungen sollten HNO-fachärztlich auf ihre Genese hin abgeklärt werden. Schwindel und Hörstörungen werden von HNO-ärztlicher Seite als mögliche Unfallfolgen nach einem ST grundsätzlich akzeptiert, die Anerkennung ist aber in jedem Fall an eine ganze Reihe von Voraussetzungen geknüpft (13) und bedarf einer eingehenden HNO-fachärztlichen, vor allem klinisch ausgerichteten Untersuchung.

Kognitive Beeinträchtigungen nach ST werden an anderer Stelle des Buches besprochen. Bei einem ST **mit** Kopfanprall oder bestehendem Verdacht auf eine Hirnverletzung müssen sie ggf. durch ein bildgebendes Verfahren (MRT) abgeklärt werden.

5.1.4 Nackenschmerzen

Hier sollen nur den Neurologen betreffenden Krankheitsbilder kurz besprochen werden.

Das Auftreten einer posttraumatischen Migräne (als Erstmanifestation nach ST) wird gelegentlich berichtet (57), vor allem bei Jugendlichen. Sie hat in der Regel eine gute Spontanprognose, Chronifizierungen sind umstritten.

Treten mit dem Kopfschmerz gleichzeitig laterale Hals- oder Gesichtsschmerzen auf, ist eine traumatische Carotis-Dissektion möglich (Horner-Syndrom?). Bei starken, in den Hinterkopf ausstrahlenden Schmerzen sollte an die Möglichkeit einer Vertebralis-Dissektion gedacht werden. In

beiden Fällen ist unverzüglich eine Ultraschallsonographie zu veranlassen. Ein sicherer Ausschluß einer Gefäßdissektion ist jedoch nur mit einer MRT-Untersuchung möglich.
Inwieweit sich die interessanten Therapieerfolge chronischer Nackenschmerzen durch eine Blockade eines Wirbelgelenkes (Artikulatio zygapophysialis) reproduzieren lassen, bleibt abzuwarten (3,25).

5.1.5 Sehstörungen

Sehstörungen werden initial von 5–20 % der Patienten berichtet. Ihre Ursache ist unklar, Akkomodationsstörungen werden häufig ursächlich angenommen. Einige kontrollierte Untersuchungen haben Störungen der Augenfolgebewegungen festgestellt (18,31,53). Die pathophysiologischen Erklärungen sind aber zur Zeit noch spekulativ, ähnliche Befunde wurden auch bei anderen Erkrankungen mit Kopf- und Nackenschmerzen (z. B. Fibromyalgie-Syndrom) erhoben. Eine ischämische oder traumatische Hirnstammläsion erscheint aber unwahrscheinlich (2).

5.2 Wie können die neurologischen Störungen diagnostiziert werden?

An erster Stelle ist eine gründliche und qualifizierte neurologische Untersuchung zu nennen. Diese beinhaltet die sorgfältige Prüfung einzelner Muskeln und Muskelgruppen und der Sensibilität. Die körperlich-neurologische Untersuchung ist die Basis des neurologischen Gesamtbefundes. – Bei den bestehenden Schwierigkeiten, die zum Teil multiplen Beschwerden der Patienten diagnostisch einzuordnen, sind daneben häufig einige neurophysiologische Zusatzuntersuchungen erforderlich. Werden aber ohne entsprechende gezielte Indikation alle nur möglichen Zusatzuntersuchungen durchgeführt, so finden sich – allein schon nach dem Zufallsprinzip – mitunter falsch positive Ergebnisse, aus denen dann häufig noch strukturelle Läsionen (und nicht nur funktionelle Störungen) „bewiesen" werden. So kennen wir beispielsweise mehrere Begutachtungsfälle, die – bei unauffälligem klinischen Befund und Verlauf – nur aufgrund eines späteren Befundes eine Normabweichung in den AEP (s. u.) eine „Hirnstammkontusion" attestiert bekamen. – Nicht die einzelne Untersuchung, sondern die Gesamtschau aus Vorgeschichte, unfallchirurgischem und neurologischen Erstbefund, Verlaufsuntersuchungen und Zusatzuntersuchungen ermöglichen eine sichere Einordnung (28), was im übrigen auch der allgemeinen neurologischen Erfahrung entspricht (54,55).
Bei den meisten Untersuchungen gibt es einen Übergangsbereich zwischen „noch normal" und „schon pathologisch", der durch den Untersucher interpretiert und zugeordnet wird. Mitunter ist der Normbereich auch nicht ausreichend validiert, oder die abgeleiteten Kurven nicht reproduzierbar. Der erfahrene und kritische Untersucher wird dies bei seiner Beurteilung ggf. mitberücksichtigen und in seiner Beurteilung zum Ausdruck bringen. Jedenfalls ist ein kritischer Einsatz der Untersuchungen gefordert (28,52).

Elektroneurographie und Elektromyographie (EMG): Diese beiden seit langem etablierten Methoden dienen der Abklärung einer radikulären oder Plexusläsion bzw. einer Verletzung eines peripheren Nerven. Es können sowohl das Schädigungsausmaß als auch der Verlauf überwacht werden.

Elektroencephalograpische Untersuchung (EEG): Frühere Arbeiten ergaben häufige EEG-Veränderungen nach ST (30–50 %), jedoch waren die untersuchten Patienten oft nicht repräsentativ für die Gesamtgruppe (37). Eine aktuellere Untersuchung fand in der Spätphase kaum nennenswerte Normabweichungen (20).

Somatosensibel-evozierte Potentiale (SEP): Mit Hilfe der SEP werden die peripheren und zentralen sensiblen Leitungsbahnen untersucht. In Kombination mit der sensiblen Neurographie können bestehende Gefühlsstörungen weiter abgeklärt werden. Ein normales Untersuchungsergebnis widerlegt eine leichtgradige Störung der sensiblen Afferenzen jedoch nicht.

Akustisch evozierte Potentiale (AEP): Mit den AEP wird die periphere und zentrale Hörbahn untersucht. Bei Patienten mit leichtem ST fanden sich in Studien bisher keine pathologisch verlängerten AEP-Latenzen (11,59).

Transcranielle Magnetstimulation (MEP): Mit den MEP werden vor allem die zentralen motorischen Bahnen untersucht. Bei der primären neurologischen Untersuchung wird diese Methode wohl kaum angewandt werden. In einer späteren Gutachtersituation lassen sich mitunter neurogene Paresen von Pseudoparesen (z. B. durch Schmerzen oder psychogene Überlagerung) differenzieren. Es liegt nur eine Untersuchung vor, in der bei Patienten nach ST die MEP routinemäßig abgeleitet wurden, hierbei waren alle durchgeführten MEP-Untersuchungen normal (22).

Ultraschall-Dopplersonographie: In seltenen Fällen, bei denen der Verdacht auf eine traumatische Carotis- und Vertebralisdissektion besteht, ist eine Ultraschalluntersuchung indiziert (s. o.). Bei ausgeprägtem Schwindel kann ferner das vertebrobasiläre Stromgebiet untersucht werden.

Die **radiologische Diagnostik** bei ST wird an anderer Stelle dieses Bandes besprochen. Bei Patienten ohne Frakturen oder neurologisches Defizit ist die **MRT**-Diagnostik fast immer altersentsprechend normal (4,30,43) und meist nicht indiziert. – Hier sei nur ergänzend auf einige aktuelle Veröffentlichungen zu **SPECT**-Untersuchungen hingewiesen (11,34,35). Es wurde in den genannten Studien über 21 bzw. 28 (aus einer Gruppe von 100) Patienten nach ST berichtet. Im Gegensatz zur Kontrollgruppe fanden sich bei 24 der 28 Patienten ein- oder beidseitige parieto-occipitale Hypoperfusionen des Gehirns. Allerdings war der gleiche Befund bei 6 von 7 Patienten mit nichttraumatisch bedingten Nackenschmerzen zu sehen. – SPECT-Veränderungen sind auch bei Migräne im Anfall bzw. im Intervall bekannt, ferner auch bei Schmerzsyndromen anderer Genese, z. B. bei Fibromyalgie (47). Die diagnostische Bedeutung dieser Untersuchungsbefunde bleibt also vorerst abzuwarten, eine strukturelle Hirnläsion kann hiervon nicht abgeleitet werden, da SPECT eine funktionelle Untersuchung ist und große inter- bzw. auch intraindividuelle Schwankungen zeigt.

5.3 Wann sollte ein Patient nach einem Schleudertrauma neurologisch untersucht werden?

Zwar sollten bei entsprechendem Verdacht neurologische Störungen frühzeitig fachärztlich abgeklärt werden, andererseits bestehen gerade initial bei einem ST viele unspezifischen Symptome, die neurologische Störungen imitieren und die sich zum größten Teil spontan wieder zurückbilden. Hier muß im Einzelfall vom behandelnden Arzt ein Kompromiß gefunden werden, der häufig von der klaren Symptomschilderung oder einem eindeutigen pathologischen Erstbefund bestimmt sein dürfte. Eine ausreichend gründliche neurologische Untersuchung ist bei jedem Patienten nach ST zunächst vom erstbehandelnden Arzt durchzuführen.

Befunde wie „grob neurologisch unauffällig" helfen allerdings nicht – weder in der frischen Verletzungssituation noch bei späteren möglichen Begutachtungsfragen. – Ebenso wie der Unfallchirurg kann auch der Neurologe die sichersten Einschätzungen abgeben, wenn er eine erste qualifizierte, frühzeitige Dokumentation des neurologischen Befundes vorzuliegen hat. So können notwendige weitere diagnostische und therapeutische Maßnahmen rechtzeitig eingeleitet werden. Zudem ermöglichen diese ersten Befunde auch noch eine Abgrenzung von frischen (unfallbedingten) gegenüber alten (vorbestehenden) Störungen. Sind erst einmal drei oder sechs Monate verstrichen, so ist die Befundsicherung sehr viel schwieriger. Dies gilt sowohl für den dokumentierten klinischen Verlauf als auch für die apparativen Zusatzuntersuchungen. So können zum Beispiel im EMG anfangs frische von chronischen, d. h. schon längerer Zeit (und damit vor dem Unfall) bestehende neurogene Schädigungszeichen sehr gut differenziert werden, was nach einem halben oder einem Jahr meist nicht mehr möglich ist. Die Abgrenzung eines Vorschadens kann aber gerade für den von juristischer Seite immer wieder geforderten Nachweis von Alternativursachen (als alternative Erklärung für nicht unfallbedingte Beschwerden) eminent wichtig sein. Dies umsomehr, als der spätere Gutachter ja oft ein unvollständiges Bild über die Vorerkrankungen hat.

Wann also soll der Patient vom Neurologen eingehender untersucht werden?

- Sofort, wenn neurologische Symptome oder Ausfälle bei der Erstuntersuchung bestehen (oder vermutet werden)
- Frühzeitig, wenn eine Diskrepanz zwischen den eigenen Befunden bzw. der Unfallschwere und den Beschwerden besteht
- Frühzeitig auch, wenn eine Rückbildung der Erstsymptome ausbleibt oder stark verzögert ist

Wir empfehlen – ähnlich wie Ludolph (26), Grifka (15) und Spitzer (49) – in den genannten Fällen eine umfassende Abklärung nach zwei bis spätestens drei Wochen. Ein Zeitfenster von drei Monaten (21) erscheint uns als zu weit gesteckt.
Besonders verdienen ferner die Fälle Beachtung, bei denen Symptome bzw. Befunde vorliegen, die mit einer ungünstigen Prognose einhergehen (Tabelle 5).
Beim Vorliegen solcher Risikofaktoren ist ebenfalls frühzeitig eine interdisziplinäre Zusammenarbeit anzuraten.

Tabelle 5 Ungünstige prognostische Faktoren bei Schleudertrauma.

Starker initialer Nackenschmerz
vorbestehende Kopfschmerzen
Neurologische Symptome oder Störungen
Ausgeprägte vorbestehende degenerative Veränderungen der HWS
Initiales Auftreten mehrerer Symptome

(Zusammengestellt nach 12,19,27,32,40)

Literatur

1. Ames, E. L.: Carpal tunnel syndrome and motor vehicle accidents. J Am Osteopath Assoc 96 (1996) 223–226
2. Barnsley, L., S. Lord, N.Bogduk: Whiplash injury. Pain 58 (1994) 283–307
3. Barnsley, L. et al: The prevalence of chronic zygapophysial joint pain after whiplash. Spine 20 (1995) 20–26
4. Borchgrevink, G. et al: MR imaging and radiography of patients with cervical hyperextension-flexion injuries after car accidents. Acta Radiologica 36 (1995) 425–429
5. Capistrant, T. D.: ThoracicoOutlet syndrome in whiplash injury. Ann Surg 185 (1977) 175–178
6. Coert, J. H., A. L. Dellon: Peripheral nerve entrapment caused by motor vehicle crashes. J Trauma 37 (1994) 191–194
7. Cuetter, A., D. M. Bartoszek: The thoracic outlet syndrome: controversies, overdiagnosis, overtreatment, and re-commendations for management. Muscle & Nerve 12 (1989) 410–419
8. Delank, H. W.: Das Schleudertrauma der HWS. Unfallchirurg 91 (1988) 381–387
9. Ellison, D. W., V. E. Wood: Trauma-related thoracic outlet syndrome. J Hand Surg 19B (1994) 424–426
10. Erdmann, H.: Versicherungsrechtliche Bewertungen des Schleudertrauma. In: Hohmann, D. et al: Neuroorthopädie. Springer 1983
11. Ettlin, Th.M et al: Cerebral symptoms after whiplash injury of the neck: a prospective clinical and neuropsychological study of whiplash injury. J Neurolog Neurosurg Psych 55 (1992) 943–948
12. Evans, R. W.: Whiplash injuries. In R.W.Evans: Neurology and trauma. Saunders 1996
13. Feldmann, H.: Die Begutachtung des Beschleunigungstraumas der Halswirbelsäule aus der Sicht des Hals-Nasen-Ohren-Arztes. Med Sach 93 (1997) 149–152
14. Flanders, A. E. et al: Acute cervical spine trauma. Correlation of MR imaging findings with degree of neurologic deficit. Radiology 177 (1990) 25–33
15. Grifka, J.: Diagnostik und Therapie bei Beschleunigungsverletzungen der Halswirbelsäule. Deutsches Ärzteblatt 95 (1998) A 152–155
16. Haas, D. C. et al: Carpal tunnel syndrome following automobile collisions. Arch Phys Med Rehabil 62 (1981) 204–206
17. Hackney, D. B.: Denominators of spinal Cord injury. Radiology 177 (1990) 18–20
18. Hildingsson, C. et al: Oculomotor problems after cervical spine injury. Acta Orth Scand 60 (1989) 513–516
19. Hohl, M., Soft-tissue injuries of the neck in automobile accidents. J Bone Joint Surg 56 A (1974) 1675–1682
20. Jacome, D. E.: EEG in whiplash: a reappraisal. Clin Electroencephalography 18 (1987) 41–45
21. Jenzer; G.: Klinische Aspekte und neurologische Begutachtung beim Zusand nach Beschleunigungsmechanismus an der Hals-wirbelsäule. Nervenarzt 66 (1995) 730–735
22. Karlsborg, M.: A prospective study of 39 patients with whiplash injury. Acta Neurol Scand 95 (1997) 65–72
23. Keidel, M.: Der posttraumatische Verlauf nach zervikozephaler Beschleunigungsverletzung. Klinische, neurophy-siologische und neuropsychologische Aspekte. In B.Kügelgen: Distorsion der Halswirbelsäule (Neuroorthopädie 6) Springer 1995
24. Label, L. S.: Carpal tunnel syndrome resulting from steering wheel impact. Muscle Nerve 14 (1991) 964
25. Lord, S. M. et al: Chronic cervical zygapophysial joint pain after whiplash. Spine 21 (1996) 1737–1745
26. Ludolph, E.: Primäre und sekundäre Diagnostik nach Halswirbelsäulenverletzung als Verlaufsstrategie für die Therapie. In: B. Kügelgen: Distorsion der Halswirbelsäule (Neuroorthopädie 6) Springer 1995
27. Maimaris, C. et al: Whiplash injuries of the neck: a retrospective study. In: jury 19 (1988) 393–396
28. Malin, J.-P., M. Tegentthoff: Gutachterliche Aspekte des sogenannten Schleudertraumas der HWS aus neurologischer Sicht. DAR 5/90 (1990) 164–170
29. Martin, D. H.: The acute traumatic central cord syndrome. In: R. Gunzburg, M. Szpalski: Whiplash injuries. Lippincott Raven 1998
30. Meydam, K. et al: Kernspintomographische Befunde beim Halswirbelsäulentrauma. Fortschr. Röntgentr. 145 (1986) 657–660
31. Van Nechel, C. et al: Eye movement disorders after whiplash injury. In: R. Gunzburg, M.Szpalski: Whiplash injuries Lippincott-Raven 1998
32. Norris, S. H., I. Watt: The prognosis of neck injuries resulting from rear-end vehicle collisions. J Bone Joint Surg 65B (1983) 608–611
33. Oosterveld, W. J. et al: Electronystagmograhic findings following cervical whiplash injuries. Acta Otolaryngol (Stockh) 111 (1991) 201–205
34. Otte, A., J. Müller-Brand, L.Fierz: Brain SPECT findings in late whiplash syndrome. Lancet 345 (1995) 1513–1514
35. Otte, A. et al: PET and SPECT in whiplash syndrome: a new approach to a forgotten brain? J Neurol Neurosurg Psych 63 (1997) 368–371

36. Panjabi; M. M. et al: Whiplash trauma injury mechanism; a biomechanical viewpoint. In: R. Gunzburg, M.Szpalski: Whiplash injuries Lippincott-Raven 1998
37. Pavlincova, E., M. Mumenthaler, K.Karbowski: Elektroenze-phalographische Befunde bei reinen Schleuderverlet-zungen der Halswirbelsäule. Nervenarzt 48 (1977) 505–508
38. Quencer, R. M. et al: Acute traumatic central cord syndrome: MRI-pathological correlations. Neuroradiology 34 (1992) 85–94
39. Radanov, B. P. et al: Cognitive functioning after common whiplash. Arch Neurol 50 (1993) 87–91
40. Radanov, B. P. M. Sturzenegger, G.Di Stefano: Long-Term outcome after whiplash injury. Medicine 74 (1995) 281–297
41. Radanov, B. P., M. Sturzenegger: Predicting recovery from common whiplash. Eur Neurol 36 (1996) 48–51
42. Regenbogen, V. S. et al: Cervical spinal cord injuries in patients with cervical spondylosis. AJR 146 (1986) 277–284
43. Ronnen, H. R. et al: Acute whiplash injury: Is there a role for MR imaging? A prospective study of 100 patients. Radiology 201 (1996) 93–96
44. Sanders, R. J., W. H. Pearce: The treatment of thoracic outlet syndrome: A comparison of different operations. J Vasc Surg 10 (1989) 626–634
45. Schnyder, H., K. M. Rösler, C. W. Hess: Die diagnostische Bedeu-tung von elektrophysiologischen Zusatzuntersuchungen bei Verdacht auf neurogenes Schultergürtelsyndrom („thoracic outlet syndrome"). Schweiz Med.Wochenschr. 124 (1994) 349–356
46. Schröter, F: Bedeutung und Anwendung verschiedener Einteilungsschemata der HWS-Verletzungen. In: B. Kügelgen: Distorsion der Halswirbelsäule (Neuroorthopädie 6). Springer 1995
47. Schwartz, R. B. et al: Detection of intracranial abnormali-ties in patients with Chronic Fatigue Syndrome. AJR 162 (1994) 935–941
48. Sobey, A. V. F. et al: Investigation of nonspecific neuroge-nic thoracic outlet syndrome. J Cardiovasc Surg 34 (1993) 343–345
49. Spitzer, W. O. et al: Scientific monograph of the Quebec Task Force on whiplash-associated disorders: Spine 20 Suppl. 8 (1995) 1–73
50. Sturzenegger, M. et al: Presenting symptoms and signs after whiplash injury. Neurology 44 (1994) 688–693
51. Tackmann, W., H. – P. Richter, M. Stöhr: Kompressionssyndrome peripherer Nerven. Springer 1989
52. Tegenthoff, M.: Neurophysiologische Kriterien für die Fest-stellung von Folgeschäden nach HWS-Verletzungen. Nervenheilkunde 12 (1993) 236–238
53. Toglia, J. U.: Acute flexion-extension injury of the neck. Neurology 26 (1976) 808–814
54. Vogel, H.-P.: Influence of additional information on inter-rater reliability in the neurologic examination. Neurology 42 (1992) 2076–2081
55. Vogel, H.-P.: Die Bedeutung von Reliabilitätsstudien für die Gutachtertätigkeit. Med Sach 88 (1992) 148–151
56. Walz, F.: Weichteilverletzungen der Halswirbelsäule und "leichte" Hirnverletzungen bei Autoinsassen; biome-chanische Voraussetzungen. Schw.Z.SV 40 (1996) 437–452
57. Weiss, H. D., B. J. Stern, J. Golberg: Post-traumatic migraine: chronic migraine precipitated by minor head or neck trauma. Headache 31 (1991) 451–456
58. Wilbourn, A. J. Brachial plexus disorders. In: P. J. Dyck, P. K. Thomas: Peripheral Neuropathy Saunders 1993
59. Yarnell, Pr., G. V. Rossie: Minor whiplash head injury with major debilitation. Brain Injury 2 (1988) 255–258

6 Der radiologische Beitrag zur Sicherung des primären Schadensbildes

K. G. Hering

6.1 Einleitung

Die objektive Sicherung oder der Ausschluß einer Schädigung im Bereich der HWS wird durch die bildgebenden Verfahren maßgeblich beeinflußt. Die traumatische Einwirkung kann zu Verletzungen der Knochen und/oder des Halteapparates führen, die abhängig von der Lokalisation der Schädigung stabil oder instabil sein können. Darüberhinaus müssen Verletzungsfolgen des Myelons und der Nerven mit entsprechenden Ausfällen erwartet werden (4,5,6,9).

Die radiologischen diagnostischen Maßnahmen müssen daher das gesamte „Organ" Halswirbelsäule erfassen. Dies bedeutet, daß aufgrund der unterschiedlichen anatomischen Strukturen **eine Untersuchungsmethode allein** häufig nicht ausreichen kann (1,5,14).

Die Auswahl der radiologischen Untersuchungsverfahren wird von der Verletzungsart, der klinischen Situation und auch vom Alter des Patienten vorgegeben.

6.2 Untersuchungen in Abhängigkeit von der Patientensituation

Gruppe I: Klinisch stabiler Zustand **ohne** neurologische Symptome

Zweck der radiologischen Untersuchung bei Patienten der Gruppe I ist die Unterscheidung zwischen einem „Normalbefund" und einem pathologischen Zustand. Falls die gesamte HWS von C1-C7 röntgenologisch nicht erfaßt oder nicht zweifelsfrei zu beurteilen ist, müssen zusätzliche Aufnahmen gefertigt werden, Funktionsaufnahmen sind auch bei unauffälliger Übersichtsaufnahme in 2 Ebenen erforderlich (Tabelle 1).

Gruppe II: Klinisch stabiler Zustand **mit** neurologischen Symptomen

Auch bei Patienten der Gruppe II soll primär zur Lokalisation und evtl. Typisierung der zervikalen

Tabelle 1 Schema Rö – HWS bei zervikalem Trauma (modifiziert nach Bittner und Roßdeutscher).

Rö HWS in 2 Ebenen	„Basisuntersuchung", Abschätzung Haltung, Knochenverletzung Bandscheiben, Weichteile
Rö HWS in 2 Ebenen	„Basisuntersuchung", Abschätzung Haltung, Knochenverletzung, Bandscheiben, Weichteile
Rö ap (offener Mund)	uni- und bilateraler Facettenblock
Rö ap (offener Mund) / CT	Fraktur der Massae lateral. atlantis, Densfraktur, Jefferson-Fraktur
Rö ap (offener Mund); Rö lateral / CT / MRT	Wirbelkörperfraktur, Atlasbogenfraktur, Hangman's Frakur, Berstungsfraktur, Teardrop-Fraktur, Weichteilauftreibungen
Rö lateral / CT	Dornfortsatzfrakturen, „Schaufelarbeiterfraktur"
Rö Funktionsaufnahmen	atlantoaxiale Subluxation und Segmente C2-C7
Rö Schrägaufnahmen / CT	Gelenkfortsätze, Neuroforamina, Massae lat. WK 3–6
Rö „Schwimmer"-Aufnahme	zervikothorakale Region, Fraktur C7-Th 2–3
Rö Tomographie	occipitozervikale u. zervikothorakale Region, axial ausgerichtete Frakturlinie, falls kein Spiral-CT möglich
Spiral-CT / MRT Myelographie mit CT	Knochen- und Weichteilverletzungen, neurale Strukturen wie Myelon, Nervenwurzeln
Funktionelle CT / MRT	Rotationsinstabilitäten der oberen HWS

Verletzung die Röntgenaufnahme in 2 Ebenen erfolgen. Bei unvollständiger Abbildung müssen Zusatzaufnahmen, evtl. abschnittsweise, gefertigt werden. Funktionsaufnahmen oder gehaltene Aufnahmen sind bei fraglichen Befunden notwendig. Die Computertomographie ergibt bei einer Fraktur Hinweise zur Fragmentdislokation und zur Stabilität sowie zur Gefährdung des Myelons, die Magnetresonanztomographie Auskunft über die Ausdehnung des Weichteilschadens einschließlich Myelon und Nervenwurzeln.

Gruppe III: Klinisch instabiler Zustand **ohne** neurologische Symptome

Nach vorläufiger Stabilisation der klinischen Situation sollte zeitgleich eine HWS-Aufnahme in 2 Ebenen erfolgen (fahrbares Rö-Gerät), eine weitere Abklärung mit bildgebenden Verfahren wird nach Stabilisierung der klinischen Parameter angeschlossen. Häufig ist es dann geboten, auf Röntgenaufnahmen zu verzichten und sofort ein CT in Spiraltechnik durchzuführen.

Sollte eine definitive Abklärung aufgrund des Allgemeinzustandes des Patienten nicht möglich sein, muß die HWS-Situation bis zur endgültigen Klarstellung als instabil angenommen werden.

Gruppe IV: Klinisch instabiler Zustand **mit** neurologischen Symptomen

Diese sehr kritische Gruppe höchst gefährdeter Patienten bedarf zunächst der klinischen Stabilisierung mit zeitgleicher Anfertigung (fahrbares Rö-Gerät) einer Aufnahme anterior-posterior (AP) und einer horizontalen in Rückenlage. Bei räumlicher Nähe zum CT kann es schonender und auf jeden Fall aussagekräftiger sein, durch ein Spiral-CT mit 2-D-Rekonstruktionen die Untersuchung des Knochens definitiv abzuschließen. Die Diagnostik des Myelons und der Nervenwurzeln erfordert unabdingbar eine MRT. Je nach Ausprägung des neurologischen Defizits muß die MRT evtl. schon zu einem früheren Zeitpunkt eingesetzt werden.

Basis der radiologischen Untersuchung ist die Röntgenaufnahme der HWS in 2 Ebenen.

Die Auswertung des Übersichtsfilms erfolgt systematisch, die Beurteilung umfaßt Haltung, Knochen, Zwischenwirbelraum und Weichteilsaum (14) (Abb. 1).

Die Darstellung wird ergänzt mit einer Aufnahme durch den offenen Mund zur Abbildung der atlantoaxialen Artikulation sowie mit Schrägaufnahmen einschließlich der definitiven Abbildung des zervikothorakalen Überganges. Eine Röntgen-(planare) Tomographie hat ihren Stellenwert auch im Zeitalter der Computertomographie (CT) behalten, da sie 1. axial ausgerichtete Frakturen darstellen kann, die im CT wegen der axialen Schnittführung gelegentlich nicht abgebildet werden, 2. eine räumliche Zuordnung über mehrere Segmente erlaubt und 3. vielfach eine bessere Abbildungsauflösung garantieren kann als sagittale oder coronare Rekonstruktionen von CT-Aufnahmen (5, 14).

Die Computertomographie in Dünnschichttechnik, bei modernen Geräten in Spiraltechnik, ist die Methode der Wahl bei allen Frakturen einschließlich frakturbedingter Stellungsänderungen und Fragmentdislokationen, auch kleinster Fragmentabsprengungen. Die funktionelle Computertomographie ist eine wichtige Zusatzuntersuchung, um Instabilitäten der Kraniozervikalregion darzustellen (3,8). Zweidimensionale (2-D-) oder dreidi-

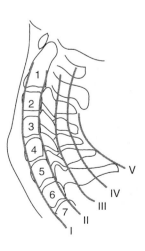

Abb. 1 Auswertung des Übersichtsfilms. Nachfolgende Fragen sind bei der Beurteilung zu stellen:
1. 7 HWK dargestellt?
2. Haltung physiologisch?
  Hilfslinien: I – vordere WK-Längslinie; II – hintere WK-Längslinie; III – artikuläre Pfeilerlinie; IV – spinolaminäre Linie; V – Dornfortsatzlinie
3. Höhe und Form der WK, Gelenk-, Dorn- und Querfortsätze?
4. Höhe und Form der Intervertebralräume, atlantooccipitale/atlantodentale Distanz?
5. Prävertebraler Weichteilsaum?
  C3–C4 etwa 5 mm, C4–C7 etwa 20 mm

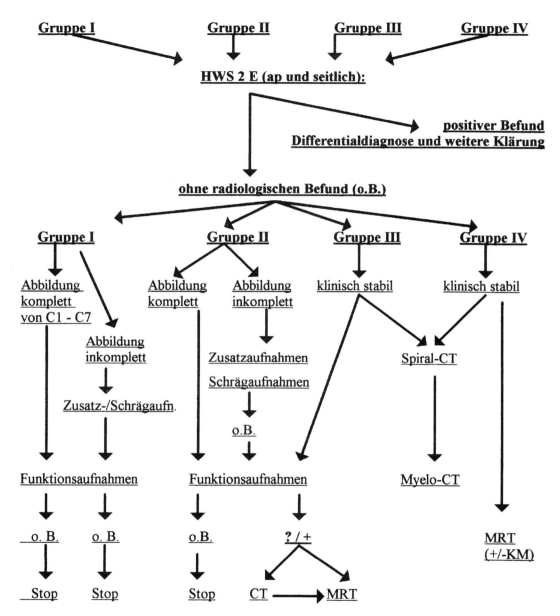

Abb. 2 Entscheidungsschema:
Gruppe I: Klinisch stabiler Zustand **ohne** neurologische Symptome
Gruppe II: Klinisch stabiler Zustand **mit** neurologischen Symptomen
Gruppe III: Klinisch instabiler Zustand **ohne** neurologische Symptome
Gruppe IV: Klinisch instabiler Zustand **mit** neurologischen Symptomen

mensionale (3-D-) Rekonstruktionen können zusätzliche Informationen über Dislokationen und raumfordernde Einblutungen vermitteln, jedoch ist eine ausreichende diagnostische Darstellung von Verletzungen des Halteapparates oder neuraler Strukturen mit der CT nicht möglich. Die Myelographie und die Myelo-CT ist weitgehend durch die MRT ersetzt, kann aber diagnostisch angewandt werden, wenn keine MRT zur Verfügung steht.

Die Magnetresonanztomographie (MRT) ist das Mittel der Wahl (6,7,8) und obligat bei allen Patienten mit neurologischen Symptomen. Sie kann Myeloneinblutungen oder Ödembildungen ebenso gut darstellen wie epidurale Hämatome oder Nervenwurzelausrisse. Der Signalcharakter einer Einblutung läßt Rückschlüsse auf das Alter der Verletzung zu, auch Spätveränderungen wie Myelomalazie oder Syringomyelie können mit großer Wahrscheinlichkeit eingeordnet werden. Schädigungen der diskoligamentären Weichteile können ebenfalls mittels der MRT dargestellt werden, bei knöchernen Verletzungen ist die Methode jedoch der Röntgen-Übersicht und der CT nachgeordnet. Der Stellenwert der funktionellen Magnetresonanztomographie ist derzeit noch nicht definiert (8,11,12).

Ein Entscheidungsschema zur radiologischen Diagnostik ist in Abb. 2 wiedergegeben.

6.3 Krafteinwirkung und Verletzungsfolgen

Die Kenntnis der Krafteinwirkung gibt dem Untersucher in vielen Fällen Hinweise auf die zu erwartende Verletzung, d.h. der Schadensort kann näher eingegrenzt und intensiver untersucht werden.

I. **Direkte, nicht angulierende Krafteinwirkung** (Abb.3)
   – Kompression und Distraktion
   – antero-posteriore und laterale Scherkraft

II. **Angulierende Krafteinwirkung** (Abb. 4)
   – Flexion und Extension
   – Torsion
   – laterale Flexion und Extension.

III. **Verletzungsmechanismus und -folge**
   (s = stabil; i = instabil, *möglicherweise verzögert i)

   ● Flexion
   1. AnterioreSubluxation (hyperreflektorische Distorsion)   s/i*
   2. Bilaterale Facettenluxation   i
   3. Keilfraktur   s/i*
   4. Teardrop-Fraktur   i
   5. „Schaufelarbeiter"-Fraktur   s

   ● Flexion-Rotation
   1. Unilaterale Facettenluxation   s

   ● Extension
   1. Hyperextensions-Luxations-Fraktur   i
   2. Vordere Atlasbogenfraktur   i
   3. Hintere Atlasbogenfraktur   s
   4. Extensions-Teardrop-Fraktur   s
   5. Laminare Fraktur   s
   6. Hangman's-Fraktur (= traumatische Spondylolisthesis)   i

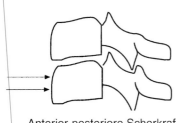
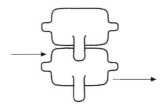
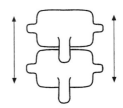

Anterior-posteriore Scherkraft   Laterale Scherkraft   Kompression/Distraktion

Abb. 3 Direkte, nicht angulierende Krafteinwirkung (aus 14).

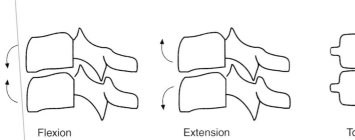
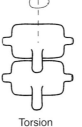

Flexion   Extension   Torsion   Laterale Flexion/Extension

Abb. 4 Angulierende Krafteinwirkung (aus 14).

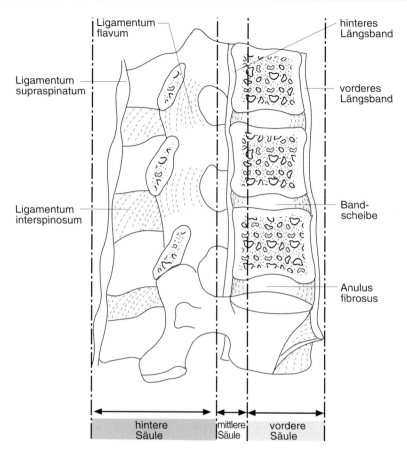

Abb. 5 3-Pfeiler-Theorie von Denis (aus Castro, W., J. Jerosch: Orthopädisch-traumatologische Wirbelsäulen- und Beckendiagnostik. Enke, Stuttgart 1996).

- Extension-Rotation
  1. Pfeiler Fraktur   s
  2. Pfeiler- und Facettenfraktur   i
- Vertikale Kompression
  1. Jefferson-Fraktur   i
  2. Berstungsfraktur
     Hinterkante intakt   s
     Hinterkante betroffen   i
- Lateralflexion
  1. Fraktur des Proc. costotransversar.   s
  2. Fraktur des Proc. uncinat.   s
  3. Laterale Luxation   i
- Komplexe bzw. nicht eindeutig belegte Einwirkung
  1. Dens-Frakturen
     Typ I und III   s
     Typ II   i
  2. Atlantooccipitale Dissoziation   i
  3. Occipitale condyläre Fraktur   i

Die Stabilität oder Instabilität kann nach der 3-Pfeiler-Theorie von Denis (2) eingeschätzt werden (Abb. 5), gelegentlich ist auch mit einer verzögerten Instabilität zu rechnen.

6.4 Radiologisches Vorgehen bei „Schleudertrauma"

Die radiologische Diagnostik beim Beschleunigungstrauma von Kopf und Hals ist besonders bei den leichtgradigen Veränderungen gefordert, bei denen es häufig erst nach Stunden zu Schmerzen, Verspannungen und nervalen Irritationen kommt (nach der Einteilung von Erdmann (4) dem Stadium I und II entsprechend), ohne daß in jedem Falle die Schadensstelle sichtbar gemacht werden kann. Die Distorsionsfolgen können so gering sein, daß objektivierbare Läsionen nicht erfaßt werden bzw. mit den heutigen bildgebenden Verfahren nicht nachweisbar sind. (7,8,10,13)

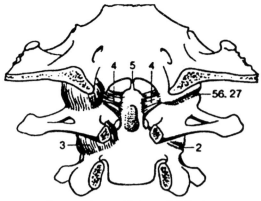

a Dens axis von hinten mit Bändern

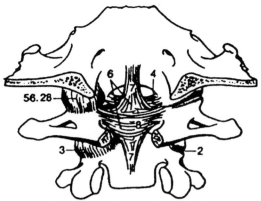

b Atlantooccipitalgelenk von hinten

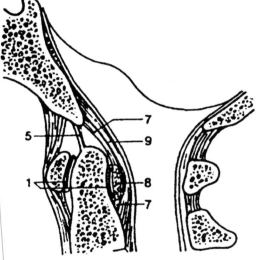

c Bänder zw. Atlas, Axis u. Os occipit.

Abb. 6 a–c Atlantoaxiale Bänder nach Feneis.
1 – Articulatio atlantoaxialis medialis
2 – Articulatio atlantoaxialis lateralis
3 – Capsula articularis
4 – Ligg. alaria
5 – Lig. apicis dentis
6 – Lig. Cruciforme atlantis
7 – Fasciculi longitudinales
8 – Lig. transversum
9 – Membrana tectoria

Mittelgradige Verletzungen (Stadium III) am Halteapparat mit möglichen Schädigungen an Bandscheibe, Bändern und Kapselanteilen der kleinen Wirbelgelenke sowie neuroaxialer Elemente sind ebenfalls radiologisch nur schwer darzustellen.

Schwere Verletzungen (Stadium IV) mit teilweise erheblicher Frakturierung der Knochen sind in der Regel so eindeutig, daß an den möglichen begleitenden Schäden am Halteapparat und an den neuralen Strukuren keine Zweifel aufkommen.

Die anteriore Subluxation bzw. hyperreflektorische Distorsion beschreibt das klassische Verletzungsmuster. Einrisse der Ligg. supraspin. und interspinosa, der Ligg. alaria, der apophysealen Gelenkkapsel, Ligg. longitud. anterior et posterior und dem Anulus mit den Randbereichen der Bandscheibe sind in Abhängigkeit vom Schweregrad der Verletzung möglich.

Radiologisch ist eine organische Schädigung als Folge der Distorsion häufig nicht zu verifizieren. Eine reflektorische starre Haltung oder Muskelspasmen können Fehlhaltungen vortäuschen und auch Fehlinterpretationen bewirken. Vor einer Über-Interpretation kernspintomographischer Befunde mit ungeeigneten Geräten und Methoden muß gewarnt werden. (10,11)

Inklinations-, Reklinations- und/oder laterale Flexionsaufnahmen ergeben Hinweise auf Funktionsstörungen und Instabilitäten (Abb. 7 a–b). Die Aufweitung eines Intervertebralraumes – symmetrisch oder asymmetrisch – kann als Folge

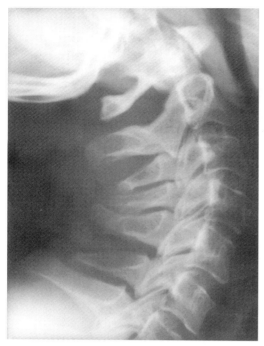

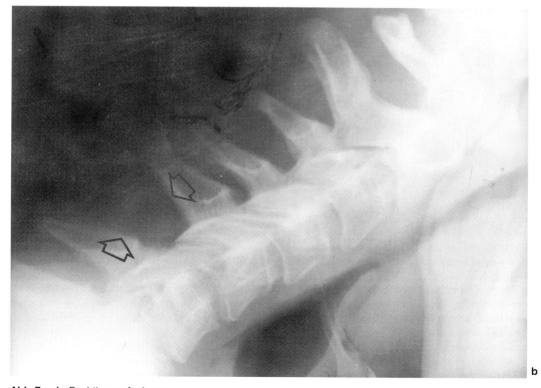

Abb. 7 a–b Funktionsaufnahmen
a. Retroflexion, unauffälliger Befund
b. Anteflexion, interspinale Distanz erhöht, Längsbandverletzung?

Abb. 8 Radiologische Zeichen der verzögerten Instabilität (aus 14).
- Lokalisierte Kyphosierung
- Interspinale/interlaminare Distanz erhöht
- Posteriore Aufweitung des Segmentes
- Subluxation der Facettengelenke
- Vorderkante des WK verlagert
- Funktionsaufnahmen auffällig

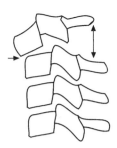

der Distorsion erkennbar werden, ist aber kein Beweis für eine Verletzung des Bandapparates. Nicht selten wird eine verzögerte Instabilität sichtbar, die diagnostisch durch die sogenannte funktionelle Computertomographie abzuklären ist (3,8) (Abb. 8).

Während die nativ-radiologischen Befunde nur bei definitiven Verletzungen mit Lockerung und/oder Bewegungseinschränkungen sichtbar werden, kann die MRT den Nachweis oder Ausschluß von Weichteilverletzungen wegen des unterschiedlichen Signalverhaltens auch ohne Dislokalisation erbringen. Dabei ist die Diagnostik weniger im akuten Stadium sinnvoll, sondern mehr im subakuten und chronischen Stadium.

Neben den diskoligamentären Verletzungen können begleitende Hämatome (Abb. 9 a–b) nachgewiesen werden, intramedulläre Ödeme oder Einblutungen (Abb. 10) sind erkennbar (Tabelle 2), prognostische Kriterien lassen sich aufgrund der Ausdehnung und des Signalverhaltens des Hämatoms abschätzen.

Derzeit ist der Stellenwert der Magnetresonanztomographie (MRT) im Stadium I nach Erdmann nicht zweifelsfrei belegt (10). Die anatomischen Gegebenheiten des occipito-cervikalen Überganges stellen hohe Anforderungen an die Untersuchung, nicht nur die Bildinterpretation betreffend sondern vielmehr die apparativen Voraussetzungen bezüglich Auflösungsvermögen, Schichtdicke und Artefaktvermeidung (11).

Die Ligg. alaria, die in der Regel nur bis 3 mm dick sind, mit einer Höhe bis zu 6 mm und einer Länge bis zu 10 mm können nur mit dünnen Untersuchungsschichten mit günstigem Signal-Rausch-Verhältnis und vertretbaren Untersuchungszeiten beurteilt werden (Abb. 11). Diese Forderungen werden nicht von allen Gerätetypen erfüllt.

Auch die Darstellung von Gefäßwanddissektionen mit der Magnet-Resonanz-Angiographie erfordert ebenso Voraussetzungen, die beim momentanen Entwicklungsstand mit einem Niederenergiegerät nicht erbracht werden können (11).

Tabelle 2 Differenzierung zwischen Blutung und Ödem in der MRT.

Signal	T1W	T2W
Normalgewebe	0	0
Ödem	0 (–)	+
Frische Blutung	0 (–)	– (0)
Subakute Blutung	+	+

T1W = T1-Wichtung; T2W = T2-Wichtung
+ = signalreich; – = signalarm; 0 = intermediäres Signal

Bei Schädigung der Nervenwurzeln hat sowohl die Myelographie als auch die Myelo-CT nach wie vor ihren Stellenwert. Die diagnostische Methode der Wahl ist jedoch die MRT, deren Aussage durch die zusätzliche i.v. Gabe von Kontrastmittel eine hohe diagnostische Sicherheit erreicht (6).

Nach einem Wirbelsäulentrauma kann in Einzelfällen noch nach einer langen Latenzzeit eine Verschlechterung der neurologischen Symptomatik eintreten. Spätschäden wie Myelomalazie, Atrophie oder Syringomyelie können ebenfalls mit der MRT mit hoher Wahrscheinlichkeit erkannt werden (7).

6.5 Schlußbemerkung

Die Entwicklung in der Diagnostik mit bildgebenden Verfahren ermöglicht es, neben den knöchernen Verletzungen auch Schädigungen des Halteapparates und der neuralen Strukturen darzustellen. Dies bedeutet aber, daß mehrere Untersuchungsverfahren zum Einsatz kommen, die es erlauben, die anatomischen Organstrukturen differenziert abzubilden.

Die Auswahl der diagnostischen Maßnahmen erfolgt nach Verletzungsart, klinischem Bild und differentialdiagnostischer Fragestellung. Nach wie vor ist die Röntgenaufnahme der HWS in 2 Ebenen die Basisuntersuchung, ergänzend können Zielaufnahmen, Spezialeinstellungen, Funktions-

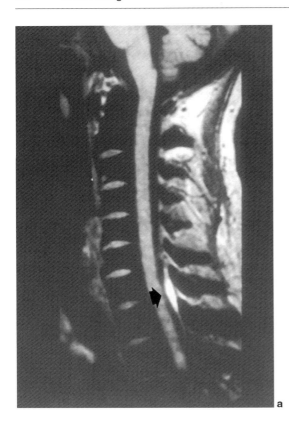
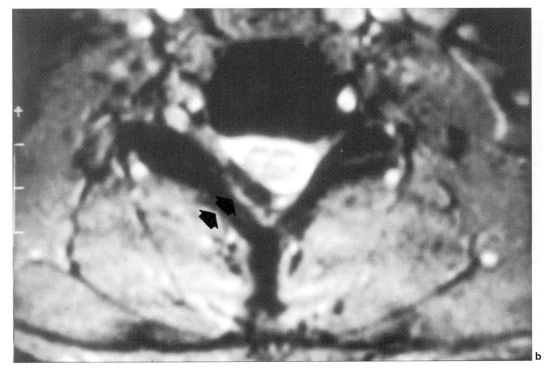

Abb. 9 a–b MRT
Epidurales Hämatom ←

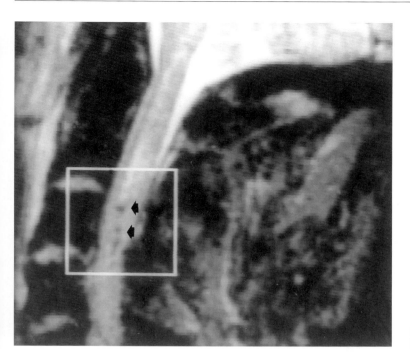

Abb. 10 MRT
Intramedulläre Blutung

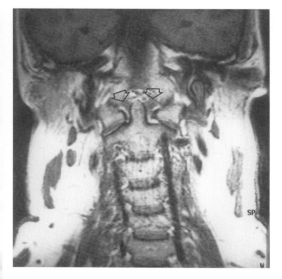

Abb. 11 MRT
Intakte Ligg. alaria

aufnahmen in konventioneller Röntgentechnik, Computertomographie (CT) ohne und mit Myelographie und mit zunehmender Tendenz die Magnetresonanztomographie (MRT) – beide Verfahren auch mit Funktionsdarstellung – erforderlich werden.

Der Stellenwert der MRT beim Schleudertrauma klassischer Definition ohne wesentliche organische Läsionen ist derzeit nicht definiert. Die anatomischen Gegebenheiten des kraniozervikalen Überganges mit geringen räumlichen Ausdehnungen erfordern dünne Untersuchungsschichten und differenzierte Untersuchungsprameter, die nicht mit allen Gerätetypen möglich sind, bzw. durch eine ungenügende Auflösung und durch Artefakte zu Fehlinterpretationen führen können.

Literatur

1. Bittner, R. C., R. Roßdeutscher: Leitfaden Radiologie, Fischer, Stuttgart, 1996
2. Denis, F.: Spinal Instability as Defined by the Three-Column Spine Concept in Acute Spinal Trauma. Clin. Orthop. 189 (1984) 65–76
3. Dvorak J., J. Hayek: Diagnostik der Instabilität der oberen Halswirbelsäule mittels funktioneller Computertomographie. Fortschr. Röntgenstr. 145 (1986) 582–585
4. Erdmann, H.: Die Schleuderverletzung der Halswirbelsäule. Die Wirbelsäule in Forschung und Praxis, Band 56. Hippokrates, Stuttgart 1973
5. Harris, J. H. jr., W. H. Harris, R. A. Novelline: The Radiology of Emergency Medicine, 3rd Edition, Williams & Wilkens, Baltimore, 1993

6. Hayashi, N., S. Yamamoto, T. Okubo, N. Yoshioka, I. Shirouzu, O. Abe, K. Ohtomo, Y. Sasaki, A. Nagano: Avulsion Injury of Cervical Nerve Roots: Enhanced Intradural Nerve Roots at MR Imaging. Radiology 206 (1998) 817–822
7. Kahn, T., V. Engelbrecht: Spinalkanal und Wirbelsäule, 365–411, in: Magnetresonanztomographie, 2. Auflage, Hrsg. M. Reiser, W. Semmler, Springer, Heidelberg, 1997
8. Nidecker, A., B. Pernus, J. Hayek, T. Ettlin: Das „Schleudertrauma" der HWS: Wert moderner bildgebender Verfahren. Schweiz. Med. Wochenschr. 127 (1997) 1643–1651
9. Rompe, G., A. Erlenkämper: Begutachtung der Haltungs- und Bewegungsorgane, 3. Auflage, Thieme, Stuttgart 1998
10. Ronnen, H. R., Ph. J. de Korte, P. R. G. Brink, H. J. van der Bijl, A. J. Tonino, C. L. Franke: Acute Whiplash Injury: Is there a Role for MR Imaging? – A Prospective Study of 100 Patients. Radiology 201 (1996) 93–96
11. Terwey, B.: Stellenwert der MRT bei kraniozervikalen Verletzungen unter Berücksichtigung der Feldstärke, Gerätegeometrie und Untersuchungstechniken. Persönliche Mitteilung 1998
12. Volle, E., P. Kreisler, H.-D. Wolff, M. Hülse, W. L. Neuhuber: Funktionelle Darstellung der Ligamenta alaria in der Kernspintomographie. Manuelle Medizin 34 (1996) 9–13
13. Volle, E. A. Montazem: Strukturdefekte der Ligamenta alaria in der offenen Funktionskernspintomographie. Manuelle Medizin 35 (1997) 188–193
14. Weissleder, R., M. J. Rieumont, J. Wittenberg: Primer of Diagnostic Imaging, 2nd Edition, Mosby, St. Louis, 1997

7 Ärztlich-therapeutische Begleitung und Basistherapie beim HWS-Schleudertrauma

B. Kügelgen

7.1 Einführung

Der nunmehr 45jährige Streit um das Schleudertrauma wird in die Medizingeschichte eingehen. Die Qualität der Argumente findet ihre Vorbilder in der Psychiatriegeschichte, dort führte vergleichbares ärztliches Verhalten bereits 1919 zu dem Buch „das autistisch-undisziplinierte Denken in der Medizin und seine Überwindung" des Schweizer Psychiaters Eugen Bleuler, des Erstbeschreibers der Schizophrenie. Liest man heute ein neurootologisches Gutachten über ein offensichtlich gar nicht stattgefundenes Schleudertrauma, so wird man durch dieses Gutachten, aber auch die sozusagen traditionellen Vorgutachten lebhaft an die Bleulersche Kritik erinnert. Dazu paßt der nicht gerade wohlwollende Kommentar zu den weltweit von 1980–1994 gezählten 10.036 Veröffentlichungen zum Thema Schleudertrauma, von denen sich gerade 62 als solide wissenschaftliche Arbeiten erwiesen (Spitzer et al. 1995). Bemerkenswert ist die parallele Entwicklung im Rückenmanagement. Weltweit haben sich große Arbeitsgruppen mit einem immensen Aufwand zu der sogenanten evidence based medicine bekannt und tradiertes Denken im Diagnostizieren und Therapieren kritisch hinterfragt. Die unglaubliche Beliebigkeit in den Diagnosen und in der sogenannten konservativen Therapie, die Unsicherheit zur Operation mit der Folge einer sehr großen Zahl an medizinischen Mißerfolgen sind als Mißstand identifiziert worden, wie sie in der Medizingeschichte und in weniger zivilisierten Ländern nie zu beobachten sind, und exzessiven Kosten (mindestens 32 Milliarden DM pro Jahr in der BRD, Kempel-Waibel A, Lühr-Giernalczyk C 1998); auf der anderen, der neuen Seite stehen nun recht schlichte Leitlinien, die sich in ersten Studien als überaus erfolgreich, preiswert und patientenfreundlich erweisen. Beim Schleudertrauma ist nicht die Frage, welches Lager recht hat und welchem Lager man sich zuschlägt, sondern ob wir nicht recht hilflos mit immer neuen Argumenten (Waffen) eine Schlacht schlagen, die nicht zu gewinnen ist.

Meine Frage lautet schlicht: Gibt es überhaupt beim Schleudertrauma ein schadenstypisches Verletzungsbild mit charakteristischen Beschwerden und Befunden ? Weichteilverletzungen sind jedem Arzt vertraut, ab einem bestimmten Ausmaß macht er eine Röntgenaufnahme, um eine knöcherne Verletzung auszuschließen. Wir pflegen beim Schleudertrauma den Unfallmechanismus in die Diagnose einzubeziehen. (Das ist bedeutend mehr als sich für den Unfallmechanismus zu interessieren.) Damit legen wir definitionsgemäß fest,

- daß es sich um eine non contact – Verletzung handelt,
- die am ehesten bei einem Heckaufprall geschieht,
- daß nennenswerte knöcherne Verletzungen nicht möglich sind (Keidel 1995, Moorahrend 1993).

Alle 3 Aussagen machen uns Probleme. Wenn jemand beim Laufen gegen ein Brett in Kopfhöhe stößt, erleidet er ein Kopf- **und** eine HWS-Verletzung, der tödliche Unfall der Skiläuferin Ulrike Mayer war ein typisches schwerstes Schädelhirn- und HWS-Trauma. Es ist die Unterstellung eines für einen bestimmten Unfallmechanismus typischen Schadensbildes, die dazu führt, daß schon der Unfallmechanismus und nicht erst Beschwerden und Befund zur Diagnose führen. Daraus folgt dann geradezu schon zwangsläufig, daß sich medizinische Sachverständige sehr für den Unfallmechanismus interessieren müssen. Das wiederum muß dazu führen, daß bald von Betroffenen und deren Rechstvertretern über die Ausweitung des Unfallmechanismus, dann grundsätzlich über das Krankheitsbild als solches diskutiert wird. Nicht einmal die Nomenklatur ist einheitlich (Übersicht bei Kamieth 1990). Die immer neue und kaum mehr überschaubare Vielfalt über Einteilungsversuche hat Schröter (1995) zusammengestellt. Es kann aber keine Schemata geben, wenn über das Krankheitsbild ganz grundlegende Differenzen bestehen. Dazu gehört auch ganz im Bleulerschen Sinne, daß Neuerungen eingeführt werden in die

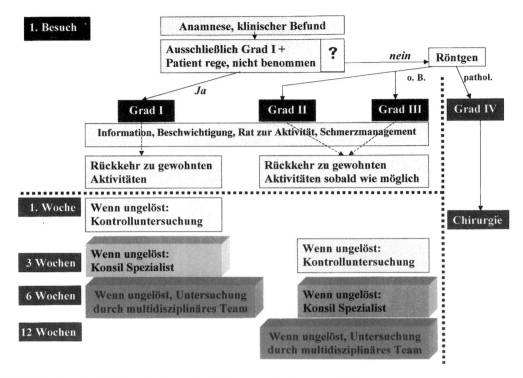

Abb. 1 Strategie beim Schleudertrauma (in Anlehnung an Spitzer et al. 1995).

Diskussion und konventionelles Denken disqualifiziert wird. Das haben vor Jahren die Manualmediziner versucht, heute machen es mit den gleichen Argumenten, aber neuen Apparaten die Neurootologen. 1995 erschien die Publikation der Quebec Task Force (Spitzer 1995), und diese Mitteilung kommentierte nicht nur die Publikationsflut, sondern enthielt ein Flußdiagramm, wie mit Schleudertrauma-Patienten („whiplash assoziierten Störungen") zu verfahren sei (s. Abb. 1). Zugrunde legten sie eine Einteilung dieser Störungen, also der Beschwerden und Befunde, nicht des Schleudertraumas, in 4 Schweregrade (s. Tab. 1) Vergleicht man dies mit dem Konsens zu den Leitlinien zum Rückenmanagement, so ergeben sich erstaunliche Parallelen (s. Abb. 2). Hieraus können sich sehr interessante Konsequenzen für das Management der Schleudertrauma – Patienten ergeben (s. u.).

7.2 Die HWS-Muskulatur

Neben der wie selbstverständlich unterstellten spezifischen Einwirkung eines Schleudertraumas auf die HWS mit einem vermeintlich eigenen Schadensbild ist wohl die Einschätzung der Muskelfunktionsstörungen ein weiteres wichtiges Problem. Vor einigen Jahren publizierte der Münchner HNO-Arzt Hartmut Sauer mehrere Arbeiten, in denen er sich mit einer „pseudosinogenen" Symptomatik nach ungeschickter Halswirbelsäulenmuskulatur-Massage befaßte. Dabei beschrieb er geradezu klassisch das sog. zervikoenzephale Syndrom (Sauer 1988, 1994). Die Interpretation seiner Beobachtungen war denn natürlich pseudoneurologisch, es wurden komplizierteste neuroanatomische und neurophysiologische Folgerungen gezogen. Hülse (1995) berichtete, daß bei seinen zervikalen Schwindelpatienten doch entgegen früheren Publikationen (Hülse 1983) der unsystematische Schwindel im Vordergrund stehe und eine auffällige Häufung einer Irritationszone auf der Höhe HWK 3 aufgefallen sei. In der täglichen Sprechstunde mit vielen Spannungskopfschmerzpatienten fällt auf, wieviele dieser Patienten eine vermehrte Palpationsempfindlichkeit der HWS-Muskeln haben und wie viele von ihnen über Schwindel, Tinnitus, Kopfdruck und psychische Symptome klagen, die häufig bei einer Kopfge-

Tabelle 1 Klassifikation des Schleudertraumas (in Anlehnung an Spitzer et a. 1995).

Grad	Klinik
Klassifikation der Schleudertrauma assoziierten Störungen	
0	Keine Nackenbeschwerden, keine klinischen Symptome
I	Nur Nackenbeschwerden als Schmerzen, Steifheit oder Berührungsempfindlichkeit, keine klinischen Symptome
II	Nackenbeschwerden und muskuloskeletale Symptome (a)
III	Nackenbeschwerden und neurologische Symptome (b)
IV	Nackenbeschwerden und Fraktur und Verschiebung
(a)	muskuloskeletale Symptome umfassen eingeschränkte Beweglichkeit und punktuelle Berührungsempfindlichkeit (Tender points)
(b)	neurologische Symptome umfassen abgeschwächte oder fehlende Eigenreflexe, Lähmungen und Sensibilitätsstörung (nicht aber polytope Mißempfindungen oder Schmerzen wie referred pain oder pseudoradikuläre Schmerzen)

Beschwerden und Störungen, die in allen Schweregraden auftreten können, sind
- Hörstörung
- Unsicherheit
- Tinnitus
- Kopfschmerzen
- Gedächtnisverlust
- Schluckbeschwerden
- Kiefergelenkschmerzen

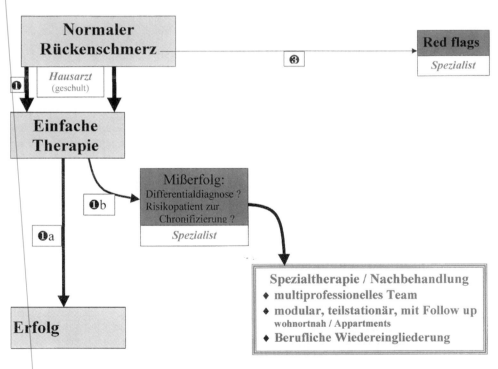

Abb. 2 Rückenmanagement nach neuen Leitlinien.

lenkmanipulation verschwinden, ebenso bei einer vorsichtig geführten Traktion. Diese allen chirotherapeutisch tätigen Ärzten geläufige Beobachtung schließt eine Zerstörung einer Struktur aus, also etwa eine Hirnstammschädigung als Ursache eines sog. zervikoenzephalen Syndroms (Kügelgen 1993) oder eine Zerstörung des vestibulocochleären Systems oder etwaige, als Ursache für derartige Beschwerden angeschuldigte zervikale Bandzerreißungen (z. B. Ligg. alaria). Sie ist geradezu der schlüssige Beweis für den funktionellen Charakter der Störungen; es gibt kein zervikoenzephales Syndrom bei der HWS-Distorsion (Kügelgen 1993). Untersucht man solche Patienten grob oder behandelt man sie sogar derb, klagen sie entweder gleich oder – häufiger – Stunden später, oft in der folgenden Nacht, über dann auftretende erhebliche Beschwerden, die nicht einer üblichen Verspannung entsprechen, sondern praktisch vollkommen dem sog. zerikoenzephalen Syndrom gleichen. Auch die Patienten mit Spannungskopfschmerzen und Patienten, wenn sie wenige Tage konsequent eine Schanzsche Krawatte getragen haben, bieten sehr ähnliche Beschwerden und Tastbefunde. Hier ist wichtig und passend die These von Moorahrend (1995), saß die Ruhigstellung der HWS mittels Schanzscher Krawatte die Rücknahme von Kopfbewegungen verstärkt und unterhält, zu einer Verkürzung der tiefen Nackenmuskeln führt, die Anzahl der tonischen Fasern vermindert und daher die falsche Therapie ist.

7.3 Die Therapie

7.3.1 Das Arzt-Patienten-Verhältnis

Die wichtigste Voraussetzung für eine erfolgreiche Therapie sind das Konzept des Arztes und die Arzt-Patienten-, ggf. Arzt-Patienten-Therapeuten-Beziehung. So unbestritten die Bedeutung dieser Beziehung ist, so wenig ist darüber zu erfahren, was diese Beziehung ausmacht, wie sie gefördert, wie sie verschlechtert werden kann. Der durchschnittliche Kenntnisstand der Ärzte in Kommunikation kann nur als ungenügend bezeichnet werden. Der Arzt-Patienten-Kontakt und die sich entwickelnde Arzt-Patienten-Beziehung ist so schwierig und zugleich so wichtig, daß es nicht verständlich ist, warum bis heute diese zentrale ärztliche Aufgabe der Begabung und den autodidaktischen Initiativen einzelner überlassen bleibt, aber sonst weder geschult wird noch in irgendeiner Weise qualitätsgesichert ist. Es ist vermessen zu glauben, als Arzt „könne man so etwas". Es gibt viele Publikationen und verschiedene Methoden über Arzt-Patienten-Beziehungen. Eine der erfolgreichsten ist das in den letzten Jahren zunehmend im Management und im Sport etablierte neurolinguistische Programmieren (NLP, s. z. B.

O'Connor J, Seymour J, 1998). Nach dem Herstellen einer einander annehmenden Beziehung (Rapport) wird der Patient da abgeholt, wo er ist (Pacing). Dann folgt allmählich das Lenken des Kranken (Leading). Nicht nur die Methode selbst, sondern schon das Reflektieren über eigenes Kommunikationsverhalten ist für jeden Arzt wichtig. Eine Ausbildung in NLP oder einer vergleichbaren Methode ist von überragender Bedeutung für die Arzt-Patienten-Beziehung besonders bei solch problematischen Patienten wie den Schleudertrauma-Verletzten.

Der Schleudertrauma-Patient ist ein anspruchsvoller Patient, was die Arzt-Patienten-Beziehung angeht. Der Unfall ist meistens fremdverschuldet, ein Verarbeiten als Kränkung ist der häufigere Fall; oft liegt ein Wegeunfall vor und der Verletzte wird angehalten, auch auf Kleinigkeiten zu achten und sich im Sinne der Beweissicherung zu verhalten. Hinzu kommt ein Umfeld, daß Anspruchsdenken legitimiert und bei dieser Verletzung Mißtrauen der Patienten gegenüber der ärztlichen Kunst geradezu herausfordert. Kommt nun noch eine etwas ungeschickte Haltung des Arztes dazu, ist der Arztwechsel kein Fehlverhalten, sondern die zwangsläufige und normale Reaktion des Kranken. So kann in wenigen Wochen ein Spannungsfeld entstehen, in dem der Patient mit seinen Beschwerden steht, seien sie unfall-, seien sie therapiebedingt (z. B. durch die Schanzsche Krawatte), voller Mißtrauen gegenüber sich widersprechenden und sich häufig gegenseitig herabsetzenden Ärzten und Therapeuten, der Versicherung, dem eigenen Rechtsanwalt, der gesammelten Laien-Literatur. Kaum ein Arzt oder Therapeut kann jetzt das Vertrauen des Verletzten noch gewinnen, aber auch der Kranke kann im Sinne des Selbstschutzes keinem mehr trauen. Er ist untherapierbar.

Im Gutachten werden verschiedene Auswege gesucht, diese Entwicklung quasi zu kompensieren. Einmal wird nach einem Vorschaden gesucht, eine verhängnisvolle Ansicht, widerspricht sie doch allem, was wir im neuen Rückenmanagement über die Aussagefähigkeit bildgebender Verfahren aussagen. Gerade die gute Therapierbarkeit von chronischen Fällen im Rückenmanagement mit den multimodalen Therapiekonzepten belegt die Unabhängigkeit vom Ausmaß morphologischer Anpassungsvorgänge an den aufrechten Gang: sie spielen überhaupt keine Rolle. Auch die These, daß eine einfache Distorsion nicht chronifizieren könne, es also zu einer Verschiebung der Wesensgrundlage gekommen sein müsse, der Verletzte also als neurotisch einzustufen sei, widerspricht allen Regeln psychiatrischer Diagnostik, auch dem Wissen über Verteilungen. Nichts spricht dafür, daß das Schleudertrauma bevorzugt neurotische oder Neurose gefährdete Menschen trifft. Alles spricht dafür, daß es sich um normale psychische Vorgänge auf ein sehr diskussionswürdiges Management handelt, die durch äußere Umstände wesentlich gefördert werden. Besonders problematisch erscheint mir, diesen Konflikt über die Eröffnung der Diskussion über eine „zumutbare Willensanstrengung" lösen zu wollen.

7.3.2 Die Strategie

Diese Entwicklung muß unter allen Umständen vermieden werden. Die Strategie kann nur sein, das Vertrauen des Verletzten direkt nach dem Unfall beim ersten Arztkontakt zu gewinnen und rasche Besserung anzustreben. Falls dies nicht gelingt, muß eine Eskalation geeigneter, dem Verletzten beim Erstkontakt angekündigter Maßnahmen einsetzen. Das Vorgehen richtet sich also nach Beschwerden, Befund und Verlauf sowie einer Zeitachse. Nach einer sorgfältigen Anamnese mit Abfragen von Beschwerden und Unfallerleben sowie klinischer Untersuchung, die die Palpation von Weichteilen selbstverständlich beinhaltet, was nicht zwingend eine Ausbildung in Manualtherapie verlangt, sind die Information und Beratung über angemessenes Verhalten die wichtigsten ärztlichen Maßnahmen. Dabei ist ein Konzept darzulegen. Fehlen Beschwerden und ein HWS-Befund, ist aber ein evtl. für ein Schleudertrauma geeigneter Unfallmechanismus, also besonders ein Heckaufprall gegeben, so gehört auch die Information dazu, daß kein Anhalt für ein Schleudertrauma vorliegt. Daß Annehmen eines Schleudertraumas ohne hinreichenden klinischen Grund ist ein schwerwiegender diagnostischer Fehler. Das Anlegen einer Schanzschen Krawatte ohne Anhalt für ein Schleudertrauma ist ein gleichwertiger therapeutischer Fehler. In jedem Fall muß der Patient engmaschig wiedergesehen werden, bei neuauftretenden Beschwerden (also z. B. Beschwerden nach freiem Intervall) oder Änderung der Beschwerden umgehend. Bei klinisch einzustufender Verletzung I–III ist das gleiche, aber etwas zeitversetzte Vorgehen indiziert, nur bei Grad II oder III ist eine umgehende radiologische Abklärung erforderlich. Ergibt die Röntgenuntersuchung einen Normalbefund, wird wie bei Grad I verfahren, sonst liegt Grad IV vor, der in der Versorgung eindeutig ist. (s. Abb. 1). Wichtigste Aufgabe ist die Information des Patienten über die gute Prognose und Verhaltensinstruktionen, insbesondere daß er keine Inaktivität wählt. Entscheidend ist die aktive Bewegung, soweit wie möglich, und die Rückkehr zu gewohnten Aktivitäten. Dem Verletzten muß auch erklärt werden, welch herausragende Rolle die Muskeln der Halswirbelsäule für Beschwerden und in der Therapie spielen und daß er diese Muskulatur nicht unterschätzen dürfe. Einfache Schmerzmittel und physikalische Maßnahmen, insbesondere kurzzeitige Eisanwendungen, sind hilfreich. Bei stärkeren Schmerzen und vor allem bei einem deutlichen Befund mit muskulärer Verriegelung der HWS kann eine kurzzeitige Entlastung und Fixierung unumgänglich sein. Die sollte dann aber konsequent sein, wobei der Entlastung von der Schwerkraft (= Bettruhe) wohl die größere Bedeutung zukommt als einer allenfalls intermittierend durchzuführenden HWS-Fixierung. (Hier besteht ein deutlicher Unterschied im Vorgehen gegenüber einem perakuten zervikalen Bandscheibenvorfall mit Nervenwurzelkompression.) Bei jeder Form der Inaktivität muß der Verletzte sofort und eindringlich informiert werden, daß diese Schonung anschließend eine intensive aktivierende Nachbehandlung verlangt, um die mit der Schonung eingetretenen Defizite auszugleichen und neuen Beschwerden zu bekämpfen. Alle intensiven Behandlungen beinhalten ein Heimprogramm und ein Follow up, also Nachuntersuchungen mit Verlaufskontrolle über einen längeren Zeitraum. Der Verletzte sollte grundsätzlich vor allen Untersuchungen sehr sparsam mit Schmerzmitteln umgeben. Die Befunde sind zu kennzeichnen, inwieweit sie unter Schmerzmitteln erhoben wurden. Grundsätzlich soll der Patient nicht betäubt werden, sondern lernen, daß er selber viel dazu beitragen kann, ob er stärkere oder schwächere Schmerzen hat. Dazu braucht er einen Restschmerz. Auch soll er sein Problem nicht an den Arzt delegieren, sondern eigene Kompetenz im Umgang mit seiner Verletzung mit ärztlicher und therapeutischer Hilfe gewinnen. Nimmt der Krankheitsverlauf nicht den gewohnten Verlauf, so ist sehr bald ein Spezialist aufzusuchen (Abb. 3), der die Differentialdiagnose überprüft und dann entweder eine Therapieempfehlung gibt oder ein sog. Assessment erstellt. Dafür wird der Verletzte von einem multiprofessionellen Team ca. einen halben Tag untersucht und nach seinen Defiziten ein individueller Therapieplan erstellt. Hierzu gehört obligat krankengymnastische, trainingstherapeutische und psychologische Kleingruppentherapie, hinzu kommen Einzelbehand-

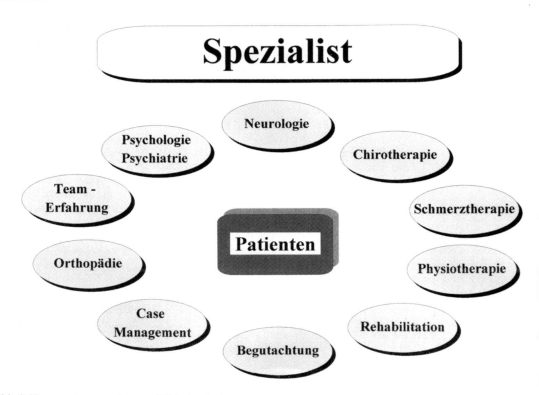

Abb. 3 Voraussetzungen des spezialisierten Arztes.

Tabelle 2 Multimodale Therapie – multiprofessionelles Team.

Arzt	Krankengymnast
Spezialist (fachübergreifend)	Muskuläre Rehabilitation
Arzt-Patienten-Beziehung	Rückengerechtes Verhalten
Entspannungstechniken	Manualtherapie
Teamleiter	Schmerztherapie
Patientenlehrer	
Case Manager	

	Trainingstherapeut
	Vegetative Roborierung
	Muskuläre Koordination

Psychologe	Muskuläre Kondition
Testdiagnostik	Gezielte Muskelfunktionsmessung
Kleine Psychotherapie	Muskeltrainingstherapie
Eignungsteste	
Krankheitsbewältigung	
Schmerzbewältigung	Sozialpädagoge
Motivationstechniken	Ergonomischer Arbeitsplatz
Verhaltensänderungen	Sozialrecht
	Hilfsmittel
	Berufskunde

Tabelle 3 Trennung akuter, kurzfristiger Rückenschmerzen von Problempatienten.

Akuter Schmerz = geringer Aufwand
- Zulassen der guten Spontanheilung
- Kein Verschleiß, sondern normale Anpassung
- Harmlose, lästige, meist flüchtige Störung
- Beachtung von Warnhinweisen („Red Flags")
- Bewegung soweit möglich, keine Ruhe
- Schmerzlinderung, keine Betäubung

Nach 4–8 Wochen = hoher Aufwand
- Spezialist, Assessment
- evtl. teilstationär oder stationär durch spezialisiertes multiprofessionelles Team
    - immer inkl. beruflicher Wiedereingliederung

Tabelle 4 Häufige Fehler beim Rückenmanagement und beim Schleudertrauma.

Häufige Fehler in der Therapie
- Überbewertung von Röntgen
- Diagnose „degenerativ" oder „Verschleiß"
- Schonungsverhalten der Kranken
- Schmerzbetäubung
- Delegation der Krankheit an Arzt
- Passives Patientenverhalten
- Chaotische Therapiekonzepte
- Selbstzufriedenheit durch Spontanheilung
- Zu lange Arbeitsunfähigkeit

lung, ärztliche Betreuung und sozialpädagogische Hilfen. Besonders die wichtigen Probleme der Krankheitsbewältigung, der unzureichenden muskulären Rehabilitation und des allgemeinen körperlichen Zustandes können gezielt durch Messungen identifiziert und gezielt angegangen werden. Voraussetzung ist eine sehr gute Schulung aller den Patienten in einer solchen hochspezialisierten Einrichtung betreuenden Mitarbeiter.

Wie beim Rückenmanagement spielen viele heute noch für unverzichtbar gehaltene Behandlungen auch beim komplizierten Schleudertrauma keine Rolle mehr, im günstigen Falle weil sie nicht weiterhelfen, im ungünstigen Falle weil sie schaden. Am schlimmsten erscheint das lange Tragen einer Schanzschen Krawatte, passive Betäubungen (ärztliche Injektionen) und wiederholte Röntgenuntersuchungen mit allen möglichen für wichtig gehaltenen Informationen.

7.3.3 Organisation

Besonders die Berufsgenossenschaften sollten dafür sorgen, daß die Primärversorgung in der beschriebenen Weise verbessert wird, dies gilt ganz besonders für die Weiterqualifizierung in Kommunikationstechniken. Auch sind hochspezialisierte Einrichtungen zwingend erforderlich, in denen die sich abzeichnenden Problemfälle vorgestellt, durchuntersucht und ggf. auch behandelt werden können. Der beste Weg, den Streit über das Schleudertrauma zu beenden, führt nicht zu immer neuen und teuren Studien, sondern über den Nachweis des Erfolges des hier beschriebenen Procederes. So ist die mehrwöchige Bettruhe nach der Commotio cerebri abgeschafft worden, und so hat sich das Wissen über den Helicobacter durchgesetzt. Voraussetzung ist allerdings eine ergebnisorientierte Untersuchung mit einem qualifizierten Team und mit strengen Zugangskriterien. Vor einer Compactkur für Schleudertrauma-Patienten kann nicht eindringlich genug gewarnt werden.

Literaturverzeichnis

1. Bleuler, E.: (1919) Das autistisch-undisziplinierte Denken in der Medizin und seine Überwindung. 5. Neudruck der 5. Aufl. Springer, Heidelberg
2. Hildebrandt et al.: Das Göttinger Rücken Intensiv Programm (GRIP) – ein multimodales Behandlungsprogramm für Patienten mit chronischen Rückenschmerzen. Der Schmerz: 10 (1996): 190,-203, 237–253, 326–344, 11 /(1997): 30–41
3. Kamieth, H.: (1990) Das Schleudertrauma der Halswirbelsäule. In: Schultz KP (Hrsg) Die Wirbelsäule in Forschung und Praxis. Bd 111. Hippokrates, Stuttgart
4. Keidel, M.: (1995) Der posttraumatische Verlauf nach zervikozephaler Beschleunigungsverletzung. Klinische, neurophysiologische und neuropsychologische Aspekte. In: Kügelgen B (Hrsg) Neuroorthopädie 6 – Distorsion der Halswirbelsäule. Springer, Heidelberg.
5. Kempel-Waibel, A., Lühr-Giernalczyk, C.: (1998) Was kostet uns der Rücken? In: Kügelgen, B., Hildebrandt, J. (Hrsg.) Neuroorthopädie 8: Konsens verschiedener Leitlinien zum Rückenmanagement. Zuckschwerdt, München.
6. Kügelgen, B.: (1993) Das posttraumatische zervikoenzephale Syndrom. In: Böcker F, Kügelgen B, Skiba N (Hrsg) Neurotraumatologie. Springer, Heidelberg.
7. Kügelgen, B.: (Hrsg) Neuroorthopädie 7: Operationsindikation, BVK 2108–2110 (1998). Springer, Heidelberg
8. Moorahrend, U.: (1993) Die Beschleunigungsverletzungen der Halswirbelsäule (mit interdisziplinärem Konsens). Fischer, Stuttgart
9. O'Connor, J., Seymour, J.: (1998) Neurolinguistisches Programmieren: Gelungene Kommunikation und persönliche Entfaltung. Verlag für Angewandte Kinesiologie, Freiburg im Breisgau

10. Sauer, H.: (1988) Halsbedingte myoneuralgische Irritationsbeschwerden, ein Vorschlag zur Therapie durch den HNO-Arzt. Laryng Rhinol Otol 67: 96–99
11. Sauer, H.: (1994) Das Postmassagesyndrom. Europ Arch of Oto-Rhin-Laryngology Suppl. II, S. 221–222
12. Schröter, F.: (1995) Bedeutung und Anwendung verschiedener Einteilungsschemata der HWS – Verletzungen. In: Kügelgen B (Hrsg) Neuroorthopädie 6. Springer, Heidelberg – Berlin
13. Schuller, E., Eisenmenger, W.: (1993) Die verletzungsmechanische Begutachtung des HWS-Schleudertraumas. Unfalls- und Sicherheitsforschung. Straßenverkehr 89: 193–196
14. Spitzer, W. O. et al.: (1995) Scientific Monograph of the Quebec Task Force on Whiplash – Associated Disorders: Redefining „Whiplash" a d ist Management. Spine, Vol. 20, Number 8 S

8 Beweisanforderungen im Haftpflichtverfahren aus der Sicht des Richters

H. Lemcke

In meiner Funktion als Vorsitzender eines Fachsenats für Haftpflichtsachen bekomme ich alle paar Wochen neu den Fall zur Entscheidung auf den Tisch, daß sich nach einem Verkehrsunfall – zumeist nach einem passiv erlittenen leichteren Auffahrunfall – aus einem „HWS-Schleudertrauma" ein massiver Dauerschaden mit erheblichen physischen und – neuerdings stark zunehmend – auch psychischen Dauerbeschwerden entwickelt haben soll, nicht selten verbunden mit einer dauernden Erwerbsunfähigkeit. Es geht dann immer um sehr viel Geld, und die Akten sind in der Regel alt und umfangreich, vor allem auch deshalb, weil sie zumeist zahlreiche medizinische Gutachten nahezu aller Fachrichtungen enthalten. Dabei ist es fast immer so, daß sich die Gutachter heftig widersprechen und daß vor allem die Kläger selbst immer wieder neue Gutachten und Atteste vorlegen können, nach denen sie sich in einem beklagenswerten gesundheitlichen Zustand befinden und nach denen dieser Zustand Unfallfolge ist.

Ihr jetziger Zustand ist oft wirklich beklagenswert. Diese Kläger sind zwar zumeist psychisch sehr labil, aber in der Regel keine Simulanten. Irgendwie ist bei ihnen zumindest in zeitlichem Zusammenhang mit dem Unfall der Startschuß gefallen zu einer eindrucksvollen Krankenkarriere; irgendwann haben die anfangs eher geringen Unfallfolgen offenbar begonnen, eine Eigendynamik zu entwickeln.

Als Richter der 2. Instanz sind wir mit diesen Fällen immer erst Jahre nach dem Unfall und erst dann befaßt, wenn diese Katastrophe längst eingetreten ist. Verfolgt man diese Fälle an ihren Anfang zurück, zeigt sich immer wieder, daß offensichtlich hier, ganz am Anfang, vieles nicht genügend ernst genommen, vieles versäumt, vieles schiefgelaufen ist.

So ist in diesen Prozessen häufig gar nicht mehr im Streit, ob der Kläger bei dem Unfall verletzt worden ist, sondern nur noch, ob diese Verletzung ausgeheilt ist oder nicht oder ob sich aus der Primärverletzung evtl. sogar ein körperlicher oder psychischer Dauerschaden entwickelt hat. Dann müssen wir Zivilrichter aber vom Eintritt dieser Primärverletzung ausgehen, selbst wenn nach den vorgelegten Fotos von den Unfallfahrzeugen die biomechanische Einwirkung auf den Insassen offenbar nur gering gewesen ist und eigentlich eine organische Verletzung gar nicht eingetreten sein kann. In diesem Falle dürfen wir auch dem eingeschalteten medizinischen Sachverständigen nur noch Fragen zum Heilungsverlauf und zu fortbestehenden Unfallfolgen stellen. Denn im Zivilprozeß sind die Parteien die Herren des Verfahrens; sie entscheiden darüber, von welchem Sachverhalt wir auszugehen haben und inwieweit wir ihn überprüfen sollen. Wenn es der verklagte Haftpflichtversicherer also versäumt, die Primärverletzung zu bestreiten, haben sowohl wir als auch der eingeschaltete Sachverständige von ihrem Vorhandensein auszugehen; andernfalls könnten sowohl wir als auch der Sachverständige als befangen abgelehnt werden.

8.1 Die Feststellung des Erstkörperschadens

Wer nach einem Verkehrsunfall auch wegen einer angeblich dabei erlittenen Verletzung Ersatzansprüche geltend machen will, muß den Eintritt der Verletzung nachweisen, wenn der Gegner sie bestreitet. Behauptet er, ein „HWS-Schleudertrauma" erlitten zu haben, muß er zwar nicht nachweisen, daß im Bereich der HWS unfallbedingt eine Verletzung im Sinne einer Strukturveränderung eingetreten ist. Denn aus juristischer Sicht ist die Befindlichkeitsbeeinträchtigung die Körperverletzung, nicht deren Ursache, das morphologische Substrat. Das folgt daraus, daß aus juristischer Sicht nicht die Materie, sondern die körperliche Befindlichkeit das geschützte Rechtsgut ist.[1] Diese Befindlichkeitsbeeinträchtigung darf aber (jedenfalls wenn sie nicht wie z. B. bei einer Ohrfeige vorsätzlich, sondern wie z. B. bei einem Verkehrsunfall nur fahrlässig zugefügt worden ist), nicht nur ganz unwesentlich sein.[2] Vor allem aber muß diese nicht ganz unwesentliche Befindlichkeitsbeeinträchtigung im Wege des sogenannten Vollbeweises nach § 286 ZPO nachgewiesen werden, d. h. ihr Vorliegen muß mit an Sicherheit grenzender Wahrscheinlichkeit feststehen; auch eine erhebliche Wahrscheinlichkeit reicht insoweit (anders als im Sozialversicherungsrecht[3]) nicht aus.

1. Das hat bereits Bedeutung für die Tätigkeit des erstbehandelnden Arztes. Als Therapeut darf und muß er schon dann, wenn ein ernsthafter Verletzungsverdacht besteht, evtl. vorbeugend Behandlungsmaßnahmen einleiten, und die dadurch entstehenden Kosten sind von den zuständigen Kostenträgern zu tragen. Soll er aber die Körperverletzung attestieren, muß er beachten, daß er jetzt als Gutachter tätig werden soll, u.zw. dann, wenn das Attest zur Geltendmachung von Schadensersatzansprüchen verwendet werden soll (zur Vorlage beim Arbeitgeber oder bei einem Sozialversicherungsträger ist es wieder anders), als Gutachter in einem Haftpflichtfall. Jetzt reicht ein bloßer Verletzungsverdacht nicht aus, jetzt muß die Verletzung mit an Sicherheit grenzender Wahrscheinlichkeit feststehen. Dafür genügen jedenfalls allein Schmerzäußerungen des Patienten nicht, selbst dann nicht, wenn sie aufgrund der Unfallschilderung durchaus plausibel und glaubhaft sind. Die gutachterliche Aussage, daß geklagte Beschwerden tatsächlich vorliegen, setzt die Feststellung entsprechender Anknüpfungs- oder Befundtatsachen voraus; allenfalls sind dem Arzt als Gutachter noch Rückschlüsse aus entsprechenden Regelverläufen erlaubt.[4]

Kann der erstbehandelnde Arzt die geklagten Beschwerden nicht objektivieren, darf er aus juristischer Sicht[5] allenfalls eine Verdachtsdiagnose attestieren (z. B.: „Patient gibt an, einen Auffahrunfall erlitten zu haben, er klagt über Nackenbeschwerden; es besteht der Verdacht auf eine HWS-Verletzung"). Natürlich wird die gegnerische Versicherung dann nicht so ohne weiteres bereit sein, den geltend gemachten Personenschaden zu regulieren. Es ist aber unser aller Schicksal, auch berechtigte Forderungen nur dann realisieren zu können, wenn wir die erforderlichen Nachweise erbringen können. Es ist nicht Sache des erstbehandelnden Arztes, die Beweisnot des Patienten durch ein Gefälligkeitsattest auszugleichen.

Abgesehen davon sollte auch der erstbehandelnde Arzt sich dessen bewußt sein, daß er mit einem derartigen Attest evtl. den Anstoß gibt für eine am Ende fürchterliche Krankenkarriere mit allenfalls geringen physischen, aber hohen psychischen Anteilen.[6] Denn mit diesem Attest hat der Patient es schwarz auf weiß, daß er bei dem Unfall verletzt worden ist, und ein Teufelskreis beginnt sich zu drehen: Künftige Beschwerden werden bewußter erlebt und nur noch im Zusammenhang mit dem Unfall gesehen; der jetzt beginnende „Kampf" mit dem Versicherer um das vermeintliche Recht wird immer schärfer ausgetragen, und mit der Schärfe und Dauer (und vielleicht – evtl. bewußtseinsfern – mit der erwachenden Begehrlichkeit) steigen die subjektiven Beschwerden, zumal die nunmehr als Gutachter eingeschalteten Ärzte zu der Frage, ob die geklagten Beschwerden vorliegen und ob sie unfall- oder schicksalsbedingt sind, oft zu unterschiedlichen Ergebnissen gelangen und dadurch ungewollt die psychische Belastung weiter steigern. Ich bin davon überzeugt, daß von den uns auf den Tisch kommenden inzwischen auf der psychischen Ebene völlig entgleisten Fällen mancher vermieden worden wäre, wenn der erstbehandelnde Arzt dem Patienten, statt ihm das Attest auszustellen, seine Ängste genommen und ihm klargemacht hätte, daß er ihn zwar vorbeugend für einige Tage krankschreibt, daß aber tatsächlich mit hoher Wahrscheinlichkeit nichts passiert ist und daß die bestehenden geringen Irritationen voraussichtlich in wenigen Tagen abgeklungen sein werden.

In der Vergangenheit haben Versicherungen, Anwälte und Richter das Attest mit der Diagnose „HWS-Schleudertrauma" weitgehend als Beleg für eine erlittene Verletzung hingenommen. Inzwischen haben sich die Verhältnisse aber geändert. Weil die Zahl der Fälle, insbesondere auch der Fälle, in denen sich aus einem leichteren „HWS-Schleudertrauma" ein massiver Dauerschaden mit hohen Folgekosten entwickelt haben soll, dramatisch angestiegen ist, sind viele Versicherer z. B. dazu übergegangen, das Attest mittels entsprechender Fragebogen zu hinterfragen, um auf diese Weise näher abzuklären, ob der Arzt tatsächlich irgendwelche Befunde erhoben hat oder ob seine Diagnose lediglich auf den Angaben des Patienten beruht.

2. Lehnt der Versicherer die Anerkennung des Erstkörperschadens ab und kommt es deshalb zum Prozeß, muß der Kläger die Verletzung beweisen. Insoweit geht es nicht um eine mathematische und auch nicht um eine medizinisch-naturwissenschaftliche Sicherheit, sondern aus juristischer Sicht um eine Wahrscheinlichkeitsbetrachtung. Erforderlich ist aber eine an Sicherheit grenzende

Wahrscheinlichkeit, allein eine erhebliche Wahrscheinlichkeit reicht noch nicht aus. Insoweit ist zwar, wie bereits gesagt, nicht der Nachweis einer Strukturveränderung erforderlich, erst recht nicht der Nachweis einer Strukturveränderung über ein bildgebendes Verfahren. Andererseits reicht aber ein allein aufgrund der Angaben des Patienten gewonnenes diffuses Beschwerdebild sicher auch nicht aus.

Wichtigster (nicht alleiniger) Parameter ist dabei das Maß der biomechanischen Einwirkung auf den Körper. Je höher das Maß der Einwirkung, desto größer wird die Wahrscheinlichkeit, daß eine Verletzung eingetreten ist; je geringer das Maß der Einwirkung, desto geringer wird diese Wahrscheinlichkeit. Die Erfahrungen aus den millionenfachen Skooter-Kollisionen auf Jahrmärkten lassen den Schluß zu, daß die dort auftretenden biomechanischen Belastungen der HWS in der Regel schadlos überstanden werden – wenn sich nicht aus der psychischen Zusatzbelastung, die bei einem realen Verkehrsunfall hinzutritt und auf die ich noch eingehen werde, eine andere Beurteilung ergibt. Allein unter biomechanischen Aspekten ist der Aussagewert dieser Vergleichsbetrachtung aber sehr hoch, weil hier alle Altersgruppen (z. B. auch der Großvater mit seinem Enkel) beteiligt sind und weil hier Stöße aus allen Richtungen und bei jeder nur denkbaren Kopfhaltung vorkommen, u.zw. nicht nur erwartete, sondern auch nicht erwartete Stöße; prinzipiell ist der Insasse in einem Skooter sogar gefährdeter als in einem Kfz, weil im Skooter die Kopfstütze fehlt und weil der Skooteraufprall konstruktionsbedingt härter ist als der Kfz-Aufprall. Daß die aus dem Skooter-Vergleich gezogenen Schlüsse auf den Kfz-Unfall übertragen werden können, zeigen die aus den Crash-Versuchen gewonnenen Erfahrungen.

Insgesamt rechtfertigen diese Erfahrungen den Schluß, daß bei einer kollisionsbedingten Geschwindigkeitsänderung von bis zu 10 km/h allein unter biomechanischen Aspekten normalerweise nichts passiert sein kann (sog. Harmlosigkeitsgrenze).[7] Hiervon gehen auch zunehmend die Gerichte aus.[8] Liegt die biomechanische Einwirkung unterhalb dieser Harmlosigkeitsgrenze, tendiert die Wahrscheinlichkeit, daß dennoch etwas passiert ist, gegen Null. Zwar hat der Geschädigte aus juristischer Sicht auch jetzt noch immer die Möglichkeit, den Nachweis zu führen, daß bei ihm dennoch eine Verletzung eingetreten ist, z. B. deshalb, weil er mit dem Kopf irgendwo (außerhalb der Kopfstütze) angestoßen ist, oder auch wegen der bereits angesprochenen psychischen Zusatzbelastung, auf die ich noch eingehen werde. Weil aber eine an Sicherheit grenzende Wahrscheinlichkeit erforderlich ist, bedarf es dann schon massiver sonstiger Anhaltspunkte, die für eine Verletzung sprechen. Insbesondere reichen dann auch Befunde wie z. B. eine Steilstellung der HWS nicht aus, weil ein großer Anteil der Bevölkerung eine solche auch ohne Unfall hat.[9] Erst recht reichen m. E. dann auch allein Zeugenaussagen über Schmerzäußerungen des Geschädigten nach dem Unfall nicht aus, um trotz der medizinisch-technischen Erkenntnisse die Feststellung zu treffen, daß der Geschädigte bei dem Unfall eine nicht unerhebliche, den Tatbestand der Körperverletzung ausfüllende Befindlichkeitsbeeinträchtigung erlitten hat.[10] Zwar teile ich die Auffassung, daß allein daraus, daß auch mit den modernsten bildgebenden Untersuchungsmethoden keine Strukturveränderung darstellbar ist, noch nicht zwingend folgt, daß dann auch nichts passiert sein kann. Von denjenigen, die auch bei geringer biomechanischer Einwirkung und trotz fehlender Bildnachweise eine Verletzung erkennen zu können glauben (z. B. eine auf nervös-reflektorischem Wege ausgelöste Blockierung[11]), erwarte ich dann aber als Richter auch eine Anwort darauf, warum diese Verletzung z. B. beim Skooter-Aufprall trotz gleicher biomechanischer Einwirkung nicht auftritt und warum auch der Auffahrende (zu jedem Auffahrunfall gehören schließlich zwei Beteiligte) von solchen Verletzungen offenbar verschont bleibt.

3. Allerdings ist zu beachten, daß die biomechanische Einwirkung auf den Körper zwar ein wichtiger, aber nicht der alleinige Parameter ist. Durch einen Unfall kann z. B. eine organische Verletzung auch ohne jede biomechanische Einwirkung ausgelöst werden. So kann z. B. durch einen Verkehrsunfall der (bereits herzkranke) Geschädigte, obwohl körperlich unverletzt, so in Erregung versetzt werden, daß er einen Herzinfarkt erleidet; auch für diese rein psychisch vermittelte Unfallfolge hätte der Schädiger einzustehen (sogen. psychisch vermittelte Kausalität).[12] Denn haftungsrechtlich hat er den Geschädigten so hinnehmen, wie er ist; er hat insbesondere keinen Anspruch darauf, so gestellt zu werden, als hätte er einen Gesunden geschädigt.[13] Nicht anders wäre es, wenn der Geschädigte ohne jede biomechanische Einwirkung allein durch das Miterleben eines schweren Unfalls psychisch erkrankt. So hat der BGH z. B. einem Kraftfahrer, der schuldlos einen unvorsichtig auf die Fahrbahn laufenden Fußgänger angefahren hatte und anschließend, weil der

Fußgänger bei dem Unfall zu Tode gekommen war, an einer Konversionsneurose erkrankte, wegen dieser ohne jede biomechanische Einwirkung erlittenen psychischen Verletzung Ersatzansprüche gegen die Erben des Fußgängers und dessen Haftpflichtversicherer zugebilligt.[14] Ebenso steht der Mutter, die miterleben muß, wie ihr auf die Fahrbahn laufendes Kind überfahren und verletzt oder gar getötet wird und die deshalb psychisch erkrankt, ein Ersatzanspruch gegen den Schädiger zu (psychisch vermittelter Schockschaden).

Bei unfallbedingten psychischen Reaktionen ist aber zu beachten, daß diese juristisch nur dann den Tatbestand der Körper- oder Gesundheitsverletzung erfüllen, wenn sie Krankheitswert haben, pathologisch sind. Die Mutter, die den Unfall ihres Kindes miterlebt, ist juristisch nur dann „verletzt", wenn die bei ihr ausgelösten psychischen Reaktionen über diejenigen hinausgehen, die typischerweise mit einem starken Negativerlebnis verbunden sind (z. B. Trauer, Bestürzung, Aufregung); hierin verwirklicht sich nur das allgemeine Lebensrisiko.[15] Zudem darf die psychische Reaktion nicht durch eine Bagatelle ausgelöst werden; dann fehlt der „haftungsrechtliche Zurechnungszusammenhang".[16] In beiden Fällen scheidet eine Haftung des Schädigers aus.

Das gilt auch in Bezug auf den (nicht traumatischen) „Unfallschock". Wer infolge des Unfalls „zu Tode erschrocken" ist, wer, weil ihm „der Schreck in die Glieder gefahren ist", mit „weichen Knien" aus dem Auto aussteigt, wem infolge des Unfalls „das Herz bis zum Halse schlägt", wer infolge des Unfalls auch in den nächsten Tagen noch emotional erschüttert ist, ist allein damit noch nicht „verletzt". Diese psychischen Reaktionen gehören noch mit zum allgemeinen Lebensrisiko und sind deshalb entschädigungslos hinzunehmen. Anders wäre es wohl, wenn medizinisch die Diagnose „akute Belastungsreaktion" nach ICD 10 (F43.0) gerechtfertigt wäre. Deren Voraussetzungen dürften aber nach einem relativ harmlosen Auffahrunfall in der Regel nicht erfüllt sein.[17] Selbst wenn sie erfüllt sind, scheidet eine Haftung aus, wenn sie durch eine Bagatelle ausgelöst worden sind.

Im Ergebnis erfüllt also der „Unfallschock" juristisch noch nicht den Tatbestand der Körper- oder Gesundheitsverletzung, wenn er im wesentlichen aus nicht pathologischen psychischen und allenfalls geringen physischen Befindlichkeitsbeeinträchtigungen besteht; es mag dann zwar bereits Behandlungsbedarf bestehen, ein Anspruch auf Schadensersatz besteht aber allein damit noch nicht. Das sollte auch bereits der erstbehandelnde Arzt beachten, wenn er vor der Frage steht, ob er die Körperverletzung attestieren kann; häufig wird das nach einem passiv erlittenen Auffahrunfall geklagte Beschwerdebild im wesentlichen auf nicht pathologischen und damit juristisch nicht relevanten psychischen Befindlichkeitsstörungen beruhen.

4. Allerdings ist auch noch zu beachten, daß ein letztlich banales Ereignis evtl. als Katastrophe erlebt wird; wir müssen unterscheiden zwischen Ereignis und Erlebnis.[18] Bei Skooter-Kollisionen und auch bei Crash-Versuchen wissen die Teilnehmer vorher, daß es nicht wirklich gefährlich werden wird. Dagegen erlebt das Unfallopfer den realen Unfall u. U. auch dann, wenn er letztlich harmlos ausgeht, vorübergehend als lebensbedrohend mit der Folge, daß evtl. alle uns eingegebenen Funktionen, die in Augenblicken der Lebensgefahr unser Überleben sichern sollen, anspringen. Bisher ist nicht hinreichend geklärt, ob nicht auch bei geringer biomechanischer Einwirkung diese psychische Zusatzbelastung und die durch sie evtl. ausgelöste Schreckreaktion eine „Verletzung" verursachen kann. Gegen die Annahme, daß sie von wesentlichem Einfluß ist, spricht die Tatsache, daß der Auffahrende, der in der Regel einer mindestens ebenso hohen psychischen Zusatzbelastung ausgesetzt ist, meistens unverletzt bleibt. Dennoch halte ich es für möglich, daß z. B. derjenige, der auf der Autobahn staubedingt anhalten muß und im Rückspiegel einen Laster auf sich zurasen sieht, sich vorübergehend in Lebensgefahr wähnt und psychisch oder körperlich darauf reagiert, selbst wenn es dem Lkw-Fahrer letztlich noch gelingt, die Geschwindigkeit so weit herabzusetzen, daß der Anstoß banal ist.

Das alles zeigt aber nur, daß es trotz geringer biomechanischer Einwirkung aus anderen Gründen zu einer Verletzung kommen kann. Deshalb sollte sich weder der technische noch der medizinische Gutachter zu der Aussage verleiten lassen, im zu beurteilenden Fall sei der Eintritt einer Verletzung wegen zu geringer biomechanischer Einwirkung „ausgeschlossen". Der Verletzungsnachweis ist weiterhin möglich, aber praktisch kaum noch zu führen.

8.2 „HWS-Schleudertrauma" und Dauerfolgen

Ist die Primärverletzung unstreitig oder bewiesen, und wird nur noch darum gestritten, ob sie ausgeheilt ist oder nicht oder ob sich aus ihr evtl. sogar körperliche oder psychische Folgeschäden entwickelt haben, steht der Geschädigte als Anspruchsteller insgesamt wesentlich günstiger da.

1. Im Hinblick auf die Beweisanforderungen ist jetzt zu beachten, daß dem Kläger jetzt die Beweiserleichterungen des § 287 ZPO zugute kommen; hier reicht eine erhebliche Wahrscheinlichkeit aus.[19] Wem es gelungen ist, den Nachweis zu führen, daß ihn ein anderer durch ein haftungsbegründendes Verhalten verletzt hat, der soll es nach dem Willen des Gesetzgebers beim Nachweis des Schadensumfangs leichter haben.[20]

Auf die HWS-Problematik bezogen bedeutet das: Wenn unstreitig oder bewiesen ist, daß der Geschädigte bei dem Unfall eine HWS-Verletzung erlitten hat, ist für die weiteren Fragen – Verletzungsumfang, Ausheilung oder fortbestehende Beschwerden, Dauerschaden, physischer oder psychischer Folgeschaden – das Beweismaß herabgesenkt; jetzt reicht es bereits aus, wenn ihr Vorhandensein und ihre unfallabhängige Entstehung deutlich wahrscheinlicher sind als ihr Fehlen oder ihre unfallunabhängige Entstehung.[21]

Das muß auch bei der medizinischen Begutachtung beachtet werden. Es besteht hier die Gefahr, daß der Sachverständige dem Geschädigten die gesetzlichen Beweiserleichterungen wieder nimmt, indem er den strengeren medizinisch-naturwissenschaftlichen Beweismaßstab anlegt.

Weil für die Frage, ob eine zunächst unfallbedingt eingetretene HWS-Verletzung ausgeheilt ist oder nicht, die Beweisanforderungen herabgesenkt sind, können hier eher als beim Nachweis des Erstkörperschadens auch Umstände allgemeiner Art Berücksichtigung finden. Wenn z. B. der Kläger bis zum Unfall nachweislich beschwerdefrei gewesen ist und seit dem Unfall nachweislich weiter andauernde Beschwerden hat, kann dieser Umstand hier eher mitberücksichtigt werden als beim Nachweis des Erstkörperschadens. Dieses gilt auch für die Berücksichtigung noch nicht gesicherter medizinischer Erkenntnisse. Andererseits muß auch hier zumindest eine deutlich höhere Wahrscheinlichkeit dafür sprechen, daß der Kläger die anhaltenden Beschwerden ohne den Unfall nicht hätte; kann der medizinische Sachverständige diese deutlich höhere Wahrscheinlichkeit nicht bejahen, ist der Nachweis nicht geführt.

Die unterschiedlichen Beweisanforderungen sollte der Richter bereits in seinem Beweisbeschluß verdeutlichen. Hat der Sachverständige Schwierigkeiten, die gestellten Beweisfragen richtig zu verstehen, sollte er nachfragen; der im Jahre 1990 neu geschaffene § 404a ZPO gibt dem Richter ausdrücklich auf, vor und während der Gutachtenerstattung intensiver als bisher mit dem Sachverständigen zusammenzuarbeiten, ihn evtl. schon vor der Formulierung der Beweisfragen zu hören und ihm auf Verlangen den Auftrag zu erläutern.

2. Im Hinblick auf die materiell-rechtlichen Anforderungen ist zu beachten, daß der Schädiger grundsätzlich für alle physischen und psychischen Auswirkungen der von ihm verursachten Verletzung haftet.[22] Selbst für – bei HWS-Beschwerden offenbar gar nicht seltene[23] – Therapieschäden hat der Schädiger in der Regel einzustehen[24]; es stellt sich dann allenfalls die Frage, ob der Arzt für diese als Zweitschädiger mithaftet.

Das gilt auch dann, wenn der Geschädigte psychisch besonders labil ist.[25] Allerdings wird bei psychischen Folgeschäden in Extremfällen der „haftungsrechtliche Zurechnungszusammenhang" und damit die Haftung verneint, z. B. dann, wenn sich bei dem Geschädigten unfallbedingt eine Begehrensneurose entwickelt, aber auch dann, wenn eine neurotische Erkrankung durch einen Bagatellunfall ausgelöst wird. Letzteres kann z. B. auch dann in Betracht kommen, wenn sich aus einem Bagatellunfall mit allenfalls leichtester HWS-Verletzung eine massive psychische Erkrankung entwickelt.[26]

Schließlich haftet der Schädiger auch für eine unfallbedingte Verschlimmerung vorhandener Vorschäden sowie für solche Schäden, die sich nur deshalb einstellen, weil der Geschädigte eine konstitutionelle Schwäche hatte.[27] Der Schädiger haftet also auch für eine unfallbedingte Verschlimmerung bestehender HWS-Beschwerden und deren Folgen. Es kommt hier nicht auf die „richtunggebende Verschlimmerung" an, sondern allein darauf, ob es dem Geschädigten ohne den Unfall mit erheblicher Wahrscheinlichkeit gesundheitlich besser ginge (für das Schmerzensgeld) und ob er ohne den Unfall geringere Schäden (z. B. geringere Erwerbsschäden) erlitten hätte.[28]

3. Zu beachten ist, daß im Recht der gesetzlichen Unfallversicherung zwar das Beweismaß teilweise herabgesenkt ist, daß dort aber für die Feststellung der Unfallbedingtheit eine andere (strengere) Kausalitätslehre als im Haftungsrecht gilt, nämlich die Lehre von der wesentlichen Bedingung.[29] Sie beinhaltet: Steht fest, daß für die Körper- oder Gesundheitsbeeinträchtigung neben dem Unfall auch eine innere (körpereigene) Ursa-

che in Betracht kommt, ist der anspruchsbegründende Zusammenhang nur dann gegeben, wenn der Unfall als Ursache „rechtlich wesentlich" ist.[30] Deshalb sind Ansprüche nicht gegeben, wenn die Beeinträchtigung wesentlich auf dieser inneren (körpereigenen) Ursache beruht (z. B. auf einem Anlage- oder Verschleißleiden) und der Unfall für sie nur unwesentliche Ursache (Gelegenheitsursache) ist. Der Unfall muß eine „richtunggebende Verschlimmerung" bewirkt haben.

Zivilrechtlich wird dagegen – das wird bei der medizinischen Begutachtung ebenfalls oft übersehen[31] – für jeden unfallbedingten Personenschaden gehaftet, auch dann, wenn der Unfall „nur der letzte Tropfen ist, der das Faß zum Überlaufen bringt", d. h. wenn ihm im Verhältnis zu dem vorhandenen Anlage- oder Verschleißleiden nur die Bedeutung einer Gelegenheitsursache zukommt. Anders wäre es nur dann, wenn der durch den Unfall ausgelöste Schaden mit erheblicher Wahrscheinlichkeit auch ohne den Unfall alsbald eingetreten wäre.[32] Ferner ergeben sich, wie bereits erwähnt, gewisse Haftungsbegrenzungen aus dem Erfordernis der Zurechenbarkeit.

4. Im Ergebnis kann also auch dann, wenn nach einem „HWS-Schleudertrauma" die organischen Verletzungen längst ausgeheilt sind, z. B. eine unfallbedingte Arbeitsunfähigkeit fortbestehen, weil durch die primären Unfallfolgen eine psychische Folgeerkrankung ausgelöst worden ist. Das muß der orthopädische Sachverständige beachten.

Selbst wenn der Unfall nicht Ursache, sondern nur Instrument für die innerseelische Fehlverarbeitung ist[33], selbst wenn der Unfall letztlich willkommener Anlaß ist, sich von einem ungeliebten oder gefährdeten Arbeitsplatz ohne Verminderung der Einkünfte zu verabschieden, haben wir haftungsrechtlich nur geringe Möglichkeiten, den Schädiger von der Haftung für solche psychischen Folgeschäden freizustellen, wenn sich diese Fehlverarbeitung bewußtseinsfern und ohne schuldhafte Verletzung des sich aus § 254 BGB ergebenden Gebots zur Geringhaltung des Schadens vollzieht[34]. Die Verhütung derartiger psychischer Entgleisungen muß deshalb oberstes Ziel sein, natürlich für die behandelnden Ärzte, aber auch für die Versicherungswirtschaft. Ein Weg zur Verhütung ist der, den Erstkörperschaden nicht vorschnell zu bejahen. Statt ohne Befund ein „HWS-Schleudertrauma" zu attestieren sollte sich der erstbehandelnde Arzt darum bemühen, dem nach einem Unfall emotional stark erschütterten Patienten seine Ängste nehmen.

Literatur

[1] BGH, r+s 94, 95 = VersR 94, 55

[2] Steffen in RGRK, 12.Aufl., † 823 BGB, Rz.9 m.w.H.; Deutsch, Das „allgemeine Lebensrisiko" als negativer Zurechnungsgrund, VersR 93, 1041 ff, 1045; Lemcke, Anmerkung zu AG Beckum in r+s 97, 458 ff

[3] Im Sozialrecht reicht – anders als im Haftungsrecht – eine überwiegende Wahrscheinlichkeit zum Nachweis der haftungsbegründenden Kausalität aus; siehe Plagemann, Beweislastverteilung in der gesetzlichen Unfallversicherung, VersR 97, 9 ff.

[4] Siehe Ludolph in Weber, Die Aufklärung des Kfz-Versicherungsbetrugs, 629 ff, 641; Ayasse, Das Schleudertrauma der HWS aus der Sicht der Schadenssachbearbeitung, VersR 92, 1195 ff, 1196

[5] Siehe auch Seckmeyer, Zum Nachweis des sog. „HWS-Schleudertraumas", Versicherungsmedizin 49 (1997), Heft 2, 48 ff, 50

[6] Siehe dazu Dahlmann, Psychische Unfallfolgen, DAR 92, 325 ff; ferner Malin/Tegenthoff, Gutachterliche Aspekte des sog. „Schleudertraumas der HWS" aus neurologischer Sicht, DAR 90, 164 ff, 169; Ritter, Unfallneurotische Entwicklungen nach HWS-Schleudertraumen, DAR 92, 47 ff; Ludolph/Weber, Das „helvetische" Schleudertrauma der HWS, VersR 92, 662 ff, 664; Zenner, Schleuderverletzung der HWS, in psycho 18 (9/1992), 18 ff; Wehking/Harnisch/Bartsch, Die Distorsionsverletzung der HWS, Versicherungsmedizin 45 (1993), Heft 5, 163 ff

[7] Siehe dazu die „Interdisziplinäre Studie 97" von Castro, Meyer, Weber et al.; siehe dazu auch Löhle, HWS-Problematik, zfs 97, 441 ff

[8] KG, VersR 97, 1416; OLG Hamburg, r+s 98, 63; LG Bielefeld, NJWE-VHR 97, 201; das OLG Hamm (zfs 96, 51 = VersR 97, 127) ist nach Einholung medizinischer und technischer Gutachten zu dem Ergebnis gelangt, daß bei der festgestellten Anstoßgeschwindigkeit von 7 km/h eines Lkw gegen einen stehenden Pkw der Pkw-Fahrer das behauptete HWS-Syndrom nicht erlitten haben kann; das OLG Düsseldorf (SP 97, 321) hat bei einer Anstoßgeschwindigkeit von 5 km/h eine HWS-Verletzung ausgeschlossen; siehe ferner die in r+s 96, 441 ff mit Anmerkung Lemcke (S. 444) sowie in VersR 97, 1417 ff veröffentlichten AG- und LG-Urteile, in denen jeweils eine Haftung schon wegen zu geringer biomechanischer Einwirkung abgelehnt worden ist.

[9] So OLG Hamburg, r+s 98, 63

[10] Anders allerdings Krumbholz auf einem Expertengespräch am 11. 11. 97 nach einem Bericht in der ADAC-Motorwelt Heft 12/97 S. 74 ff; dort wird auch die unzutreffende Auffassung vertreten, der Geschädigte müsse bei der Haftungsfrage lediglich beweisen, daß seine Verletzungen mit „überwiegender" Wahrscheinlichkeit von dem Unfall herrühren.

[11] So der Gerichtsgutachter in der Entscheidung des AG Hann. Münden in zfs 98, 8

[12] BGH, VersR 93, 1012; OLG Schleswig, VersR 89, 1272; KG, VersR 87, 105

[13] BGH, r+s 98, 20, 22 = VersR 200, 201; r+s 97, 64 = VersR 97, 122; r+s 96, 303 = VersR 96, 990
[14] BGH, r+s 86, 68 = VersR 86, 240 m.Anm. Dunz, VersR 86, 448; siehe hierzu auch Dahlmann, a.a.O., S. 329
[15] Siehe z. B. BGH, VersR 89, 853; OLG Hamm, r+s 97, 246 m.w.H.; siehe hierzu auch Deutsch, a.a.O., S. 1045
[16] BGH, r+s 98, 20 und 22 = VersR 98, 200 und 201; r+s 96, 303 = VersR 96, 990
[17] Siehe dazu OLG Hamburg, r+s 98, 63
[18] Siehe dazu Kind, Die psychoreaktiven, psychogenen Störungen nach Unfällen, in Schweiz. Zeitschrift für SozVers. Band 40 (1996) S. 479 ff
[19] BGH, VersR 91, 432; VersR 91, 704; VersR 93, 55; OLG Hamm, r+s 94, 98 = VersR 94, 1322; r+s 94, 379; DAR 95, 74, 76; Lepa, a.a.O., S. 132; v.Gerlach, Rechtsprechung des BGH, DAR 93, 202 ff, 218 m.w.N.; Wedig, Rechtsfragen bei der Beurteilung von HWS-Schäden, DAR 95, 60 ff
[20] Diese gesetzliche Beweiserleichterung berücksichtigt z. B. Ritter (a.a.O., S. 47 ff) nicht hinreichend, wenn er beklagt, daß die Justiz nach einem HWS-Schleudertrauma „fast alles entschädigt".
[21] Siehe näher Lemcke, Das „HWS-Schleudertrauma" aus juristischer Sicht, NZV 96, 337 ff, 340 f; Wedig, a.a.O.; OLG Hamm, r+s 94, 98 = VersR 1322; r+s 94, 379; OLGR 95, 258; NZV 95, 151
[22] BGH, r+s 97, 370 = VersR 97, 752; r+s 97, 371 = VersR 97, 751; 96, 303 = VersR 96, 990; unser Senat hat den Schädiger sogar für den Unterhaltsschaden haftpflichtig gemacht, der der Familie des Verletzten dadurch entstand, daß dieser zehn Jahre nach dem Unfall infolge einer unfallbedingten psychischen Erkrankung Selbstmord begangen hat (OLG Hamm, r+s 97, 65).
[23] Siehe Plagemann, a.a.O., S. 16 m.w.N.
[24] BGH, NJW 86, 2367; 89, 767; OLG Hamm, r+s 95, 340 = VersR 95, 585
[25] BGH, r+s 93, 258 = VersR 93, 589; OLG Köln, VersR 96, 1551
[26] Siehe BGH, r+s 96, 303 = VersR 96, 990; es muß sich aber wirklich um eine Bagatelle handeln, so BGH, r+s 98, 20, 22 = VersR 98, 200, 201.
[27] Siehe BGH, r+s 97, 64 = VersR 97, 122; r+s 96, 303 = VersR 96, 990; r+s 89, 283 = VersR 89, 923; OLG Hamm, VersR 93, 1166; 92, 840; siehe dazu auch v.Bremen-Wentzensen, Die Bedeutung des degenerativen Vorschadens bei der HWS-Distorsion nach Verkehrsunfall, in Unfall- und Sicherheitsforschung, Straßenverkehr 89 (1993), 117 ff
[28] Siehe Wedig, a.a.O., S. 62 m.w.N.
[29] Siehe dazu z. B. Kreßel/Wollschläger, Leitfaden zum Sozialversicherungsrecht, 1989, S. 183 ff; Erlenkämper, Arbeitsunfall, Schadensanlage und Gelegenheitsursache, SGb 97, 355 ff; Plagemann, a.a.O., S. 10 f; auf die sich daraus für den Haftpflichtprozeß ergebenden Gefahren hat insbesondere Ziegert in seinem auf dem Verkehrsgerichtstag 1994 in Goslar gehaltenen Referat „Die medizinische Begutachtung von Verkehrsunfallopfern in Fällen eines HWS-Schleudertraumas und bei Unfallneurosen" (in DAR 94, 257) hingewiesen; auch soweit sich Ärzte in juristischen Fachzeitschriften zu dieser Problematik äußern, wird oft sichtbar, daß sie offenbar von der Rechtslage im Sozialrecht ausgehen, z. B. Malin/Tegenthoff, a.a.O.; Ritter, a.a.O.
[30] Plagemann, a.a.O., S. 10
[31] Wehking, Psychische Störungen nach Schädel-Hirn-Trauma – die Frage des Kausalzusammenhangs, VersR 92, 1448 f, 1449; nach Wehking ist häufige Fehlerquelle bei der Begutachtung die auch bei renommierten Gutachtern nicht selten anzutreffenden Unsicherheit bezüglich der rechtlichen Rahmenbedingungen; der beauftragte Sachverständige solle deshalb auf die geltenden Rechtsbestimmungen hingewiesen werden.
[32] BGH, r+s 96,303 = VersR 96, 990
[33] Siehe dazu Kind, a.a.O., S. 481
[34] Siehe dazu vor allem die beiden neuen BGH-Entscheidungen vom 11. 11. 1997 zur Haftung für psychische Spätfolgen, r+s 98, 20 und 22 = VersR 98, 200 und 201

9 Über den Stellenwert von Attesten behandelnder Ärzte

H. Maxeiner

9.1 Einleitung

Beschwerden der Halswirbelsäule sind international die am häufigsten angegebene Verletzung von Kraftfahrzeuginsassen bei Straßenverkehrsunfällen; Deutschland scheint dabei eine internationale Spitzenstellung einzunehmen [7, 23]; Vergleiche mit der Situation in anderen Ländern geben zu denken [1, 4, 21, 26]. Empfehlungen zum „zweckmäßigen" Verhalten Unfallbeteiligter in weit verbreiteten Publikationsorganen dürften nicht ungehört bleiben [Auto-Zeitung 1993, Heft 16]. Der Einfluß materieller Begehrlichkeiten wird daher seit langem diskutiert [in neuerer Zeit z. B. 3–6, 9–12, 14–18, 21–24, 27, 29, 32–34]. Es finden sich Untersuchungen, die einen solchen Einfluß verneinen [z. B. 6, 24] neben Erfahrungsberichten, die ihn geradezu betonen [10, 14]. Bemerkenswerterweise wurden die behandelnden Ärzte bisher aber nicht in solche Erhebungen einbezogen.

9.2 Rechtsmedizinischer Bezug zur Thematik

Es handelt sich um ein zunehmendes gutachtliches Problem [5, 9, 11–13, 17, 22, 32, 34], das nicht nur in der Fachpresse kontrovers dargestellt wird [s. ADAC Motorwelt Heft 11 und 12/97]. Im Zentrum von Kontroversen stehen nicht so sehr medizinische Gesichtspunkte im engeren Sinne (Prävention, Diagnose und Therapie), sondern die kausale Verknüpfung mit einem angeschuldigten Unfallereignis. Die Primär-Diagnostik, aber auch die Beurteilung wird in der Regel durch den behandelnden Arzt vorgenommen; evtl. notwendige klinische oder bildgebende Zusatzuntersuchungen sind an die entprechende Fachdisziplin gebunden.

In unserem Institut kommen gelegentlich (1–2 pro Monat) Aufträge von Versicherungen zur Bearbeitung, anhand der Aktenlage zu meist bereits einige Zeit zurückliegenden und abgeklungenen posttraumatischen HWS-Beschwerdebildern Stellung zu nehmen. Dabei geht es um eine erste Prüfung der Plausibilität von Fällen, die bereits den dortigen Sachbearbeitern dubios erscheinen. Insofern kommt auch der Rechtsmediziner nicht an diesem Problemkreis vorbei; aus dieser Fachrichtung findet sich auch eine Reihe einschlägiger Publikationen [z. B. 11, 17, 25, 27, 34].

Die Auseinandersetzung mit Vorbefunden bzw. vorherigen Beurteilungen medizinischer Sachverhalte durch andere Fachdisziplinen gehört im übrigen zur täglichen rechtsmedizinischen Routine (z. B. Angaben zur Todesursache und Todesart bei Verstorbenen, Verletzungsfolgen an lebenden Personen, Verhandlungs- oder Haftfähigkeit). Diskrepanzen sind hierbei nicht selten. Dies liegt zum einen daran, daß die Verletzungen, die oft wichtige rekonstruktive Schlußfolgerungen zulassen, aus klinischer Sicht meist Nebenverletzungen sind, die keiner gezielten Therapie bedürfen und denen daher keine besondere Beachtung (insbesondere in der Dokumentation) geschenkt wird; darüber hinaus wird der Gesichtspunkt „gutachtliche Aspekte ärztlicher Tätigkeit" während des Studiums und wohl auch danach nicht in einem Umfang gelehrt, wie er der Häufigkeit solcher Entscheidungen im Arztalltag angemessen wäre. So spielen auch in den medizinischen Staatsexamina (eigene Auswertung von auf CD-ROM erhältlichen Prüfungsfragen) derartige Gesichtspunkte kaum eine Rolle.

9.3 Posttraumatische HWS-Beschwerden als Begutachtungsgegenstand

Für den überwiegenden Teil posttraumatischer Beschwerden nach Autounfällen werden ihrer Art nach unspezifische Symptome angegeben [z. B. 4–6, 8–11, 18–19, 22–24, 32–34], wie sie unabhängig von traumatischen Ursachen auch sonst ausgesprochen häufig vorkommen (z. B. Nackenbeschwerden bei bis zu etwa ⅓ der Bevölkerung [z. B. 3, 16]; s. a. Tabelle 1.

Auf der Basis einer umfangreichen Literaturauswertung 1982–1994 kommt Stovner [32] zu der Aussage: „… there are no generally accepted specified criteria based on clinical features for the diagnosis. No studies have systematically compared the clinical picture with that of other patients with similar complaints …". Für den zu erörternden Aspekt ärztlicher Stellungnahmen bedeutet dies, dass es auf wissenschaftlicher Basis keinen allgemein anerkannten Kenntnisstand bzw. Beurteilungsstandard über das Wesen posttraumatischer HWS-Beschwerden nach geringen Belastungen gibt. Hinzu kommen Beobachtungen in der Regel folgenlos überstandener Belastungen bei einem „Bagatellunfall" vergleichbaren Ereignissen, so z. B. infolge Belastungsuntersuchungen an Freiwilligen oder Auswertungen von Auto-Scooter-Kollisionen [z. B. 20, 31]. Trotz aller Einwände gegen die Verwendung einer „Harmlosigkeitsgrenze" der Belastung [z. B. 17] führt diese Situation zu einem diagnostischen Dilemma, das nicht durch eine routinemässige Anerkennung jedweder tatsächlich oder angeblich erst nach einem Unfall aufgetretener Beschwerdesymptomatik gelöst werden kann.

Ein Attest – als gutachtliche Äußerung des Arztes über einen Zusammenhang zwischen einem Ereignis und geklagten Folgen – müßte sich daher differenziert mit dem Einzelfall auseinandersetzen, wie dies immer wieder gefordert wird [5, 8, 10–12, 22, 23, 34]. Im Praxisalltag dürfte dies aber eine in der Regel unrealisierbare Wunschvorstellung sein. So wird deutlich ein „laxer" Umgang behandelnder Ärzte mit der Attestierung des Syndroms bemängelt [12, 15, 29, 34]; die (wenigen und stark selektierten) eigenen Nachbegutachtungen zeigen auch durchaus nicht immer eine ärztliche Primärdokumentation in den Patientenunterlagen, die die dann erstellten Atteste ohne weiteres trägt. Aus eigener Sicht verwundert es daher auch nicht, dass Gerichtsurteile mit Ablehnung solcher Ansprüche trotz mehrfach vorliegender „befürwortender" ärztlicher Atteste berichtet werden [13]. Eine solche Situation ist weder für den Arzt noch gar für den Patienten zweckdienlich. Es bleibt abzuwarten, inwieweit solche Fälle allgemein publik werden und damit zu einem Bewußtseinswandel von Ärzten über die geltenden Beweis- und damit auch Dokumentationsanforderungen führen. Für den behandelnden Arzt besteht im übrigen durchaus eine Aufklärungspflicht gegenüber dem Patienten, sich um eine Beweissicherung zu bemühen, sofern dies durch die Untersuchung bzw. Behandlung des Arztes selbst nicht ausreichend gewährleistet ist [30].

Eine über diese Primärattestierung hinausgehende interdisziplinäre gutachtliche Auseinandersetzung mit den technischen wie medizinischen Gegebenheiten des Falles stößt naturgemäß bei der Masse dieser Fälle und bei einem Vergleich von evtl. Regulierungskosten mit denen einer differenzierten Untersuchung alsbald an enge Grenzen. Somit wird ein Attest des behandelnden Arztes für die überwiegende Zahl bei den Versicherungen gemeldeter Ansprüche die einzige medizinische Stellungnahme sein, über deren Aussagekraft aber realistische Vorstellungen bestehen sollten.

9.4 Patient – Arzt – Attest

Aus der Sicht eines betroffenen Patienten ist es durchaus nachvollziehbar, nach einem Unfall bestehende Beschwerden selbst dann ohne weiteres mit dem Ereignis in Verbindung zu bringen, wenn bereits vorher ähnliche Beschwerden aufgetreten waren. Exemplarisch wurde dies im Rahmen einer Studie an Klinikmitarbeitern dargestellt: hier berichteten rund 30 % der Personen, die bisher keinen Unfall mit HWS-Beteiligung erlitten hatten, mitunter an HWS-Beschwerden zu leiden. Demgegenüber gaben nur 15 % der Personen mit einem solchen Trauma in der Vorgeschichte an, auch schon vor diesem Trauma solche Beschwerden gehabt zu haben [16]. Die psychologischen / psychiatrischen Aspekte dieses Symptomenkomplexes wurden vielfach bearbeitet, ohne dass hier einhellige Schlußfolgerungen möglich waren [z. B. 6, 9, 10, 18, 19, 24, 33]. Es erschiene allerdings weltfremd, zumindest für die Situation in Deutschland, einen relevanten – auch absichtlichen – Missbrauch zu negieren.

Der behandelnde Arzt muß selbstverständlich in erster Linie „auf der Seite seines Patienten" stehen; nach der auf langer Tradition ärztlichen Selbstverständnisses basierenden Aussage des Weltärztebundes (Deklaration von Lissabon 1981) „sollte ein Arzt immer, auch angesichts faktischer, ethischer oder rechtlicher Schwierigkeiten, seinem Gewissen folgen und nur dem Wohl des Patienten dienen". Auf der anderen Seite bleibt es nicht aus, daß er in eine Konfliktsituation kommt, wenn – so die Bundesärzteordnung wie auch die Berufsordnung – die „Gesundheit des einzelnen Menschen" bzw. dessen Interessen in einen Gegensatz zur „Gesundheit der Bevölkerung" bzw. deren Interessen geraten, die z. B. in einer Vermeidung der Befriedigung von der Rechtslage nach ungerechtfertigten Ansprüche bestehen. Stellt der Arzt nach einem angegebenen fremdverschuldeten Trauma ein Attest über Gesundheitsfolgen aus, so verläßt er die ihm geläufige Position des Therapeuten und wird gutachtlich tätig [13] – jedenfalls wenn er nicht nur den Befund oder Symptome beschreibt, sondern aus diesen Rückschlüsse auf eine Ursache zieht, die – etwa im Gegensatz zu einem attestierten Knochenbruch – nicht ohne weiteres vom Befund her ersichtlich oder gar mehrdeutig ist, wie dies für die vorliegende Fragestellung ja in besonderer Weise gilt. Nunmehr gelten auch für ihn prinzipiell die Kriterien der Objektivität und Unparteilichkeit [13, 28]. Zu diesem Komplex muß im rechtsmedizinischen Unterricht während des Studiums sicher mehr als bisher Problembewußtsein geweckt werden.

Andererseits kann nicht übersehen werden, dass sich der behandelnde Arzt in der geschilderten Situation in einem für ihn fast unlösbaren Konflikt befindet: schildert sein Patient ihm nach einem alltäglichen Unfallereignis eine mit einem solchen Ereignis typischerweise in Verbindung gebrachte Symptomatik, so ist er primär gar nicht berechtigt, dessen Vorbringen anzuzweifeln. Er wird – wie auch sonst – die Angaben des Patienten über Hergang und Beschwerden als wahr zu unterstellen haben, solange er nicht dem deutlich widersprechende Umstände (Unfalldaten??) oder Befunde zur Kenntnis bekommt. So schwierig ein Nachweis einer traumatischen Verursachung von HWS-Beschwerden in vielen Fällen sein mag, so schwierig ist andererseits auch deren Ausschluß. Hinzu kommt, dass zumindest in Regionen mit hoher Arztdichte und bei ggf. geringer persönlicher Arzt-Patient-Bindung der Patient u. U. den Arzt wechselt, bis er die angestrebte Attestierung von Unfallfolgen erhält. Der behandelnde Arzt wird ferner bei einer Anfrage einer (fernen) Versicherung über Verletzungsfolgen seines (vor ihm sitzenden) Patienten regelhaft einen ggf. vorhandenen Ermessensspielraum in der Beurteilung zugunsten seines Patienten ausschöpfen. Die Richtigkeit einer solchen Haltung wird niemand (als potentieller Patient) ernsthaft in Frage stellen wollen. Nicht zuletzt spielt auch eine möglicherweise zu großzügige Regulierungspraxis seitens von Versicherungen eine Rolle; die von diesen angeforderten Atteste und/oder ärztlichen Fragebogen über den Schadenfall sind nicht geeignet, dem Arzt die Notwendigkeit einer kritischen Auseinandersetzung mit dem Fall nahezulegen bzw. ihm für den Fall eines evtl. Konfliktes mit seinem Patienten argumentativ den Rücken zu stärken. Nach eigener Einschätzung kann es bei aller berechtigten Kritik an einer zu großzügigen Attestierung von den Ärzten in der gegebenen Situation kaum erwartet werden, wesentlich anders zu handeln.

9.5 Ärztebefragung

In der überschauten Literatur finden sich zahlreiche Erhebungen an Patienten, jedoch war keine Untersuchung zu erhalten, die die behandelnden Ärzte einbezog. So entstand – auch aus den Erfahrungen im Gespräch mit Ärzten im Rahmen von Begutachtungen – der Wunsch, behandelnde Ärzte selbst zu diesem Komplex zu befragen. Im März 1997 wurde daher allen rund 450 in Berlin praktizierenden Chirurgen und Orthopäden ein Erhebungsbogen zur Thematik übersandt; soweit nach Zahlen (Patienten, Behandlungen) gefragt wurde, sollte auf das vorangegangene Jahr (1996) Bezug genommen werden. Der Rücklauf war mit 112 Antworten (50 Chirurgen, 62 Orthopäden) leider gering; nicht in allen Antwortkarten waren alle Fragen bearbeitet.

Es überwogen Ärzte mit langer Berufspraxis (Verteilung s. Tabelle 1).

Zusammen überblicken diese Ärzte während eines Jahres die Behandlungen von rund 47 000 Patienten mit HWS-Beschwerden ohne Angabe eines Traumas; 80 % der Orthopäden gaben eine Pa-

Tabelle 1 Bei den befragten Ärzten selbst aufgetretene traumatische HWS-Beschwerden; angegeben ist die Anzahl der Nennungen:

„HWS-Beschwerden ...“	Dauer der Berufstätigkeit			
	< 10 Jahre (19)	11–20 Jahre (44)	>20 Jahre (49)	gesamt (112)
„kenne ich nicht“	7	7	10	24
„selten, unwesentlich“	10	15	14	39
„sind mir ein Begriff“	2	14	18	34
„habe ich zeitweise mit Krankheitswert“	0	7	4	11
„eigentlich bin ich selbst ein HWS-Patient“	0	1	3	4

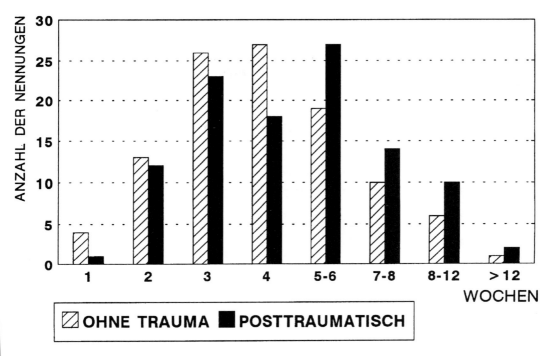

Diagramm 1 Angegebene durchschnittliche Behandlungsdauer (in Wochen).

tientenzahl von über 250/Jahr und 50 % eine solche von über 500/Jahr an. Die angegebenen durchschnittlichen Behandlungszeiträume (Verteilung s. Diagramm 1) hatten ein Maximum bei 3–4 Wochen (50 % aller Angaben). Die kumulierte Anzahl wegen fremdverursachten posttraumatischen Beschwerden behandelter Patienten lag bei rund 7800; für Berlin könnte so auf eine allein von diesen beiden ärztlichen Disziplinen 1996 betreute Patientenzahl von rund 30 000 geschlossen werden. 55 % der Ärzte nannten eine Patientenzahl zwischen 20 und 100 pro Jahr; 10 % der Chirurgen und 20 % der Orthopäden gaben an, mehr als 500 solche Patienten im Jahr behandelt zu haben. Die Verteilung der angegebenen durchschnittlichen Behandlungsdauer ist im Diagramm 1 angegeben. 69 % der Chirurgen und 52 % der Orthopäden gaben eine zunehmende Zahl solcher Patienten an. Der Anteil von ihnen, der ein gravierendes Trauma (Frakturen, neurologische Ausfälle, Beteiligung anderer Körperregionen) erlitten hatten, wurde eingeschätzt als: 0 % von 18 % der Ärzte; unter 1 % von 9 %, um 1 % von 22 %, zwischen 2 und 5 % von 26 % und darüber von 25 % der Ärzte. 52 Ärzte hatten keine Patienten mit protra-

hierten HWS-Beschwerden nach einem nicht fremdverschuldeten Trauma gesehen, 23 Ärzte gaben hier eine Patientzahl von 1 bis 5 an, 22 einen höheren Wert. Die Spezifität von Symptomatik und Befundmustern nach einer HWS-Distorsion wurde wie folgt angegeben (Tabelle 2).

Bemerkenswert waren die Antworten auf die Frage nach einem evtl. Einfluß materieller Begehrlichkeiten gegenüber einem Unfallverursacher auf Beschwerdebild und Krankheitsverlauf (Diagramm 4): Die Antwort „praktisch nicht" wurde nicht einmal gewählt. 36 Ärzte gaben ferner an, deswegen komme es auch „nicht so selten" (8 Ärzte: „häufig") zu Konflikten zwischen ihnen und ihren Patienten; die Antworten „nein" bzw. „selten" wurden 21- bzw. 46-mal gewählt.

66 der Ärzte hatten selbst Erfahrungen als Insasse eines in einen Unfall verwickelten PKW; darunter waren eigenes Auffahren (22) sowie passiv erlittene Heck- (24) und Seitkollisionen (10) die häufigsten Unfalltypen. Über HWS-Beschwerden nach dem Unfall berichteten 5 Personen beim ersten, 9 beim zweiten und 6 beim dritten Unfalltyp. In 17 dieser 20 Fälle handelte es sich nur um kurzdauernde und vollständig reversible Be-

Tabelle 2 Spezifität von HWS-Beschwerden und eigene Unfallerfahrung der Ärzte:

Eigene Unfallerfahrungen der Ärzte:		Symptome nach Unfallereignis			
		spezifisch für Trauma		unspezifisch	
kein Unfall	(46)	23	(50%)	23	(50%)
Unfall ohne HWS-Symptome	(40)	14	(35%)	26	(65%)
Unfall mit HWS-Symptomen	(25)	14	(54%)	11	(46%)
Alle Ärzte	(111)	51	(46%)	60	(54%)

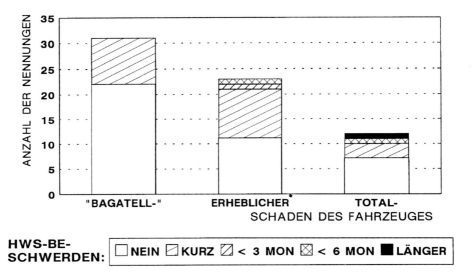

Diagramm 2 Insasen-Verkehrsunfälle von Ärzten „Unfallschwere" und HWS-Beschwerden.

schwerden (Diagramm 2). Eigene Unfallerfahrungen bleiben offenbar nicht ohne Einfluß auf die Einstellung zu diesem Symptomenkomplex (Tabelle 2, Diagramm 4).

Auch Ärzte kennen krankheitsbedingte HWS-Beschwerden; bereits im mittleren Lebensalter ist dies für 32 % „ein Begriff" und für weitere 18 % hatte dies zumindest zeitweise Krankheitswert (Tabelle 1). Es bestand eine Beziehung zwischen der Häufigkeit prä- und posttraumatischen HWS-Beschwerden (Diagramm 3).

9.6 Schlußbemerkung

Überraschend deutlich ergab die vorliegende Befragung niedergelassener Ärzte (Orthopäden und Chirurgen), daß eine materielle Anspruchshaltung von Patienten gegenüber einem Unfallverursacher ein nicht nur nachträglich bei Begutachtungen zutage tretender [10, 14], sondern ein auch im Arzt-Patient-Verhältnis für die Ärzte selbst deutlich erkennbarer, alltäglicher Faktor ist. Auch wenn Ärzte selbst diese Situation offenbar als unbefriedigend empfinden, so haben sie andererseits objektiv wenig in der Hand, möglicherweise von ihnen bereits als ungerechtfertigt eingeschätzte Ansprüche von Patienten „an vorderster Front" einzudämmen. Ein prinzipiell nicht zu kritisierendes Eigeninteresse des Arztes wie auch seine besondere Verantwortung seinem Patienten gegenüber wird ferner naturgemäß dazu führen, dass er einen eventuellen Ermessensspielraum regelhaft im Sinne des vom Patienten Gewünschten ausschöpfen wird. Schließlich spielt beim Fehlen allgemein anerkannter beweisfähiger diagnostischer Krite-

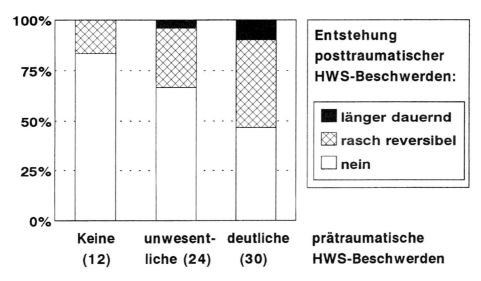

Diagramm 3 Prä- und Posttraumatische HWS-Beschwerden bei 66 Ärzten mit Insassen-Unfällen.

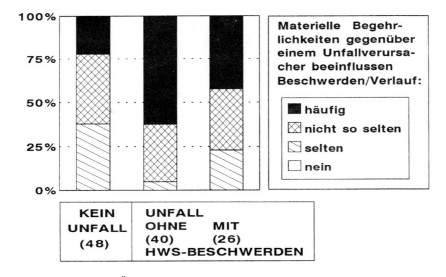

Diagramm 4 Unfallerfahrung von Ärzten in Beziehung zur Interpretation einer Anspruchshaltung von Patienten.

rien auch die subjektive Einschätzung (hier gezeigt am Beispiel eigener Unfallerfahrung) der betreffenden Ärzte eine Rolle.

Die von medizinischer [11, 23], von juristischer [13, 14] und von Seiten von Versicherungen [29] ausgedrückte Skepsis gegenüber der Wertigkeit ärztlicher Atteste über erlittene „HWS-Schleudertraumen" erscheint daher aus eigener Sicht nicht überzogen.

Dennoch liegt das wesentliche Problem für die Begutachtung / die Regulierungspraxis nicht in einem (ggf. sogar vorwerfbaren) Fehlverhalten der behandelnden Ärzte, sondern darin, dass ihnen Entscheidungen abverlangt werden, die sie anders kaum treffen können. Die ärztlichen Atteste werden in ihrem speziellen Beweiswert wohl grundsätzlich überbewertet; ferner erscheint die Frage erlaubt, ob der behandelnde Arzt hier überhaupt der geeignete Primärgutachter sein sollte. Von ihm sollte wesentlich stärker als bisher eine sachgerechte und nachträgliche Beurteilungen ermöglichende Primärdokumentation gefordert werden [22, 34], auch unter dem Hinweis, dass er so seinem Patienten letztlich am besten hilft. Die Versicherungen müßten ferner intensiv darauf drängen, dass grundsätzlich eine Begutachtung ermöglichende Unfalldaten erhoben werden, und bei auf dieser Basis entstehenden Zweifeln an der Unfallursächlichkeit vorgebrachter Beschwerden so früh wie möglich den Arzt davon unterrichten und ggf. weitergehende Untersuchungen anfordern.

Literatur

1. Awerbuch MS (1992): Whiplash in Australia: illness or injury?. Med J Aust 157: 193–196
2. Balla JI (1982): The late whiplash syndrome: a study of an illness in Australia and Singapore. Cult Med Psychiatry 6: 191–210
3. Bovim G, Schrader H, Sand T (1994): Neck Pain in the General Population. Spine 19: 1307–1309
4. Dolinis J (1997): Risk factors for 'whiplash' in drivers: a cohort study of rear-end traffic crashes. Injury 28: 173–179
5. Dvorak J, Ettlin Th, Jenzer G, Mürner J, Radanov BP, Walz F (1994): Standortbestimmung zum Zustand nach Beschleunigungsmechanismus an der Halswirbelsäule. Z Unfallchir Vers Med 87: 86–90
6. Gargan M, Bannister G, Main C, Hollis S (1997): The behavioural response to whiplash injury. J Bone Joint Surg 79/4 523–526
7. Geier S (1996): Neugewichtung bei den Schadensersatzleistungen für Personen- und Sachschäden? (nach einem Vortrag des 34. Deutschen Verkehrsgerichtstages 1996 in Goslar). Versicherungsrecht: 1457–1461
8. Grifka J, Hedtmann A, Pape HG, Witte H, Tyws J (1998): Diagnostik und Therapie bei Beschleunigungsverletzungen der Halswirbelsäule. Dtsch Ärzteblatt 4: 129–132
9. Hammacher ER, van der Werken C (1996): Acute neck sprain: 'whiplash' reappraised. Injury 27: 463–466
10. Hirschberg E (1993): Das HWS-Schleudertrauma. Ein diagnostisch-therapeutisches Problem?. Berliner Ärzteblatt 106: 294–296
11. Jenzer G, Walz F (1991): Die „Schwere" des „Schleudertraumas der Halswirbelsäule". Z Unfallchir Vers Med 84: 7–19
12. Lemcke H (1996): Das „HWS-Schleudertrauma" aus juristischer Sicht. NZV 9: 337–342
13. Lemcke H (1996): Schadenersatz: Urteile der LG Bochum, Stuttgart, Stade, Amberg und der AG Winsen und Dachau zum Problem unfallbedingter HWS-Verletzungen. Recht und Schaden 23: 441–445
14. Ludolph E (1993): Die gutachtliche Problematik des Verletzungstyps. In: Moorahrend U (Hrg): Die Beschleunigungsverletzung der Halswirbelsäule. Gustav Fischer, Stuttgart Jena New York.
15. Mäkelä M, Heliövaara M, Sievers K, Impivaara O, Knekt P, Aromaa A (1991): Prevalence, determinants and consequences of chronik neck pain in Finland. Am J Epidemiol 134: 1356–1367
16. Marshall PD, O'Connor M, Hodgkinson JP (1995): The perceived relationship between neck symptoms and precedent injury. Injury 26: 17–19
17. Mattern R, Kallieris D, Grandel J, Schüler F (1995): Zum Stellenwert von Verletzungskriterien bei der Begutachtung des sogenannten Schleudertraumas der Halswirbelsäule nach „Bagatellunfällen". In: BAST (Hrg): Kongreßbericht 1995 der Deutschen Gesellschaft für Verkehrsmedizin. Wirtschaftsverlag, Bergisch Gladbach
18. Mayou R, Bryant B (1996): Outcome of 'whiplash' neck injury. Injury 27: 617–623
19. Mayou R, Radanov BP (1996): Whiplash Neck Injury. J Psychosomatic Research 40: 461–474
20. Meyer S, Hugemann W, Weber M (1994): Zur Belastung der Halswirbelsäule durch Auffahrunfälle. Verkehrsunfall und Fahrzeugtechnik, 15–21 und 187–191
21. Mills H, Horne G (1986): Whiplash – manmade disease?. N Z Med J 99: 373–374
22. Moorahrend U (Hrg) (1993): Die Beschleunigungsverletzung der Halswirbelsäule. Mit interdisziplinärem Konsens. Gustav Fischer, Stuttgart Jena New York
23. Münker H, Langwieder K, Chen E, Hell W (1995): Verletzungen der Halswirbelsäule bei Pkw-Unfällen. Versicherungsmedizin 47: 26–32
24. Radanov BP, Sturzenegger M, Di Stefano G, Schnidrig A (1994): Psychiatrische Aspekte des Schleudertraumas der HWS. In: Hierholzer G, Heitemeyer U (Hrg): Schleudertrauma der Halswirbelsäule. Thieme, stuttgart New York
25. Schmidt G (1989): Zur Biomechanik des Schleudertraumas der Halswirbelsäule. Versicherungsmedizin 41: 121–126
26. Schrader H, Obelieniene D, Bovim G, Surkiene D, Mickeviciene D et (1996): Natural evolution of late whiplash syndrome outside the medicolegal context. Lancet 347: 1207–1211
27. Schuller E, Eisenmenger W (1993): Die Verletzungsmechanische Begutachtung des HWS-Schleudertraumas. In: BAST: Unfall- und Sicherheitsforschung Strassenverkehr. Heft 89, S. 193–196
28. Schulz E (1996): Das ärztliche Attest. Versicherungsmedizin 48: 18–20

29. Seckmeyer M (1997): Zum Nachweis des sogenannten „HWS-Schleudertraumas". Versicherungsmedizin 49: 48–51
30. Sommer W, Brinkmann B (1985): Beweissicherung am Patienten. MedR: 151–154
31. Steffan H, Geigl B (1996): Zur Problematik von HWS-Verletzungen. Ergebnisse aus Unfallanalysen und Versuchen. Verkehrsunfall und Fahrzeugtechnik 34: 35–39
32. Stovner LJ (1996): The Nosologic Status of the Whiplash Syndrome: A Critical Review Based on a Methodological Approach. Spine 21: 2735–2746
33. Wallis BJ, Bogduk N (1996): Faking a profile: can naive subjects simulate whiplash responses?. Pain 66: 223–227
34. Walz F (1994): Biomechanische Aspekte der HWS-Verletzungen. Orthopäde 23: 262–267

10 Grundlagen der verkehrstechnischen Begutachtung

M. Becke

Seit einigen Jahren werden Unfallanalytiker mit der Thematik „Verletzungsmöglichkeiten der Halswirbelsäule bei Fahrzeug/Fahrzeug-Kollisionen" konfrontiert. An den Techniker werden folgende Aufgaben gestellt:

- Bestimmung der Belastung des Fahrzeuges, in dem die verletzte Person saß, nach Größe **und** Richtung
- Rekonstruktion der individuellen Insassenbewegung innerhalb des Fahrzeuges

Diese Fragen sind unabhängig von der Unfallart zu beantworten. Mit diesen Teilergebnissen kann dann der Mediziner die eigentlichen Beweisfragen beantworten, ob bei der hier vorliegenden Kollision eine Verletzung der Halswirbelsäule aufgetreten sein kann oder aufgetreten ist.

Im folgenden soll zunächst vermittelt werden, wie der Techniker seine Aufgabenstellung bewältigt und welches Material er dazu benötigt.

Kollisions-geschwindigkeit	Geschwindigkeit eines Fahrzeuges zum Zeitpunkt des Erstkontaktes
Auslauf-geschwindigkeit	Geschwindigkeit eines Fahrzeugs zu Beginn des Auslaufs, also nach Beendigung des Kollision
Relativ-geschwindigkeit	Differenz der Kollisionsgeschwindigkeiten zweier Fahrzeuge
Geschwindigkeits-änderung	Geschwindigkeits-zuwachs bzw. -abbau **eines** Fahrzeugs durch die Kollision
Stoßdauer	Dauer zwischen Erst-kontakt und Trennung zweier Fahrzeuge
Zellen-beschleunigung	Geschwindigkeits-änderung pro Zeiteinheit während der Kollision

Abb. 1 Begriffsbestimmungen.

10.1 Begriffsdefinitionen

In den DIN-Normen 0075204, Teil 1, betreffend das Thema Straßenfahrzeuge, Verkehrsunfallrekonstruktion und Verletzungsmechanik, Begriffe der Unfallrekonstruktion, sind die Hauptbegriffe, die in dieser Thematik Verwendung finden, genormt. Teilweise sind die Definitionen etwas zu kompliziert gehalten. Im folgenden sollen die Hauptbegriffe in Anlehnung an diese Definitionen beschrieben werden. Die Abbildung 1 zeigt die sechs wesentlichen Begriffe. Kommen weitere sich nicht selbst erklärende Begriffe hinzu, so wird im Text oder in Fußnoten darauf hingewiesen.

10.2 Bestimmung der Belastung nach Größe und Richtung

10.2.1 Unterschiede der eindimensionalen und zweidimensionalen Kollision

Der Techniker muß zwischen ein- und zweidimensionalen Kollisionen unterscheiden. Der zu betreibende Aufwand und das zur Verfügung stehende Material werden von der Art der Kollision entscheidend bestimmt.

Die eindimensionale Kollision ist dadurch gekennzeichnet, daß sich die Geschwindigkeit nur dem Betrag nach verändert. Eine klassische eindimensionale Kollision ist ein Heckauffahrunfall, bei dem ein zweites Fahrzeug auf ein stillstehendes Fahrzeug von hinten auffährt. Die Geschwindigkeit des gestoßenen Fahrzeuges vor der Kollision beträgt 0 km/h. Nach der Kollision bewegt sich das Fahrzeug mit der erreichten Auslaufgeschwindigkeit.

Prinzipiell gibt es mehrere Möglichkeiten, die während einer Kollision auf die Fahrzeuge einwirkenden Beanspruchungen zu beschreiben. Am sinnvollsten gelingt es mit der Erklärung der auf die Fahrgastzelle einwirkenden Beschleunigung über die Zeit und der Angabe der Geschwindigkeitsänderung delta v. Die genaue Methode ist die Beschreibung des zeitlichen Verlaufs der Beschleunigungen; sie ist jedoch für technische Laien häufig sehr abstrakt und daher schwierig nachzuvollziehen. In der internationalen Literatur hat sich daher, wie auch in der eigenen Praxis im Rahmen des Gutachtenwesens, die Angabe der Geschwindigkeitsänderung (delta v) durchgesetzt. Die Geschwindigkeitsänderung ist dabei die Geschwindigkeitsdifferenz eines Fahrzeuges unmittelbar vor und unmittelbar nach dem Anstoß. Sie ist deshalb nicht mit der Relativgeschwindigkeit zweier Fahrzeuge vor dem Kollisionsereignis zu verwechseln. Um die Geschwindigkeitsänderung zu beschreiben, ist es nur erforderlich, den Betrag der Geschwindigkeitsänderung zu benennen.

Bei der zweidimensionalen Kollision ist die Geschwindigkeitsänderung nicht nur nach dem Betrag sondern auch nach der Richtung zu beschreiben. Ein typischer Vertreter einer zweidimensionalen Kollision ist ein Kreuzungsunfall. Hier wird ein Fahrzeug durch den seitlichen Aufprall eines weiteren Fahrzeuges aus seiner ursprünglichen Fahrtrichtung abgelenkt. Das bedeutet, die Geschwindigkeit wird nach Größe und Richtung verändert.

Vergleicht man diese beiden Fallgestaltungen, so ist die eindimensionale Kollision (Heckauffahrunfall) mit geringerem Aufwand und mit weniger Ausgangsmaterial als die zweidimensionale Kollision (Seitenkollision) zu bearbeiten.

10.2.2 Eindimensionale Kollision

Die eindimensionale Kollision wird hier weiterhin durch eine normale Heckkollision beispielhaft beschrieben. Zunächst einmal ist zu prüfen, welche Stellung der Fahrzeuge zueinander vorgelegen hat. Anhand des Fotomaterials beider beteiligter Fahrzeuge läßt sich bei ausreichenden Verformungen eine genaue „relative Kollisionsposition" bestimmen.

Anhand der Fotos ist der Winkel zwischen den Fahrzeuglängsachsen und der Überdeckungsgrad zu benennen. Hierunter ist das Verhältnis von Kontaktbreite zu Fahrzeugbreite in Prozent gemeint.

Nicht nur die Draufsicht sondern auch die Seitenansicht ist von Wichtigkeit. Es ist zu prüfen, ob Stoßstange auf Stoßstange prallt, oder ob möglicherweise aufgrund einer Vollbremsung, eine Stoßstange unter die andere rutscht. Diese Feststellung läßt sich ebenfalls anhand der Fotos von den beteiligten Fahrzeugen oder aber auch aus Beschreibungen der Schäden (Schadenkalkulation) herleiten.

Der Überdeckungsgrad und möglicherweise das Unterfahren der Stoßstange ist für die Härte des Stoßes (Kollisionsdauer) und die Geschwindigkeitsänderung maßgebend. Um die Belastungshöhe zu beschreiben, ist die Geschwindigkeitsänderung des gestoßenen Fahrzeuges zu bestimmen. Dieses geschieht rechnerisch über die aufgenommene Energie, die durch die Fahrzeugverformungen beschrieben wird. Sie weist als technische Maßeinheit die Dimension Nm auf. Besser verständlich kann die Verformung durch einen EES-Wert (Energy-Equivalent-Speed) angegeben werden.

Die energie-äquivalente Geschwindigkeit ist ein Maß für die Deformationsenergie, die bei einer Verformung eines Fahrzeuges von seiner Struktur aufgenommen wird. Es handelt sich um die Geschwindigkeit, mit der man gegen ein feststehendes und nicht deformierbares Hindernis fahren muß, um die gleichen Fahrzeugverformungen zu erzeugen. Dabei ist vorausgesetzt, daß das Fahrzeug an diesem Hindernis tatsächlich auch zum Stillstand kommt. Prallt es aufgrund Teilelastizität geringfügig zurück, so ist der EES-Wert geringfügig kleiner als die Kollisionsgeschwindigkeit. Ein Beispiel für einen EES-Versuch zeigt die Abbildung 2.

Kennt man die Fahrzeugmassen, kann nun auch ohne weitere Kenntnis der Unfallszene die Relativgeschwindigkeit berechnet werden. Eine Kopie eines Fahrzeugscheines und Hinweise auf die Beladung sind wertvolles Ausgangsmaterial im Hinblick auf die Analyse.

Ein Beispiel soll die Relativgeschwindigkeit nochmals näher beschreiben. Steht das vordere Fahrzeug still und fährt ein nachfolgendes mit 30 km/h auf, so beträgt die Relativgeschwindigkeit 30 km/h. Fährt das vorausfahrende Fahrzeug mit 100 km/h und das nachfolgende fährt mit 130 km/h auf, so ist hier ebenfalls eine Relativgeschwindigkeit von 30 km/h vorhanden. Die bei diesen beiden Fällen entstandenen Schäden und die Belastungen sind identisch. Lediglich die sich ergebende Endsituation in der Örtlichkeit ist mit Sicherheit völlig verschieden.

Anders als bei der Rekonstruktion eines vollständigen Unfallherganges kommt es somit für die Beantwortung der Frage nach der Belastungshöhe im Hinblick auf die HWS-Problematik nicht auf die gesamte Unfallszene an, die durch Spuren auf der Fahrbahn, die Angabe des Kollisionsortes und

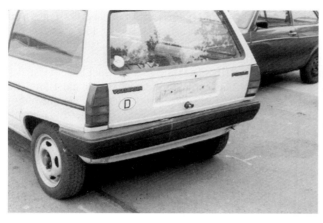 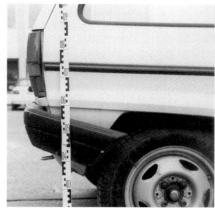

Abb. 2 Beschädigungsbilder Vergleichsversuch EES = 6,6 km/h.

die Endstellung in einer Polizeiskizze oder möglicherweise auch durch Fotos beschrieben ist. Die tatsächlichen Kollisionsgeschwindigkeiten sind zur Beantwortung der in diesem Themenkomplex interessanten Fragen nicht erforderlich.

Natürlich ergibt sich die Relativgeschwindigkeit auch dann, wenn aus der Unfallszene bei einer normalen Unfallrekonstruktion zunächst die Kollisionsgeschwindigkeiten bestimmt werden können. Da es sich in der Regel jedoch um Kollisionen mit vergleichsweise geringem Energieaustausch handelt, liegen in den seltensten Fällen entsprechende Unfallaufnahmen mit Polizeiskizzen und Fotos vor.

Bei der eindimensionalen Kollision kann die Frage nach der Belastungshöhe schon durch Vorlage der Lichtbilder der beteiligten Fahrzeuge, möglicherweise ergänzt durch Schadensbeschreibungen, bei Kenntnis der Fahrzeugmassen zum Unfallzeitpunkt erarbeitet werden. Die genaue Unfallszene ist hierfür nicht erforderlich.

Sind Teile des erforderlichen Materials nicht beizubringen, so kann dieses mit großem Aufwand „geheilt" werden.

Sind beispielsweise nur Lichtbilder von dem Fahrzeug vorhanden, in dem der geschädigte Insasse saß, hingegen nicht von dem zweiten Fahrzeug und ist über die Beschädigung dieses Fahrzeuges auch nichts bekannt, kann dennoch ein Ergebnis erarbeitet werden. Hierzu ist jedoch ein Versuch mit baugleichen Fahrzeugen erforderlich, bei der exakt das Beschädigungsbild des beschädigten Fahrzeugs erreicht wird. Das Schadensbild am zweiten Fahrzeug ergibt sich damit automatisch. Ein Beispiel für eine derartige Vorgehensweise, bei der sogar das geschädigte Fahrzeug nur im teilreparierten Zustand fotografiert wurde, zeigt die Abbildung 3. Aus dem Versuch ergibt sich automatisch die Geschwindigkeitsänderung und bei entsprechender Aufnahme von Meßdaten auch der Beschleunigungsverlauf und die Kollisionsdauer. Die Abbildung 4 zeigt derartige Meßwerte.

Die Richtung der Beanspruchung ist bei einem Heckauffahrunfall von vornherein gegeben. Lag eine Winkelstellung zwischen den Fahrzeugen vor, die sich in den Verformungen niederschlägt, kann die Beanspruchungsrichtung durch Angabe des Winkels zwischen Fahrzeuglängsachse und Auslaufgeschwindigkeit angegeben werden. Damit ist der erste Teil der an den Techniker gerichteten Beweisfrage beantwortet. Als Ergebnis ist zu formulieren: Die Geschwindigkeitsänderung des gestoßenen Fahrzeuges betrug x km/h. Die Auslaufrichtung lag unter y° zur Längsachse.

10.2.3 Zweidimensionale Kollision

Der Kreuzunfall ist ein typischer Vertreter für eine zweidimensionale Kollision. Das bevorrechtigte Fahrzeug fährt mit hoher Geschwindigkeit über eine Kreuzung und wird von der Seite von dem vorfahrtmißachtenden Fahrzeug getroffen. Durch diese Kollision erfährt das betrachtete Fahrzeug eine Geschwindigkeitsänderung vom Betrag und auch von der Richtung her. Grundsätzlich ist für die Bearbeitung einer zweidimensionalen Kollision weitergehendes Analysematerial erforderlich.

Entweder muß anhand gut vergleichbarer Versuche die Größe und Richtung der Belastung di-

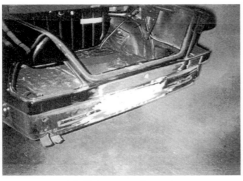
Unfallfahrzeug teilrepariert

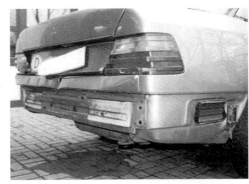
Versuchsergebnis zum Vergleich ohne Stoßfänger

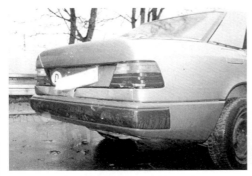
Daimler-Benz nach Versuch

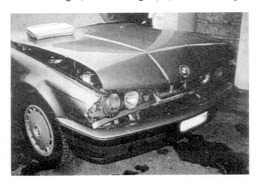
BMW nach Versuch

Abb. 3 Versuch zur Schadensnachbildung am Daimler-Benz; $v_K = 17{,}8$ km/h.

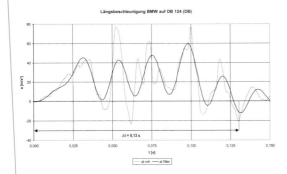

Abb. 4 Längsbeschleunigung im Daimler-Benz.

rekt beschrieben werden, oder aber es ist die Kenntnis der Unfallszene erforderlich, aus der die Auslaufbewegung hervorgeht. Nur bei schweren Unfällen ist diese Unfallszene anhand einer polizeilichen Unfallaufnahme bekannt. Häufig sind jedoch bei relativ leichten Seitenkollisionen nur Prinziphandskizzen vorhanden. Daraus folgt, daß bei derartigen Kollisionen dem Versuch eine besonders große Bedeutung zukommt.

Wird ein Unfall mit dem Ziel nachgestellt, vergleichbare Beschädigungen an beiden Fahrzeugen zu erzeugen, und gelingt dieses, so kann ein direkter Vergleich mit dem tatsächlichen Unfallhergang erfolgen. Mit geeigneter Meßwerterfassung ist damit sofort die Richtung und der Betrag der Geschwindigkeitsänderung zu ermitteln. Dieses geschieht durch Vektor-Addition der Geschwindigkeitsänderungen in Quer- und Längsrichtung. Die Abbildung 5 zeigt eine derartige Versuchsdurchführung mit den zugehörigen Meßwerten und Diagrammen.

Während bei der eindimensionalen Kollision die Stoßdauer sehr einheitlich ist, sie liegt in einem sehr engen Bereich um 0,1 s [2, 3, 4, 5, 6, 7, 8], kann bei der zweidimensionalen Kollision mit ausgeprägten Streifberührungen die Stoßdauer bis zu 0,3 s betragen.

Hier ergibt sich aus den Versuchen, daß für die Beanspruchung des Insassen nicht die gesamte Stoßdauer interessant ist, sondern nur der Bereich, in dem die Hauptbelastung auftritt. Die Hauptbelastungsdauer liegt bei solchen Versuchen in der Regel auch in der Größenordnung einer normalen Heckkollisionsdauer von etwa 0,1 s [1].

Zweidimensionale Kollisionen lassen sich auch mit Hilfe von Kollisionsmechanikprogrammen bearbeiten. Hierzu ist neben den Fahrzeugschäden noch eine genaue Kenntnis der Unfallszene notwendig. Die erforderlichen Parameter sind in der Regel nur bei vergleichsweise schweren Unfällen durch eine Verkehrsunfallaufnahme der Polizei bekannt. Die Abbildung 6 zeigt ein Beispiel für eine computerunterstützte Kollisionsanalyse.

Die Lage und der Betrag des sogenannten Stoßimpulses geben die Beanspruchungsrichtung und die Höhe der Beanspruchung wieder. Mit Kenntnis des Stoßimpulses ist auch die Geschwindigkeitsänderung nach Größe und Richtung anzugeben. Der Betrag der Geschwindigkeitsänderung ergibt sich, indem man den Betrag des Stoßimpulses durch die Fahrzeugmasse teilt.

Wird eine Kollision auf theoretischem Wege analysiert, so ist die Stoßdauer naturgemäß nur anhand von Erfahrungswerten aus vergleichbaren Versuchen einzugrenzen, um eine mittlere Zellenbeschleunigung zu errechnen.

Bei Streifkollisionen mit erster tiefer Eindringung und Verhakung beim Weiterstreifen tritt die Haupt-Längsbelastung aber zeitlich später als die Haupt-Querbelastung auf. Will man die für den Insassen relevante Querbelastung ermitteln, darf man nicht die gesamte Stoßdauer, sondern nur die Zeitdauer der Hauptbelastung in Querrichtung betrachten [1]. Ansonsten ergibt sich möglicherweise eine viel zu geringe mittlere Beschleunigung; die relevante mittlere Beschleunigung kann bis zu viermal höher liegen.

Ohne Erkenntnisse aus vergleichbaren Versuchen kann ein technischer Sachverständiger keine annähernd richtige Aussage treffen.

$v_{K\,Manta}$ = 43,3 km/h, $v_{K\,Audi}$ = 10,6 km/h

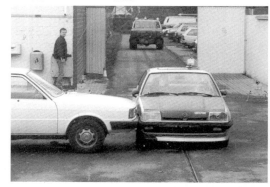

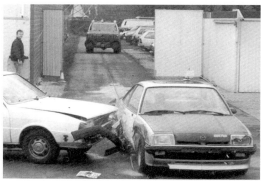

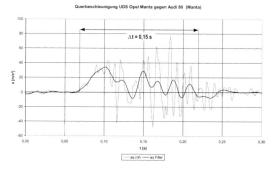

Meßwerte Opel Manta	
$a_{l\,mittel}$	-17,6 m/s²
$\Delta v_{längs}$	8,9 km/h
$a_{q\,mittel}$	17,4 m/s²
Δv_{quer}	9,4 km/h

Abb. 5 Versuch Seitenkollision mit zwei bewegten Fahrzeugen.

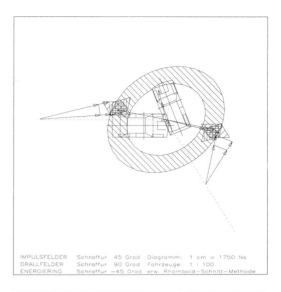
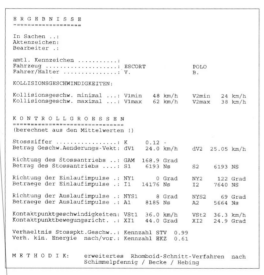
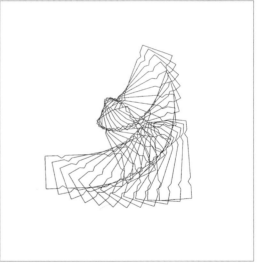

Abb. 6 Theoretische Kollisionsanalyse.

10.3 Rekonstruktion der individuellen Insassenbewegung

Bei der Ermittlung der Belastung nach Größe und Richtung ist der Betrag und die Lage der Geschwindigkeitsänderung relativ zum Fahrzeug beschrieben worden. Aufgrund der trägen Masse des Insassen bewegt sich dieser exakt entgegen der Geschwindigkeitsänderung.

Bleibt man beim eindimensionalen Fallbeispiel, so wirkt die Geschwindigkeitsänderung von hinten nach vorn auf das Fahrzeug ein. Dieses bedeutet, der Insasse bewegt sich relativ im Fahrzeug nach hinten. Die dabei anhand von Versuchen auftretenden Insassenbewegungen sind näher zu beschreiben. Kommt man zu dem Ergebnis, daß hier ein Anstoß schräg von hinten auf das stehende Fahrzeug stattfand, so hat damit auch die Geschwindigkeitsänderung exakt in dieser Richtung stattgefunden und der Insasse bewegt sich jetzt relativ im Fahrzeug „schräg nach hinten", wobei zusätzliche Anstoßmöglichkeiten im Innenraum zu prüfen sind.

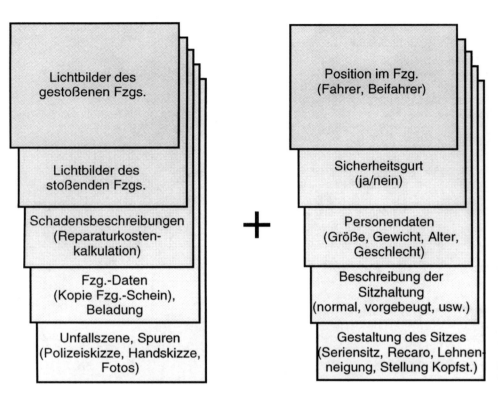

Abb. 7 „Wunschzettel" für Analysematerial nach Wichtigkeit gestaffelt.

Bei der zweidimensionalen Kollision wird ebenfalls eine Geschwindigkeitsänderung nach Größe und Richtung beschrieben. Bei Kreuzungsunfällen mit Seitenkollisionen kommt man in der Regel zu einer Beanspruchungsrichtung schräg von vorn. Dabei hängt es von der Intensität der Quer- und Längsbeanspruchung ab, inwieweit hier eine eher frontale oder eher seitliche Beanspruchung vorhanden ist. Bei Seitenkollisionen ist vom Techniker insbesondere die Sitzposition zu beachten.

Hier kommt es darauf an, ob der Insasse auf der stoßzugewandten oder der stoßabgewandten Seite sitzt. Ferner ist für die Insassenbewegung noch wichtig, ob er den Sicherheitsgurt angelegt hatte, da sich im Vergleich zum angegurteten Insassen unterschiedliche Bewegungen ergeben können.

Besonders die Größe des Insassen spielt für die Insassenbewegung eine Rolle. Sehr groß gewachsene Menschen finden häufig eine zu niedrige Serienkopfstütze vor. Auch das Gewicht kann in extremen Fällen einen Einfluß auf die Insassenbewegung ausüben. Alter und Geschlecht sind eher für die medizinische Betrachtung von Interesse.

Die Insassenbewegung hängt nicht nur von der Beanspruchungshöhe und Beanspruchungsrichtung sondern naturgemäß auch von der momentanen Sitzhaltung ab. Daher sind Angaben darüber, ob der Insasse normal, vorgebeugt oder zur Seite gebeugt saß, von größtem Interesse. Auch die Gestaltung des Sitzes, normalerweise Angaben über Lehnenneigung und Stellung der Kopfstütze, im Einzelfall auch die Angabe eines Spezialsitzes sind wünschenswert.

Nachdem dargelegt wurde, wie der Techniker zur Beantwortung der an ihn gerichteten Fragen vorgeht, ist ein „Wunschzettel" für das Analysematerial gemäß Abbildung 7 zu formulieren.

Zusammengefaßt läßt sich bezüglich des Analysematerials darstellen, daß die Beantwortung der

Frage nach der Beanspruchungshöhe und -richtung sowie nach dem Bewegungsablauf des Insassen um so exakter und einfacher zu bewerkstelligen ist, je besser das Analysematerial ist.

Für zweidimensionale Kollisionen, wie Kreuzungs-Seiten-Unfälle sollte das Analysematerial noch umfangreicher sein als bei eindimensionalen Kollisionen wie Heckauffahrunfällen.

Es bedeutet keineswegs, daß beim Fehlen bestimmter Materialanteile eine technische Analyse unmöglich ist. Teilweise ist zur „Heilung" dann jedoch ein immenser versuchsmäßiger Aufwand erforderlich. Eine Kollision mit massiven Schäden mit einer daher detailliert aufgenommenen Unfallszene ist sehr viel einfacher zu analysieren als eine Kollision mit geringsten Bagatellschäden.

10.4 Schlußfolgerung

Die technische Analyse eines Verkehrsunfalls im Hinblick auf die Beantwortung der Frage, ob eine HWS-Verletzung aufgetreten ist oder nicht, ist bezüglich des Ausgangsmaterials von einer normalen Unfallanalyse, bei der der gesamte Unfallhergang zu ermitteln ist, zu unterscheiden.

Die an den Techniker gestellte Aufgabe, die Belastung nach Größe und Richtung zu bestimmen sowie die Rekonstruktion der individuellen Insassenbewegung innerhalb des Fahrzeuges ist in erster Linie mit folgendem Analysematerial zu bewerkstelligen. Für die Kollision: Lichtbilder des gestoßenen und stoßenden Fahrzeugs, exakte Schadensbeschreibungen, Fahrzeugdaten, Angaben zur Beladung und nur hilfsweise Angaben zur Unfallszene. Für die Insassenbewegung ist die Angabe der Position im Fahrzeug, Fahrer, Beifahrer, eine Angabe über die Benutzung des Sicherheitsgurtes, speziell die Größe des Insassen, Beschreibung der Sitzhaltung und die Sitzgestaltung wichtig.

Bei Seitenkollisionen mit fahrendem gestoßenen Fahrzeug ist aufgrund der dann zweidimensionalen Kollisionsbetrachtung ein viel größerer Aufwand erforderlich als bei einem Heckauffahrunfall, der sich im allgemeinen eindimensional abspielt. Während bei der Betrachtung eindimensionaler Kollisionen oftmals lediglich Versuchsergebnisse zur Einschätzung der EES-Werte vorliegen müssen, ist bei Seitenkollisionen mit zwei bewegten Fahrzeugen in der Regel eine vergleichende Versuchsdurchführung erforderlich. Nachdem der Techniker Geschwindigkeitsänderung nach Größe und Richtung bestimmt hat, ist eine Beschreibung der Insassenbewegung im Fahrzeug möglich. Dabei ist zu prüfen, ob ein Kopf- oder Schulteranprall im Fahrzeuginnern auftreten kann.

Aus Sicht des Unfallanalytikers kann formuliert werden, daß die Angabe der Beanspruchungshöhe und -richtung sowie der Insassenbewegung um so exakter und einfacher und mit geringem Aufwand zu bewerkstelligen ist, je besser das Analysematerial ist. An erster Stelle stehen Lichtbilder beider Fahrzeuge, ergänzt durch exakte Schadensbeschreibungen. Bezüglich der Insassenbewegung sind besonders die Sitzposition, die Größe und Angaben zur Sitzhaltung wichtig.

Literaturnachweis

[1] Aswegen, A. v. (1998): Die biomechanische Belastung bei leichten Pkw-Seitenkollisionen. Eine experimentelle Grundlagenuntersuchung mit Freiwilligen und Dummies. Diplomarbeit Bergische Universität, Wuppertal.

[2] Bührmann, R. (1997): Experimentelle Untersuchung der kollisionsbedingten Geschwindigkeitsänderung zur Bestimmung der biomechanischen Belastung. Diplomarbeit, Fachhochschule Osnbrück.

[3] Castro, W. H. M.; Schilgen, M.; Meyer, S.; Weber, M.; Peuker, C.; Wörtler, K.: Do „whiplash injuries" occur in low-speed rear impacts?, Eur Spine J (1997) 6: 366–375, Springer Verlag 1997.

[4] Kalthoff, W. (1997): Experimentelle Untersuchung der Möglichkeiten und Grenzen der Bestimmung der Insassenbewegung auf der Grundlage der Fahrzeugbeschädigungen nach Pkw-Auffahrkollisionen. Diplomarbeit, Fachhochschule Osnabrück.

[5] Meyer, S.: Experimentelle Untersuchung des Zusammenhangs zwischen technischen Kollisionsparametern und der Bewegungskinematik von Insassen im Hinblick auf leichte HWS-Schleudertraumen. Diplomarbeit am Institut für Kraftfahrwesen der Universität Hannover 1993.

[6] Meyer, S.; Hugemann, W.; Weber, M.: Zur Belastung der Halswirbelsäule durch Auffahrkollisionen. Verkehrsunfall und Fahrzeugtechnik 32 (1994), S. 15 bis 21.

[7] Meyer, S.; Weber, M.; Schilgen, M; Castro, W. H. M. (1998): The Minimal Collision Velocity for Whiplash. Whiplash Injuries: Current Concepts in Prevention, Diagnostics and Treatment of the Cervical Whiplash Syndrome. Edited by Robert Gunzburg and Marek Szpalski. Lippincott-Raven Publishers, Philadelphia

[8] Weber, M.: Die Aufklärung des Kfz-Versicherungsbetruges – Grundlagen der Kompatibilitätsanalyse und Plausibilitätsprüfung. 1. Auflage, Schriftenreihe Unfallrekonstruktion, Münster 1995 – ISBN 3–9804383–0–9.

11 Grundlagen der traumatologischen Begutachtung – Was braucht man an Informationen?

F. Schröter

Der Auftrag zur Erstellung eines ärztlichen Gutachtens basiert stets auf der Notwendigkeit, einen nicht eindeutigen medizinischen Sachverhalt soweit zu klären, daß eine Beantwortung der damit verknüpften Rechtsfragen möglich wird. Eindeutige Sachverhalte bedürfen einer solchen gutachtlichen Klärung nicht, da in diesen Fällen der Sachverhalt nicht fehlinterpretiert werden kann. Als Beispiel sei eine Luxationsfraktur z. B. im HWS-Bereich benannt, die schicksalshaft nicht entstehen kann, also stets mit einer Unfalleinwirkung verknüpft sein muß. Ähnlich verhält es sich mit vielen anderen Verletzungen struktureller Art, bei denen der Sachverständige allenfalls noch gebraucht wird, um verbliebene Defizite der gesundheitlichen Integrität zu definieren und das Ausmaß der resultierenden Leistungsminderung einzuschätzen.

Kausalitätsfragen sind um so leichter zu beantworten, je schwerer die Verletzung war: Die eindrucksvolle Dokumentation des primären Verletzungsbildes, die dann meist ergiebigen Informationen zum Heilverlauf, Berichte über eingetretene Komplikationen etc., führen fast automatisch zur richtigen Beantwortung der Frage, ob die in den Folgejahren festgestellten gesundheitlichen Probleme dem Unfall kausal anzulasten sind.

Handelt es sich hingegen um eine harmlose – dann meist nicht-strukturelle-Verletzung z. B. im Sinne einer Zerrung oder Prellung, sind häufig schon die primären Befundmerkmale mehrdeutig, der Symptomenverlauf im hohen Maße abhängig von subjektiven Symptomenwertungen sowohl des betroffenen Patienten als auch des behandelnden Arztes, so daß es nicht verwunderlich erscheint, daß gerade die Folgen von Bagatellverletzungen zahlenmäßig besonders häufig den Gutachter beschäftigen.

Diese Probleme lassen sich wie durch ein Brennglas fokussieren auf die Thematik „HWS-Schleudertrauma", da hierbei so gut wie regelhaft ein objektiv belegtes Verletzungsbild fehlt, sich die streitige Verhandlung stets nur um die Einordnung des subjektiven Symptomenkomplexes dreht und diesbezüglich im Vorfeld einer Begutachtung häufig vielfältige paramedizinische Vorstellungen und persönliche Überzeugungen sowohl der Betroffenen wie auch der behandelnden Ärzte eine Rolle spielen.

Sind solche hypothetischen Überzeugungen zur Pathogenese eines Beschwerdebildes im kurativen Bereich der modernen Medizin durchaus erlaubt, das Beschwerdebild also die Basis der therapeutischen Bemühungen, so ist dem Sachverständigen ein solcher Weg in einer gutachtlichen Beurteilung verbaut. Der Gutachter ist einerseits gehalten, sich an **gesicherten** medizinischen Erkenntnissen zu orientieren, andererseits die Beweisregeln unserer Rechtsordnung zu beachten [9]. Letztere verlangen vom Sachverständigen als Ausgangspunkt all seiner Überlegungen eine klare Definition des Erstschadenbildes mit topographischer Lokalisation, aber auch eine klare Auskunft über die Art der dort zu findenden Läsion.

Die Rechtsprechung verlangt den **Vollbeweis** der unfallbedingten Primärschädigung, der allein mit einem subjektiven – weil unspezifischen – Beschwerdebild, mit Druckdolenzen und ähnlichen semi-objektiven Feststellungen nicht zu führen ist. Allein der Unfall kann – wie alltäglich zahllose Beispiele belegen – auch unverletzt überstanden werden, somit allein nicht Ausgangspunkt gutachtlicher Überlegungen sein [7].

Diese gebotene Strenge gutachtlicher Denkweise kollidiert nun geradezu regelhaft mit der Wirklichkeit im kurativen Bereich geprägt von der vereinfachenden Auffassung, daß der unstreitig stattgehabte Unfall und nachfolgend prolongiert geklagte subjektive Beschwerden des Patienten in einer kausalen Verknüpfung stehen müßten, nur allzu häufig getragen von hypothetischen Vorstellungen, auf welchem Wege der Unfall solche anhaltenden Beschwerden bewirken könne.

11.1 Wirklichkeit kontra Ideologie

Belastet wird der Dialog trotz aller wissenschaftlicher Fortschritte stets durch ein verbleibendes Ungenügen an medizinischen Erkenntnissen. Problematisch erscheint besonders eine fachspezifisch geprägte, anschauungsmäßig oder gar mentalitätsbedingte Uneinigkeit der Ärzte, begünstigt durch Neigungen, sich mit zunehmendem Lebensalter von gesicherten medizinischen Grundsätzen zu lösen und diese durch „erfahrungsmedizinische" Erkenntnisse zu ersetzen [6]. Kennzeichnend hierfür ist der Gebrauch von Subjektivismen anstelle objektivierbarer Fakten, besonders bei der Gewichtung verzögerter Heilverläufe nach einer Unfalleinwirkung ohne faßbares organisches Korrelat. Hypothetische Vorstellungen zum sogenannten Schleudertrauma ersetzen rationale und analytische Denkweisen, obwohl die medizinischen Wissenschaften das pathogenetische Verständnis nur um Einzelheiten bereichert hat, die keineswegs die Grundfesten der Traumatologie fundamental zu erschüttern vermochten. Juristisch gesehen ist es eine Selbstverständlichkeit, daß der ursächliche Zusammenhang beweisbar ist, weil der Beweis auf Fakten beruht! Fehlen diese, treten an ihre Stelle Vermutungen, die als Prämisse Anknüpfungen mit rational entwickelbaren, aber auch irrationalen Ideologien ergeben. Die wissenschaftliche Vernunft ist mit einer solchen ideologischen Fixierung unvereinbar. Die Ratio des „Ungläubigen" wird zum Feind, da sie die Ideologie gefährdet! Die juristisch geforderte Strenge einer wissenschaftlich begründeten Beweisführung zwingt den Arzt in seiner Rolle als Gutachter zur ideologischen Distanz: Er darf der Faszination der Ideologie **nicht** erliegen. Auf diese Selbstverständlichkeit zielt nicht selten der Vorwurf der Ignoranz [1] bis hin zu persönlichen Diskreditierungen: Der Sachverständige wird kurzerhand für unfähig erklärt, weil er sich nicht der Ideologie bedient.

11.2 Diagnose kontra Syndrom

Die für den Sachverständigen gebotene Strenge der wissenschaftlichen Orientierung bedarf als Grundlage, sozusagen als Vehikel des Dialoges, einer wechselseitig akzeptierten Definition der Begriffe, die im Einzelfall und insbesondere im Nachhinein nicht mehr verhandelbar sein dürfen, um nicht ihre Bedeutung und somit ihren kommunikativen Wert zu verlieren. Nur die unzweideutige Definition von Begriffen verhindert die Konfusion und ist somit eine Conditio sine qua non für die Information zwischen den Ärzten, ohne die eine Verständigung mit Juristen gar nicht möglich sein kann.

Einer solchen klaren Definition bedarf prinzipiell bei jeder Unfalleinwirkung schon der primäre Körperschaden. Welcher Chirurg käme auf die Idee, die Diagnose „Oberschenkelbruch" mit den Worten „erhebliches Schmerzsyndrom mit Bewegungsstörung und fehlender Belastbarkeit" unnötig zu verschleiern? Genausowenig ist die Diagnose einer Unfallfolge am Hals als „HWS-Syndrom mit schmerzhafter Bewegungsstörung" oder gar dem Begriff „Schleudertrauma" definiert!

Spätestens der medizinische Sachverständige benötigt für die von ihm abverlangte Beschreibung der Unfallfolgen als unverzichtbare Basis eine klare Definition der Primärschädigung. Diese Aufgabe obliegt jedoch konsequenterweise dem **Erstbehandler**, während der Gutachter im Regelfall eigentlich nur zu überprüfen hat, was an **Folgen** der definierten Primärverletzung überhaupt ernsthaft in Betracht kommt. Ansonsten ist seine Aufgabe noch schwerer als die Suche nach einer Nadel im Heuhaufen: Ohne definitierte Primärschädigung entspricht dies der Suche nach einem **unbekannten**, nur vermuteten Objekt. Diese eigentlich unmögliche Situation entspricht jedoch dem gutachtlichen Alltag beim Thema „Schleudertrauma". Diese Defizite **muß** aber der Gutachter aufarbeiten, da er sonst gar nicht tätig werden kann.

Die zweifelsfreie Definition der primären Unfalldiagnose stellt vernünftigerweise auch eine Voraussetzung dar für die gezielte Therapie. Werden nämlich die verständlichen psychischen Erregungen und ihre hinlänglich bekannten begleitenden vegetativ-somatischen Erscheinungsbilder mit einer Schanz'schen Halskrawatte behandelt, dann kann diese Behandlung nicht erfolgreich sein! Sie wird im Gegenteil das Bewußtsein des Versicherten dahingehend lenken, daß er an eine organische Läsion glauben muß: Wie käme denn sonst der Arzt zu einer solchen Verordnung?

Wird jedoch ärztlicherseits auf die Benennung der betroffenen anatomischen Struktur und die Konkretisierung des dort zu findenden Schadensbildes, z. B. die Zerrung, Zerreißung oder Fraktur, verzichtet bzw. ersetzt z. B. durch das „cervicocephale Syndrom", so bewegt man sich auf dem Boden von Vermutungen, die sich sehr schnell – sozusagen mangels Masse (Befunde) – in die Richtung der ideologisch geprägten Paramedizin verirren.

11.3 Fakten kontra Glauben

Der Sachverständige ist – will er seine Aufgabe rechtlich einwandfrei erfüllen – gebunden an die

Beweisregeln unserer Rechtsordnung. Nur der objektiv belegbare – und damit auch in der Befunderhebung reproduzierbare – unfallbedingte Körperschaden eröffnet die Möglichkeit einer Bewertung desselben zur Begründung einer Entschädigung bzw. Versicherungsleistung. Die Rechtsprechung fordert den Vollbeweis. Besonders an das Erstschadensbild werden hohe Beweisanforderungen gestellt.

Ohne eine nachgewiesene Primärverletzung können keine somatischen Folgen entstehen! Bei dann regelhaft fehlenden objektivierbaren Verletzungs**folgen** bleibt dem Gutachter aber nur die Feststellung, daß für die geklagten Beschwerden kein unfallbedingt-organisches Korrelat zu erkennen ist. Die Glaubwürdigkeit des Probanden steht dann prinzipiell **nicht** zur Diskussion. Der medizinische Gutachter ist grundsätzlich kein Fachmann in Glaubensfragen! Hierüber zu urteilen ist allenfalls dem Richter vorbehalten.

11.4 Basisinformationen für die Begutachtung

Anders als bei den schweren Verletzungen (z. B. Frakturen) fehlt es nach den Beschleunigungseinwirkungen auf Fahrzeuginsassen geradezu regelhaft an eindeutig objektivierbaren Verletzungsmerkmalen sowohl im klinischen als auch radiologischen Befund. Unspezifische Mitteilungen über subjektiv erlebte Beschwerden, Druckdolenzen oder auch schmerzhafte Bewegungseinengungen sind keineswegs verletzungsbeweisend, sondern belegen eine Störung mit vielfältigen Ursachenmöglichkeiten, die man wertfrei unter dem Begriff „Cervicalsyndrom" subsumieren kann. Indizien für die Unfallursächlichkeit können sich aus weiteren Informationen zur zeitlichen Entwicklung des Beschwerdebildes ergeben:

1. Ein rasches Einsetzen der Beschwerden nach dem Unfall, z. B. mit Bekundungen zu einer Nackensymptomatik noch an der Unfallstelle spricht für die Unfallinduktion, nicht hingegen ein sogenanntes „beschwerdefreies Intervall".
2. Das rasche Erreichen eines Beschwerdemaximums in zeitlicher Nähe zum Unfallgeschehen, nicht hingegen nach Tagen oder gar Wochen, ist ebenfalls als Indiz für eine Unfallursächlichkeit zu werten.
3. Ein sukzessives Abklingen der Symptomatik nachfolgend einer nicht-strukturellen – allenfalls mikrostrukturellen – Läsion deckt sich mit gesicherten pathophysiologischen Erkenntnissen zum Heilverlauf funktioneller – und auch struktureller – Verletzungsbilder. Dieser „Detrescendo"-Verlauf ist unfalltypisch, nicht hingegen eine gegenteilige, langsam zunehmende Beschwerdeentwicklung mit zunehmender Ausweitung in der Topographie, Vielfalt und Intensität des subjektiven Beschwerdeerlebens.

Somit sind es die scheinbar nebensächlichen Informationen, unter anderem aus dem Zeitraum vor dem ersten ärztlichen Kontakt, die dem Sachverständigen gewichtige Indizien für seine Kausalitätsbeurteilung liefern. Solche Informationen finden sich häufig z. B. im Unfallprotokoll der Polizei, aber auch in den ersten Mitteilungen der Unfallbeteiligten an die Versicherung, leider nicht regelhaft im ersten ärztlichen Befundbericht.

Insofern ist auch – und gerade – der medizinische Sachverständige auf die Vorlage entsprechender Dokumente angewiesen, auf die er bei schwereren Verletzungen problemlos verzichten kann.

Im Hinblick auf den zentralen Stellenwert des Erstschadenbildes wäre es wünschenswert, wenn man stets über eine sorgfältige Protokollierung der Informationen aus dem ersten ärztlichen Kontakt verfügen könnte.

Die Wiedergabe patientenseitiger Äußerungen zum Unfallhergang und der Unfallschwere (z. B. Ausmaß der Fahrzeugschäden) ergeben gewichtige Hinweise darauf, ob der Unfall im Bewußtsein des Unfallbeteiligten in einer angemessenen Dimension wiederzufinden ist oder ob schon primär die Dramatisierung des Erlebens eine Rolle spielt. Für den Behandler ergeben sich zudem wichtige Hinweise, mit welchen Verletzungs**möglichkeiten** ernsthaft zu rechnen ist. Eine sorgfältige Diagnostik ist dennoch immer erforderlich, sie könnte aber zielorientierter ausgerichtet werden. In gleicher Weise kann eine relativ genaue – gegebenenfalls wörtliche – Wiedergabe des subjektiven Beschwerdebildes Hinweise ergeben, ob es sich mehr um ein somatisch oder eher psychosomatisch geprägtes Beschwerdebild mit all seinen vegetativen Begleiterscheinungen handelt.

Grundsätzlich unabdingbar ist die Dokumentation einer standardisierten **klinischen** Untersuchung mit Feststellung von verläßlichen, also **reproduzierbaren** Bewegungsparametern. Die Angabe einer globalen Unergiebigkeit der Kopfbewegung kann allenfalls auf eine muskulär bedingte Bewegungseinengung hindeuten, während die einseitige Bewegungsstörung, also die Asymmetrie der Kopfbewegung eine Ursache im Bereich der Wirbelsäulenstrukturen selbst signalisiert. Eine pauschale Angabe zu einer „schmerzhaften Bewegungseinschränkung" hilft jedoch nicht weiter.

Wünschenswert wäre auch ein ordnungsgemäß erhobener Segmentbefund. Kann ein solcher aufgrund schmerzhafter Muskelverspannungen nicht erhoben werden, ist eine solche Anmerkung aussagekräftiger als zweifelhafte segmentale Befundvermutungen, die nur allzu häufig arztspezifisch, aber nicht patientenspezifisch sind.

Zu fordern ist eine exakte Beschreibung zumindest des Punctum maximum der Druckdolenz, was auch eine sorgfältig durchgeführte palpatorische Untersuchung signalisiert. Derzeit „üblich" ist jedoch nur die pauschale Mitteilung, daß die Halswirbelsäule, z. B. die Dorn- und Querfortsätze, insbesondere aber die gesamte Muskulatur druckdolent sei. Solche diffusen „Befunde" sind schlicht wertlos, ebenso wie die pauschalierenden Mitteilungen über „schmerzhafte Muskelverspannungen". Die Validität solcher Befunde erscheint zweifelhaft, dies schon deshalb, weil niemand wirklich objektiv prüfen kann, ob ein Verspannungsschmerz vorliegt, schon die palpatorische Beurteilung des Muskeltonus nicht gerade einfach erscheint, da er objektiv nicht meßbar ist.

Der ernsthafte Versuch einer sorgfältigen segmentalen Untersuchung könnte aber zumindest die **Lokalisation** der vorhandenen Störung näher definieren und auf diesem Wege eine gewichtige Information für den Gutachter beinhalten, wo er am ehesten nach Unfallfolgen suchen muß.

Für den Sachverständigen ist eine zumindest orientierende neurologische Untersuchung mit Dokumentation der Ergebnisse eine wichtige Information. Jeder Arzt sollte eine solch einfache Untersuchung durchführen können, schon um zu entscheiden, ob der Fachmann (Neurologe) hinzugezogen werden muß.

Mit einer solchen vorgeschalteten sorgfältigen klinischen Diagnostik ließe sich auch die nachfolgende radiologische Überprüfung der Befundverhältnisse mit zielgerichteten Fragestellungen optimieren, auf diesem Wege auch die Patienten herausfiltern, bei denen eine aufwendige kernspintomographische Diagnostik zur Definition eines segmentalen Schadensbildes führen könnte. Ohne einen klinisch objektivierbaren Segmentbefund erscheint ein solcher Aufwand wenig sinnvoll.

Grundsätzlich gilt, daß die gutachtliche Tätigkeit um so einfacher wird, je umfassender, präziser und detaillierter die erste ärztliche Befragung und Untersuchung erfolgte und dokumentiert wurde. Die leider auch heute noch regelhaft zu beobachtenden Sünden bei diesem ersten ärztlichen Kontakt sind durch keine, wie auch immer gearteten späteren Untersuchungsergebnisse auszugleichen [5].

Es versteht sich von selbst, daß der Sachverständige auch hinreichende Informationen über die gesamte nachfolgende – meist apparative – Diagnostik erhält, aber auch Informationen, wie das Beschwerdeerleben dem jeweils konsultierten Arzt subjektiv geschildert wurde, dies im Abgleich zum jeweils erhobenen Untersuchungsbefund. Solche Informationen über den gesamten Krankheitsverlauf – bis hin zur gutachtlichen Untersuchung – lassen entweder plausible, mit pathophysiologisch gesicherten Erkenntnissen gut vereinbare Entwicklungen erkennen oder es zeigen sich Diskrepanzen mit ausufernden, zunehmend polytopen und bunt schillernden Beschwerdebildern bei weitgehend oder gänzlich fehlenden objektiven Befunden.

Verfügt der Sachverständige im Idealfalle über all diese angesprochenen Informationen, wird er auch bei der nicht-strukturellen – also definitionsgemäß „funktionellen" – Verletzung problemlos zu einer plausiblen, auf gesicherten pathophysiologischen Erkenntnissen beruhenden Beurteilung gelangen können, nicht zuletzt unter Einbeziehung des von ihm erhobenen Befundbildes, das den gleichen hohen Anforderungen unterliegt, wie sie vom Erstbehandler abzuverlangen sind.

Je mehr dieser Basisinformationen fehlen, um so unsicherer wird zwangsläufig die gutachtliche Beurteilung ausfallen müssen. Je offenkundiger der Bagatellcharakter des Unfallgeschehens, um so eher ist jedoch mit einem Fehlen solcher Informationen zu rechnen. Gerade in diesen Fällen – und nicht bei den schweren Unfällen – bleibt dem Sachverständigen dann als letzte Möglichkeit nur noch der Rückgriff auf technische Erwägungen zur Schwere des Unfallgeschehens mit der Frage, ob dieser besagte Unfall nach heutigem Kenntnisstand überhaupt die **Möglichkeit** eines Verletzungseintrittes beinhaltete [2].

Dieser Weg entspricht nicht dem Wesen der medizinischen Begutachtung, sondern eigentlich nur dem letzten Strohhalm, der überhaupt noch eine Schlußfolgerung erlaubt, wenn keine anderen verwertbaren Informationen zur Verfügung stehen.

Völlig unzureichend ist im gutachtlichen Bereich eine Orientierung an den Prinzipien der kurativen Medizin, in der das Beschwerdebild des Patienten maßgeblich das ärztliche Denken und Handeln bestimmt. Unzureichend ist auch die zeitliche

Abfolge eines geklagten Beschwerdebildes **nach** einer Unfalleinwirkung im Sinne einer Kausalitätsverknüpfung, insbesondere dann, wenn ein solches Beschwerdebild unspezifisch einem „Cervicalsyndrom" [10] entspricht. Dennoch entspricht es keineswegs einer Seltenheit, daß das Beschwerdebild, wie es gegenüber dem Gutachter geschildert wird, zum Schlüssel für die gesamte gutachtliche Beurteilung wird mit der Folge gleich mehrfacher Fehlbeurteilungen:
1. Die subjektiven Beschwerden werden automatisch als Unfallfolge gedeutet.
2. Die Persistenz des Beschwerdebildes und das Ausmaß des subjektiven Erlebens bestimmt die rückblickende Einschätzung des Sachverständigen zur Schwere des Unfalles, was nur allzu häufig in einem grotesken Mißverhältnis zur dokumentierten Unfallschwere steht.
3. Das Ausmaß der subjektiven Beschwerden dient als „Beweis" für die vermeintliche Schwere der erlittenen Primärverletzung. Eine andauernde Symptomatik „muß" schließlich mindestens einem Schweregrad II (nach Erdmann) [3] entsprechen!
4. Allein das Beschwerdebild bestimmt sodann die prozentuale Bemessung vermeintlich unfallbedingter Leistungsbeeinträchtigungen.
5. Das prolongierte Beschwerdebild dient letztendlich auch zu prognostischen Einschätzungen dahingehend, daß das, was schon lange „therapieresistent" war, auch noch längerfristig wird weiter bestehen müssen.

Diese eigentlich nur als grob zu bezeichnenden Fehler im gutachtlichen Bereich, basierend auf fragwürdigen Publikationen [8, 12] zu der „glaubhaft" langen Dauer unfallbedingter Beschwerden, sollten, ganz gleich, welche hypothetischen Überlegungen dem zugrunde gelegt werden, der Vergangenheit angehören. Zu einer solchen Argumentation hat ERDMANN [4] sicher zu Recht bereits 1975 ausgeführt: „Dies ist ja nun schon das Unsolideste, was man im Rahmen der Unfallbegutachtung vorbringen kann." Dies gilt um so mehr, als in versicherungsfreien Ländern eigentümlicherweise solche dauerhaften Beschwerdeprobleme der Unfallbeteiligten nicht festzustellen waren [11].

Eigentlich bedarf es keiner besonderen Erwähnung, daß der Sachverständige auch grundsätzlich die altanamnestischen Daten des Probanden kennen sollte. Diesbezüglich decken sich die Erfahrungen aus einer fast zwei Jahrzehnte langen beratungsärztlichen Tätigkeit bei einer gesetzlichen Unfallversicherung mit den von SCHRADER [11] publizierten Ergebnissen, daß nämlich recht häufig eine belastete Altanamnese zu erkennen ist, wie sie von dem Probanden in versicherungsfreien Ländern freimütig bekannt werden, nicht hingegen in hochentwickelten und versicherungstechnisch gut abgesicherten Industriegesellschaften mit ihren – legitimen – Entschädigungsansprüchen nach unverschuldeter Inkaufnahme eines unfallbedingten Körperschadens. Letztere ist – in Abgrenzung vorbestehender Veränderungen und Beschwerdebilder – hinreichend beweiskräftig zu belegen. Dieser Aufgabe kann der Sachverständige nur gerecht werden, wenn ihm die hierfür notwendigen Basisinformationen zur Verfügung stehen.

Allein das sogenannte „Spätsyndrom" mit all seinen evtl. auch objektivierbaren funktionellen Störungen beinhaltet keinerlei Aussagekraft hinsichtlich seiner Ursächlichkeit. Anders als eine Kallusbildung oder Narbe ist es nicht unfallspezifisch und damit mehrdeutig. Nur in Verbindung mit soliden Basisinformationen aus dem unfallnahen Zeitraum, besser noch des definierten Erstschadenbildes kann eine plausible Kausalitätsfeststellung gelingen.

Literatur

1. Biedermann, H.: Die Begutachtung des HWS-Weichteiltraumas: Funktion versus Pathomorphologie. Manuelle Medizin 36 (1998) 14–20 2.
2. Castro, W. H. M.; Schilgen, M.; Meyer, S.; Weber, M.; Peuker, C.; Wörtler, K.: Do „whiplash injurys" occur in low speed rear impacts? Europ. Spine J. 6 (1997) 366–375 3.
3. Erdmann, H.: Schleuderverletzung der Halswirbelsäule. Band 56 „Die Wirbelsäule in Forschung und Praxis" Hippokrates Verl. Stuttgart (1973) 4.
4. Erdmann, H.: Schleudertrauma der Halswirbelsäule. BG-Schriftenreihe 25 (1975), 215–220 u. 245, 246 5.
5. Hansis, M.: Unvollständige Befunderhebung und Befundbeschreibung als Ursache gutachtlicher Probleme nach Unfallverletzungen. Versicherungsmedizin 45 (1993) 5, 152–155 6.
6. Jenzer, G.: Zum Stellenwert ärztlicher Wahrnehmungen nach Beschleunigungsverletzung (sog. Schleudertrauma) der HWS. Schweizerische Ärztezeitung 73/8 (1992) 273–275 7.
7. Lemcke; H.: Das „HWS-Schleudertrauma". Neue Zeitschrift für Verkehrsrecht 9 (1996) 337–384 8.
8. Radanov, P.; Sturzenegger, M.; Di Stefano, G.: Vorhersage der Erholung nach HWS-Distorsion (Schleudertrauma der HWS) mit initial erhobenen psycho-sozialen Variablen. Orthopäde 23 (1994) 282–286 9.

9. Spohr, H.: Ausgewählte Rechtsfragen unter besonderer Berücksichtigung der gesetzlichen Unfallversicherung. Nervenheilkunde 12 (1993) 253–255
10. Schneider, E.: Fehlerhaftes Schließen und Beweisen. Aus: „Logik für Juristen" 4. Aufl. (1995) Verlag Franz Vahlen München, 232–234
11. Schrader, H.; Obelieniene, D.; Bovim, G.; Surkiene, D.; Mickeviciene, D.; Miseviciene, I.; Sand, T.: Natural evolution of late whiplash syndrome outside the medicolegale context. The Lancet 347 (1996) 1207–1211
12. Wiesner, H.; Mumenthaler, M.: Schleuderverletzungen der Halswirbelsäule – eine katamnestische Studie. Arch. orthop. Unfallchir. 81 (1975), 13–36

12 Psychologische Komponenten bei HWS-Beschwerden nach Unfällen

C. G. Nentwig

12.1 Psychologische Ursachen für Schmerzen der HWS

12.1.1 Ebenen der psychologischen Analyse

Die psychologische Analyse der Schmerzreaktionen erfolgt auf drei Ebenen; es sind die psychophysiologische, die motorische und die subjektive Ebene.

Auf der Ebene der **Psychophysiologie** werden die Aktivitäten des nozizeptiven Apparates beschrieben. Dazu gehören die Stimulation des Nozizeptors, die Modulation der nozizeptiven Afferenz im Hinterhorn des Rückenmarks und die Aufbereitung des Schmerzsignales vom Thalamus über das limbische System bis zum sensorischen Cortex. Aufgrund der zahlreichen Modulations- und Verarbeitungsprozesse im Zentralnervensystem entspricht die subjektive Schmerzwahrnehmung nicht unbedingt dem Bild der physischen Stimulation der Nozizeptoren.

Die **motorische** Ebene beschreibt Verhaltensänderungen und muskuläre Reaktionen, die mit dem Schmerz einhergehen. Dazu zählen das reflektorische Zurückziehen eines Körpergliedes bei schmerzhafter Stimulation, Veränderungen der Körperhaltung und des Gesichtsausdruckes sowie muskuläre Verspannungen. Schmerzbedingte Einschränkungen des Bewegungsspielraumes etwa der HWS und das Einnehmen von „Schonhaltungen" gehören ebenfalls zur motorischen Ebene des Schmerzgeschehens.

Die **subjektive** Ebene des Schmerzgeschehens besteht einerseits aus offen sichtbaren Reaktionen wie dem Äußern von Schmerzenslauten, Stöhnen und Klageverhalten und andererseits aus nicht von außen beobachtbaren Reaktionen wie Gefühlen, Gedanken, Erwartungen und Vorstellungen. Psychologische Untersuchungen zur subjektiven Ebene finden neben Informationen zur erlebten Schmerzintensität drei relativ unabhängige Dimensionen der Schmerzqualität:
- Die sensorische Dimension beschreibt den sensorischen Charakter des Schmerzes, z. B. als „schneidend", „brennend", „stechend" oder „klopfend".
- Die emotionale Dimension beinhaltet die gefühlsmäßige, affektive Komponente mit Eigenschaften wie „quälend", „marternd" oder „grausam".
- Die evaluative Dimension bezieht sich auf die Interpretation und Einschätzung des Schmerzes: Je nach der Situation der Schmerzwahrnehmung und den vorausgegangenen Erfahrungen mit Schmerzen können gleich intensive Schmerzwahrnehmungen unterschiedlich erlebt werden. Der heftige Schmerz nach dem Stoßen des Ellenbogens wird im allgemeinen als wenig bedrohlich erlebt, da aufgrund der Erfahrungen mit einem raschen Abklingen ohne Schädigung gerechnet wird. Tritt ein ähnlich intensiver Schmerz plötzlich im Bereich der Lendenwirbelsäule auf, wie dies etwa bei der Lumbago („Hexenschuß") der Fall ist, so wird der Patient sehr viel stärker beunruhigt sein und den Schmerz qualitativ anders erleben.

Für die nach einem Schleudertrauma eintretenden Schmerzen in der Hals- und Nackenmuskulatur oder Kopfschmerzen hat der Betroffene zunächst keine Erfahrungswerte, die eine angemessene Einschätzung ermöglichen. Da für den Betroffenen das Ausmaß organischer Schädigung als Ursache dieser Schmerzen nicht einschätzbar ist, können sie als bedrohlicher empfunden werden als vergleichbar starke Kopfschmerzen etwa nach Nikotin- oder Alkoholkonsum.

12.1.2 Psychologische Mechanismen der Genese und Chronifizierung von Schmerzen der Wirbelsäule

12.1.2.1 Respondenter Schmerz

Ein elementarer menschlicher Lernprozess entspricht dem Vorgang der **respondenten Konditionierung**, der von Pawlow bei seinen Untersuchungen zur Drüsentätigkeit bei Hunden gefunden und beschrieben wurde. Dieser Prozeß besteht darin, daß ursprünglich neutrale Stimuli durch räumliche und zeitliche Verbindung mit emotional bedeutsamen Reizen die Funktion übernehmen, die anfangs nur den bedeutsamen Reizen zukam.

Wenn ein kleines Kind zum ersten mal eine Klinik besucht, wird es die neue Umgebung einschließlich der weißen Kittel (neutrale Stimuli) aufmerksam betrachten. Nachdem es einmal eine schmerzhafte Prozedur erfahren hat, z. B. eine Spritze erhielt (emotional bedeutsamer Stimulus), wird es künftig bereits beim Anblick des weißen Kittels Angst verspüren und zu weinen beginnen. Der ursprünglich neutrale weiße Kittel hat damit die Funktion eines konditionierten Stimulus übernommen, der nun Angst, Schmerzerwartung und möglicherweise Schmerz auslöst.

Dieser elementare Lernprozess vollzieht sich auch in erwachsenen Personen. Alle neutralen Stimuli, die mit einer schmerzhaften Erfahrung einhergehen, können auf diese Weise teilweise oder vollständig die Kraft des schmerzhaften Stimulus übernehmen. Wenn etwa aufgrund einer Meniskusverletzung die Beugungsmöglichkeit des Kniegelenkes schmerzhaft eingeschränkt ist, so kann damit das Beugen des Knies zu einem konditionierten Stimulus für Schmerzen und Schmerzerwartungen werden. Selbst wenn die Verletzung inzwischen organisch ausgeheilt ist, kann das Beugen des Knies noch immer mit der Schmerzerwartung verbunden bleiben. In diesem Fall sprechen wir von Respondentem Schmerz.

Ähnliche Prozesse können beim Posttraumatischen Zervikalsyndrom eintreten. Alle Stimuli, die mit dem schmerzhaften Erleben räumlich und zeitlich verbunden sind, können die Funktion eines konditionierten Reizes für Schmerzen der HWS übernehmen. Dafür kommen insbesondere die Stimuli infrage, die im Moment des Unfalles anwesend waren; aber auch alle anderen Reize, die mit der weiteren Entwicklung des Schmerzes einhergegangen sind (etwa Körperhaltungen, soziale Situationen) können zu konditionierten Reizen werden.

12.1.2.2 Operanter Schmerz

Ein weiterer grundlegender Prozeß menschlicher Verhaltensänderung ist das operante Lernen. Dieser Prozeß beschreibt den Zusammenhang zwischen einer Reaktion und den durch diese Reaktion hervorgerufenen Konsequenzen. Reaktionen, die unmittelbar angenehme Folgen hervorrufen, werden häufiger; Reaktionen, die unmittelbar unangenehme Konsequenzen bewirken, werden seltener. Diese Zusammenhänge sind in ungezählten Tier- wie Humanversuchen gesichert worden, und entsprechen in vielem auch der Alltagserfahrung.

Eine operante Analyse des Schmerzverhaltens zeigt, daß für Schmerzäußerungen (z. B. Klageverhalten) meist eher angenehme Konsequenzen zu erwarten sind. Ein Patient der nach einem Verkehrsunfall über Nacken- und Kopfschmerzen klagt, wird damit meist eine Reihe von für ihn angenehmen Konsequenzen herbeiführen. Er wird Aufmerksamkeit und Zuwendung erfahren, ihm werden Trost und Mitleid entgegengebracht. Für Personen, die sonst wenig Aufmerksamkeit erfahren, ist dies häufig eine bedeutsame Erfahrung, die zu einer Stabilisierung des Schmerzverhaltens (unabhängig von der organischen Grundlage) beitragen kann.

Hinzu kommt, daß soziale Zuwendung in vielen Fällen nicht die einzige angenehme Folge der Schmerzäußerung darstellt. Häufig wird die klagende Person von unangenehmen Aufgaben entlastet, die dann von Lebenspartnern übernommen werden. Für jemanden, der seinen Beruf nicht sehr liebt, wird auch eine Krankschreibung als Folge dauerhafter Schmerzäußerung eine angenehme Verhaltensfolge darstellen. Die Aussicht auf Schmerzensgeld oder eine vorzeitige Berentung können ebenfalls sehr wirksame positive Konsequenzen für Klageverhalten sein.

Die Prozesse der operanten Stabilisierung von Schmerzverhaltensmustern können also sehr massiv sein. Auch müssen entsprechende Lernprozesse nicht immer selbst erfahren werden; schon die Beobachtung des Schmerzverhaltens wichtiger anderer Personen und dessen Konsequenzen (z. B. in der Familie) können zu operantem Schmerzverhalten führen.

12.1.2.3 Circulus vitiosus

Das Teufelskreis-Modell von Schmerz und muskulärer Verspannung beschreibt das Zusammenspiel medizinischer und psychologischer Faktoren bei der Entstehung und Aufrechterhaltung von Schmerzen gerade im HWS-Bereich deutlich:

Ein nozizeptiver Nerv wird z. B. durch Überdehnung der HWS gereizt. Die unmittelbar einsetzende Schmerzwahrnehmung etwa im Bereich des Nackens wird begleitet von einer reflektorischen Kontraktion der Nackenmuskulatur. Die so angespannte Muskulatur bewirkt nun ihrerseits eine mechanische Reizung des Nervs. Damit wird die Schmerzwahrnehmung intensiver und die Kontraktion der Nackenmuskulatur fester, usw.. Ein auf diese Weise entstandener Schmerz hält sich selbst aufrecht, auch dann wenn keine zusätzlichen schädigenden Einflüsse wirksam werden.

Die psychologische Komponente dieses Modelles besteht darin, daß der menschliche Organismus bei Gefahrenwahrnehmung (Konflikt- oder Stress-Situationen) mit einer Erhöhung der Muskelspannung reagiert. Bei kurzfristig starker oder andauernd mittelstarker Stress-Wahrnehmung kann die Muskelspannung so stark werden, daß sie den Schmerznerv reizt und von sich aus den Circulus vitiosus anstößt. Patienten mit Beschwerden im HWS-Bereich berichten häufig über Stress-induzierte Nacken- und Kopfschmerzen.

12.1.2.4 Psychologische Prädiktoren für Schmerzen der Wirbelsäule

Zahlreiche Studien zeigen einen deutlichen Zusammenhang zwischen der Dauerhaftigkeit von Schmerzen im Bereich der Wirbelsäule und psychologischen Faktoren (u.a. Hasenbring, 1992; Nentwig, 1996). Erhöhte Werte für Depressivität und für Ängstlichkeit stehen im Zusammenhang mit längerer Schmerzdauer und geringerer Ansprechbarkeit für konservative und insbesondere operative Therapiemaßnahmen.

Das Gleiche gilt für eine geringe Arbeitszufriedenheit und eine externale Kontrollüberzeugung. Unter Kontrollüberzeugung wird das Ausmaß verstanden, in dem ein Patient selbst glaubt zu seiner Gesundung beitragen zu können. Die Erwartung, daß der Heilungsprozeß nicht selbst beeinflußbar sei sondern vom Zufall, Schicksal oder anderen Personen abhänge, wird als externale Kontrollüberzeugung bezeichnet. Eine internale Kontrollüberzeugung entspricht der Erwartung, selbst zur eigenen Gesundung und Gesundheit beitragen zu können. Auch die organische Rekonvaleszenz von Unfallpatienten wird durch eine internale Kontrollüberzeugung beschleunigt (Nentwig et al., 1988; Windemuth et al., 1991).

12.2 Psychologische Folgen von Verkehrsunfällen

Systematisch in prospektiven Studien erhobene Daten zu psychischen Folgen von Verkehrsunfällen liegen zu drei Bereichen vor: zu phobischen Symptomen, zu depressiven Symptomen und zu Posttraumatischen Belastungsstörungen.

12.2.1 Phobische und depressive Symptome als Unfallfolge

Phobien sind unangemessen starke Angst- oder Furchtreaktionen auf ein deutlich definiertes Objekt. Die phobische Symptomatik geht einher mit aktivierten Reaktionen des vegetativen Nervensystemes (u.a. Steigerung der Pulsfrequenz, der Atemfrequenz, des Muskeltonus) und unterschiedlichen Formen des Vermeidungsverhaltens gegenüber dem Objekt der Phobie. Phobien nach Autounfällen mit Schleudertrauma können die Form von Reisephobien, Fahrphobien, Unfallphobien haben. Sie können sich so äußern, daß der Betroffene entweder gar nicht mehr autofahren will, nur als Beifahrer oder nur noch mit einem Beifahrer ein Auto nutzt. Phobien können zu einer unangemessen vorsichtigen Fahrweise führen oder eine vollständige Vermeidung bestimmter Verkehrssituationen (Dunkelheit, Regen, Nebel) bewirken. Untersuchungen zur Prävalenz von Unfallphobien ergaben, daß zwischen 15% und 30% der Unfallopfer ein bis sechs Jahre nach dem Unfall unfallphobische Symptome zeigen (Mayou et al., 1993).

Depressive Symptome treten nach Verkehrsunfällen bei zwischen 10% und 20% der Unfallopfer auf (Malt, 1988; Mayo et al., 1993). Frommberger et al. (1997) weisen darauf hin, daß die Häufigkeit depressiver Syndrome bei den Patienten deutlich höher liegt, die wegen eines Rechtsstreits oder bei Schmerzsyndromen psychologisch begutachtet werden. Die hier gefundenen Werte liegen zwischen 25% und 40%.

12.2.2 Posttraumatische Belastungsstörung

Spezifischer für das Posttraumatische Zervikalsyndrom nach einem Schleudertrauma ist der klinisch-psychologische Begriff der „Posttraumatischen Belastungsstörung". Diese Kategorie wurde 1980 von der Amerikanischen Psychiatrie-Gesellschaft (APA) zur Bezeichnung von Auffälligkeiten des Erlebens und Verhaltens nach traumatischen Erfahrungen in das von ihr herausgegebene Manual zur Klassifikation von klinisch-psychologischen Erscheinungsbildern (DSM-III) als „Posttraumatic stress disorder" aufgenommen. Auch die revidierte Version von 1987 (DSM-III-R) beinhaltete diese Diagnose mit der Ziffer 309. 89. Die WHO hat 1993 diese Kategorie nahezu unverändert in ihr Klassifikationsschema ICD-10 mit der Kennziffer F43.1 übernommen. In der vierten Überarbeitung durch die APA (DSM-IV, 1994), deutsch: Sass et al. 1998, wurden die Diagnose-Kriterien teilweise modifiziert.

Ein Patient erhält diese Diagnose, wenn seine Symptomatik den folgenden Kriterien entspricht:

A) Es hat ein Ereignis (Erlebnis) [außerhalb der üblichen menschlichen Erfahrung]* stattgefunden, das für fast jeden stark belastend wäre.

z. B. Beteiligung an (kriegerischem) Kampfgeschehen, Vergewaltigung, Verwicklung in einen lebensbedrohlichen Unfall

B) Das traumatische Erlebnis begleitet den Patienten,
z. B. durch:
– wiederholte, sich aufdrängende Erinnerungen
– wiederholte, stark belastende Träume
– plötzliches Handeln oder Fühlen, als ob das traumatische Ereignis wiedergekehrt wäre

C) Der Patient vermeidet Stimuli, die mit dem Trauma in Verbindung stehen, oder versucht, diese zu meiden,
z. B. durch:
– Vermeidung von Anstrengungen, Gedanken oder Gefühlen, die mit dem Trauma in Verbindung stehen oder
– Erinnerungen an das Trauma wachrufen

D) Der Patient zeigt anhaltende Symptome eines erhöhten Erregungsniveaus,
z. B.:
– Ein- und Durchschlafstörungen
– Konzentrationsschwierigkeiten
– übertriebene Schreckreaktionen

E) Die Symptome dauern mindestens einen Monat an.

F) Die Störung verursacht eine bedeutsame Beeinträchtigung in sozialen oder beruflichen Lebensbereichen.**

---

* Der Zusatz in der eckigen Klammer entfällt im DSM-IV.

** Das Kriterium F wurde im DSM-IV neu aufgenommen.

Um zu prüfen, ob diese Diagnose für Patienten mit einem Posttraumatischen Zervikalsyndrom nach einem Schleudertrauma überhaupt greifen kann, muß zunächst die Frage gestellt werden, was ein Erlebnis (Kriterium A) als im psychologischen Sinne „traumatisch" charakterisiert. Die Autoren des DSM-III hatten hier ursprünglich vermutlich eher an die Erlebnisse von Kriegsveteranen, vergewaltigten Frauen oder Opfer von Katastrophen gedacht. Davidson (1993) diskutiert drei Faktoren, die die Intensität des Traumas bestimmen: die Verletzungsintensität, das mit dem Ereignis verbundenes Risiko (z. B. Ausmaß der Lebensbedrohung) und die subjektive Einschätzung, die davon abhängt, inwieweit der Betroffene das Ereignis erwartet und vorbereitet ist.

Das Erleben eines Auffahrunfalles mit Aufprall auf und/oder von anderen Fahrzeugen kann durchaus mit sehr starkem Erschrecken und dem Eindruck akuter Lebensbedrohung verbunden sein. Das Ereignis trifft unerwartet und unvorbereitet ein, möglicherweise ist der Betroffene für ihn selbst deutlich erkennbar verletzt, oder andere Verkehrsteilnehmer haben sichtbare Verletzungen. Diese Situation entspricht sicher dem Kriterium A und kann als Erleben eines psychischen Traumas gewertet werden.

Die Diagnose einer Posttraumatischen Belastungsstörung kann nach einem Verkehrsunfall gerechtfertigt sein. Dagegen würde eine dem Schleudertrauma entsprechende organische Belastung etwa auf einer Kirmes nicht den Anforderungen an ein psychisches Trauma genügen.

Wie häufig kann die Diagnose einer Posttraumatischen Belastungsstörung nach Verkehrsunfällen gestellt werden, wenn auch die Kriterien B bis F erfüllt sind? Epidemiologische Daten zur Prävalenz der Posttraumatischen Belastungsstörung nach Verkehrsunfällen sind noch selten. Norris (1992, zit. n. Frommberger et al., 1997) fand in seiner Studie mit N=1000 amerikanischen Erwachsenen eine Prävalenz der Posttraumatischen Belastungsstörung von 7 %; dabei werden Verkehrsunfälle als häufigster Grund genannt. Frommberger et al. (1997) zählen eine Reihe von Studien auf, die für Opfer von Verkehrsunfällen eine Rate der Posttraumatischen Belastungsstörung zwischen 1 % und 46 % berichten. Die Prävalenzraten liegen zwischen 20 % und 30 % der Verkehrsunfallopfer, wenn die DSM-III-Kriterien nicht vollständig erfüllt werden.

12.3 Psychologische Komponenten beim Posttraumatischen Zervikalsyndrom

12.3.1 Psychologische Unfallfolgen und Schmerz

Bei der Diskussion des Einflusses der beschriebenen möglichen psychologischen Unfallfolgen auf die Beschwerden beim Posttraumatischen Zervikalsyndrom wird zunächst die Frage der **Schmerzwahrnehmung** berücksichtigt. Psychologische Auswirkungen auf das **Schmerzverhalten** werden danach erörtert.

Besteht eine erhöhte Ängstlichkeit und entstehen phobische Symptome nach dem Unfall, so werden diese zur Intensität und Dauerhaftigkeit der **Schmerzwahrnehmung** beitragen. Auch die Entwicklung depressiver Symptome wird zu einer Verstärkung der empfundenen Beschwerden an der Halswirbelsäule führen.

Das Gleiche gilt für die Entwicklung einer partiellen oder vollständigen Posttraumatischen Belastungsstörung. Wird die Unfallsituation als Trauma erlebt, so setzt der Prozeß der respondenten Konditionierung auf besonders intensive Weise ein. Zahlreiche ursprünglich neutrale Situationsbestandteile werden zu konditionierten Stimuli für Schmerzerwartung und Beschwerden. Diese Stimuli können etwa in der Teilnahme am Straßenverkehr, im Anblick oder im Steuern des Fahrzeuges bestehen.

Bei einer Posttraumatischen Belastungsstörung wird die Erinnerung an den Unfall und damit verbundene Erlebnisse zu einem Stressor; bei erhöhter Stress-Wahrnehmung wird der beschriebene Circulus vitiosus von Schmerz und muskulärer Anspannung initiiert.

Das **Schmerzverhalten** beim Posttraumatischen Zervikalsyndrom unterliegt eher der Kontrolle operanter Prozesse. Erhält der Patient in besonderem Maße Aufmerksamkeit, Zuspruch und Entlastung für sein Klageverhalten, wird sich die Häufigkeit der Schmerzäußerungen steigern oder auf hohem Niveau stabilisieren. Dieser Entwicklung kann durch Beratung oder verhaltenstherapeutische Intervention mit Einbezug von Lebenspartnern begegnet werden. Diese Möglichkeit ist allerdings wenig aussichtsreich, wenn finanzielle Vorteile (Rente, Schmerzensgeld) die wichtige Konsequenz des Klageverhaltens darstellen.

12.3.2 Diagnostische Hinweise auf psychologische Faktoren bei der Genese und Chronifizierung

Hinweise auf die Wirkung psychologischer Faktoren bei der Genese und Aufrechterhaltung des Posttraumatischen Zervikalsyndroms sind für die **Schmerzwahrnehmung**:

– erhöhte Depressivität
 Der Patient erlebt eine Reduktion der Lebensfreude und zeigt eine Verminderung seiner Aktivitäten in sozialen, beruflichen, motorischen Bereichen nach dem Unfall.
– erhöhte Ängstlichkeit
 Der Patient zeigt seit dem Unfall Symptome gesteigerter Besorgtheit und vermeidet Situationen, die mit dem Unfall in Zusammenhang stehen.
– Hinweise auf eine externale Kontrollüberzeugung
 Der Patient fühlt sich hilflos seinen Beschwerden ausgesetzt und glaubt, selbst nicht zu deren Besserung beitragen zu können.
– Hinweise auf das Erleben des Unfalls als erhebliches psychisches Trauma
 Der Patient erfüllt die Kriterien zur Diagnose einer Posttraumatischen Belastungsstörung.

Die Wahrscheinlichkeit der Wirksamkeit psychologischer Komponenten auf das **Schmerzverhalten** steigt, wenn in der Anamnese Hinweise auf angenehme Konsequenzen des Schmerzverhaltens gefunden werden:

– schmerzkontingente Zuwendung und Aufmerksamkeit
 Die Kommunikationspartner des Patienten zeigen Interesse vor allem dann, wenn er über seine Symptome und das Unfallgeschehen klagt.
– Entlastung von unangenehmen Aufgaben
 Dem Patienten werden als Folge seiner Symptome von seiner Lebenspartnern unangenehme Tätigkeiten abgenommen.
– Krankschreibung bei ungeliebter Berufstätigkeit
 Einem Patienten mit geringer Arbeitszufriedenheit wird als Folge seiner Schmerzäußerungen Arbeitsunfähigkeit bescheinigt.
– finanzielle Vorteile
 Schmerzkontingente finanzielle Zuwendungen können z. B. in erwartetem Schmerzensgeld, zusätzlichen Renten- oder Versicherungsleistungen bestehen.

Literatur

American Psychiatric Association (1987). *Diagnostic and statistical manual of mental disorders, ed. 3, revised version: DSM-III-R.* Washington D.C.: APA. deutsch: (1991). *Diagnostisches und statistisches Manual psychischer Störungen.* Weinheim: Beltz.

American Psychiatric Association (1994). *Diagnostic and statistical manual of mental disorders, ed. 4: DSM-IV.* Washington D.C.: APA.

Davidson, J. (1993). Issues in the diagnosis of posttraumatic stress disorder. In: R. S. Pynoos (Ed.). *Posttraumatic stress disorder: A clinical review.* p. 1–15. Lutherville: Sidran Press.

Davidson, J. & Foa, E. B. (Eds.). (1993). *Posttraumatic stress disorder.* Washington, D.C.: American Psychiatric Press.

Steil, R. & Ehlers, A. (1996). Die Posttraumatische Belastungsstörung: eine Übersicht. *Verhaltensmodifikation und Verhaltensmedizin, 17,* 169–212.

Frommberger, U., Stieglitz, R. D., Nyberg, E. & Berger, M. (1997). Die psychischen Folgen von Verkehrsunfällen. *Psychotherapie, 2,* 45–51.

Hasenbring, M. (1992). *Chronifizierung bandscheibenbedingter Schmerzen.* Stuttgart: Schattauer.

Krämer, J. (1994). *Bandscheibenbedingte Erkrankungen.* Stuttgart: Thieme.

Malt, U. (1988). The long term consequences of accidental injury. *British Journal of Psychiatry, 153,* 810–818.

Mayou, R., Bryant, B. & Duthy, R. (1993). Psychiatric consequences of road traffic accidents. *BMJ, 307,* 647–651.

Nentwig, C. G. (1996). Psychologische Ursachen für Wirbelsäulenbeschwerden. in J.Jerosch, U. Witting & D.Brunsmann (Hrsg.) *Berufsbedingte Erkrankungen der Wirbelsäule.* Stuttgart: Enke.

Nentwig, C. G., Hierholzer, G., Windemuth, D. & Böhlen, G. (1988). Gesundheitsbezogene Kontrollüberzeugung und organische Rekonvaleszenz nach Kniebandoperationen. In W.Schönpflug (Hrsg.): *Bericht über den 36.Kongreß der Deutschen Gesellschaft für Psychologie in Berlin (S. 448).* Göttingen: Hogrefe.

Sass, H., Wittchen, H. U., Zaudig, M. & Houben, I. (1998). *Diagnostische Kriterien DSM-IV.* Göttingen: Hogrefen.

Steil, R. & Ehlers, A. (1996). Die Posttraumatische Belastungsstörung: eine Übersicht. *Verhaltensmodifikation und Verhaltensmedizin, 17,* 169–212.

Windemuth, D., Nentwig, C. G., Böhlen, G. & Hierholzer, G. (1991). Kontrollüberzeugung und organische Rekonvaleszenz nach Kniebandoperationen. *Zeitschrift für Klinische Psychologie, 20,* 128–135.

World Health Organization (1993). *Tenth revision of the international classification of diseases, Chapter V (F): Mental and behavioral disorders. Diagnostic criteria for research.* New York: WHO. deutsch: (1994). *Internationale Klassifikation psychischer Störungen, ICD-10, Kapitel V (F); Forschungskriterien.* Bern: Huber.

13 Das Echo medizinischer Gutachter in der Presse

R. Engelhardt

Im Herbst 1996 beindruckte der Schauspieler Götz George mit einer neuen Rolle als Massenmörder Fritz Haarmann. Der Film „Der Totmacher" imitiert die Begutachtungssituation in einem Gefängniszimmer Mitte der 20er Jahre. Jürgen Hentsch spielt den damaligen Gerichtspsychiater Professor Schultze. Medizinische Sachverständige wurden zu einem Medienthema. Wie erscheint diese ärztliche Zunft in der Presse? Als Typologie menschlicher Schwächen: Da ist die Rede von milden, parteiischen und Gefälligkeitsgutachtern. Schließlich wird die Qualität des Gutachters in Frage gestellt.

„Simulanten wird es immer geben." bedauert Rechtsanwalt Paul Kuhn von der Juristischen Zentrale des ADAC, München. Dort fand im November 1997 ein Expertengespräch zur Schadenregulierung von HWS-Verletzungen statt. Kuhn führte während des Symposiums aus, gerade bei diesen Verletzungen gebe es häufig unberechtigte Begehrensvorstellungen. Diese würden u. a. durch Artikel in den Medien geweckt. Sind Presse und Fernsehen tatsächlich schuld an den zunehmenden Gerichtsverfahren über die Folgen von sogenannten Schleudertraumen? Pikanterweise war in dem das Symposium ankündigenden Artikel der clubeigenen Zeitschrift „ADAC-Motorwelt" sogar von einem „Opfergang" die Rede. Dort hieß es: „Wer bei einem Verkehrsunfall an der Halswirbelsäule verletzt wird, müsse sich auf einen jahrelangen Kampf mit der Versicherung gefaßt machen." Man müsse nachweisen, daß die Verletzungen mit überwiegender Wahrscheinlichkeit vom Unfall herrührten, berichtet die „ADAC-Motorwelt" später. Folgender Tip geht an die Leserschaft: Es reichen für den Nachweis über den Gesundheitszustand vor dem Unfall auch Zeugenaussagen vom Arbeitgeber oder von Sportfreunden. Wen wundert es, daß die deutschen Haftpflichtversicherer vermuten, „rund 50 Prozent aller unfallbedingten HWS-Beschwerden seien vorgetäuscht."

Medienschelte für die Ärzteschaft

Das Verhältnis zwischen der Ärzteschaft und den Medien ist traditionsgemäß widersprüchlich und störanfällig. Nicht wenige Mediziner mokieren sich über die Darstellung des Arztes als heilenden Retter, der in Heldengeschichten über den Bildschirm flimmert und den man in Arztromanen wiederfindet. Allerdings stört es kaum einen Doktor, wenn er z. B. die Erfolgsgeschichte seiner Operationsmethode mit eigenem Konterfei auf den hochglanzbeschichteten Seiten im „Focus" oder selbst in der Boulevardpresse wiederfindet. Problematisch wird es für die Ärzteschaft, wenn Journalisten die weniger rühmlichen Vertreter des Berufsstandes an den Pranger stellen. Recht bald ertönt der Ruf nach Öffentlichkeitsarbeit, um die Medienschelte abzuwehren. Auch das hat Tradition: 1950 verkündet die damalige Arbeitsgemeinschaft zur Pressearbeit der deutschen Ärzteschaft stolz, „ zahlreiche, den Interessen der Ärzteschaft abträgliche Meldungen zu berichtigen und die Veröffentlichung von Gegendarstellungen zu bewirken". Damals wie heute handelte es sich bei den „abträglichen Meinungen" offenbar vor allem um die Höhe des ärztlichen Einkommens.

Unnötige Operationen?

Im Frühjahr 1996 behauptete das Schweizer Fernsehen in einer Konsumentensendung („Kassensturz"), Chirurgen würden ohne medizinische Notwendigkeit Operationen durchführen. Man kreierte das Schlagwort der „unnötigen Operationen", die sich einzig aus der Gewinnsucht der Ärzte erklären lassen würden. Die Fernsehleute stützten sich dabei auf fragwürdige Statistiken, die angeblich vom Schweizerischen Bundesamt für Statistik stammten. Die Standesorganisation der Mediziner reagierte auf die Medienattacke mit intensiver Öffentlichkeitsarbeit und einer gerichtlichen Klage, bemüht das verlorene Vertrauen wiederzugewinnen. Der Imageverlust der Ärzteschaft war gravierend. Ein Jahr später, im Mai 1997 startete eine Zürcher Werbeagentur eine repräsentative Umfrage der Schweizer Bevölkerung. Das Ergebnis war niederschmetternd. Die Hälfte der Einwohner glaubten, Chirurgen griffen zu oft nach dem Skalpell und verdienten mehr als ihnen zustünde. Ebenso viele schrieben den Chirurgen eine wesentliche Rolle bei der Kostenexplosion im Gesundheitswesen zu.

Der ganze Berufsstand war durch die Fernsehsendung in Misskredit geraten. Den Chirurgen traute man zu, unnötige Operationen durchzuführen. Im merkwürdigen Gegensatz dazu steht die Praxis, einen Vertreter der als nicht vertrauenswürdig erscheinenden Gruppe gewissermaßen zum Gutachter eines anderen Kollegen zu machen. Die sogenannte Zweitmeinung, d. h. Prüfung der Operationsindikation in einer weiteren ärztlichen Untersuchung, etablierte sich. Ziel ist, mit dieser „second opinion" eines Fachkollegen, die Anzahl von Operationen zu reduzieren. Der Arzt als Richter über seinen Fachkollegen. Hier scheint sich zu wiederholen, was im Öffentlichkeitsbild über die Medizinerzunft verbreitet ist: Guter Arzt – böse Ärzteschaft. Jeder kennt einen Arzt, seinen Hausarzt oder den Kinderarzt, mit dem er zufrieden ist. Demgegenüber ist das Image der Gesamtärzteschaft häufig verheerend.

Der Arzt als Richter

Im Jahre 1662 befaßte sich die Leipziger medizinische Fakultät mit folgendem „Gutachtenauftrag". Detlev N. hatte Streit bekommen mit einem Reisenden aus Hamburg. Er wollte diesem einen Schlag mit dem flachen Degen geben und verletzte ihn versehentlich am Kopf. Der herbeigerufene Barbier hielt die Verletzung für eine Bagatelle und versorgte den Patienten. Nach vier Wochen war die Wunde geheilt, brach dann aber wieder auf. Nach sechs Wochen verstarb der Hamburger. Die Fakultät sollte nun klären: War die unbeabsichtigt zugefügte Wunde tödlich, oder die unsachgemäße Behandlung schuld am Tode des Verletzten? Die Fakultät antwortete, alle Kopfwunden seien gefährlich, allerdings nicht unbedingt tödlich. Der Barbier habe die Wunde zu früh zuheilen lassen und dem Eiter keinen Abfluß ermöglicht. Nur diejenigen Hirnwunden seien tödlich, die ins Mark vordringen würden. Die Verletzungen der Hirnrinde seien zwar gefährlich aber nicht immer tödlich. In diesem Fall habe der Eiter nicht abfließen können und den Schädelknochen erodiert. Daher sei der Tod dem Irrtum des Barbiers zuzuschreiben und nicht die Schuld von Detlev N.

Ein früher Fall von ärztlichem Kunstfehler? Man sieht an diesem Beispiel zweierlei: Erstens wurde bereits im 17. Jahrhundert in der Gerichtsmedizin zwischen tödlichen und nicht tödlichen Wunden unterschieden. Zum anderen oblag die Frage der Schuldigkeit des Täters damals dem begutachtenden Medicus. Dabei spielte die Lehre von der Tödlichkeit der Wunden die entscheidende Rolle. Der Richter sprach nur das ärztliche Urteil aus. Dazu heißt es bei dem mittelalterlichen Gerichtsmediziner aus Bologna, Giovanni Battista Codronchi (1547–1628): Der Arzt muß zusehen, durch seinen Spruch nicht aus Schuldigen Unschuldige und aus Unschuldigen Schuldige zu machen. Erst im 19. Jahrhundert beschränkte sich die Gerichtsmedizin auf die Beurteilung medizinisch – naturwissenschaftlicher Fragen. Der Arzt wurde zum Sachverständigen und der Richter sollte fortan die Schuldigkeit des Täters beurteilen.

Permissive Gutachter

Die medizinischen Sachverständigen sind in unseren Tagen insbesondere durch die Beurteilung sexuell motivierter Triebtäter in die öffentliche Kritik geraten. „Im Zweifel für den Täter?" titelte der „Focus" im Februar 1998 und berichtete über den „Fall Epfach". Im September 1996 entführte der 29jährige Autoelektriker Arnim Schneider die siebenjährige Natalie Astner aus dem bayerischen Epfach. Er mißbrauchte und tötete das Mädchen. Drei Jahre zuvor war der Täter wegen sexueller Belästigung, Mißhandlung und versuchter Vergewaltigung von fünf Frauen und Mädchen zu viereinhalb Jahren Haft verurteilt worden. Schreiner kam wegen günstiger Verhaltensprognose und guter Führung vorzeitig frei.

Die Eickelborner Fachtagung (1998) zu Fragen der Forensischen Psychiatrie stand unter dem Motto: „Der Maßregelvollzug im Widerstreit zwischen gesellschaftlichem Auftrag und öffentlicher Meinung". Ärzten, Pflegern und Juristen, so hieß es im Deutschen Ärzteblatt, mache der „Trend" Sicherung vor Therapie und Wiedereingliederung zunehmend Kopfzerbrechen. Im Standesblatt hieß es dazu: Eine Gesellschaft bringt ihre Täter hervor. Insofern ist sie auch verantwortlich für deren weiteren Lebensweg. Aber es sei offenbar unmodern geworden, gesellschaftliche Einflüsse auf die

Persönlichkeitsentwicklung zu betonen. Es bleibt die Frage nach dem Sicherheitsrisiko.

Nach Auslegung des Bundesministeriums für Justiz (BMJ), so Ministerialrat Gerhard Fieberg, wird von den Prognosen der Gutachter keine unbedingte Gewähr, sondern eine auf Tatsachen beruhende Wahrscheinlichkeit gefordert. Auch der Experte sehe nicht in den Menschen hinein, meinte die Schweizer „Weltwoche" vor zwei Jahren und beschrieb das Dilemma der psychiatrischen Gutachter.

„‚Schwachsinn' befreit Mordbrenner" schrieb der „Focus". Im August 1997 hatte ein 17jähriger Kosovo-Albaner aus verschmähter Liebe in Rheine /Westfalen ein Wohnhaus angezündet. Acht Menschen starben in den Flammen. Aufgrund eines psychiatrischen Gutachtens, in welchem dem Delinquenten Schwachsinn und Unreife attestiert wurde, kam dieser zunächst frei. Ein Gegengutachten brachte den Täter später wieder hinter Gitter.

„Guter Gutachter – halber Freispruch!" („Tango") heißen die Schlagworte. Die Illustrierte spricht damit manchem Leser aus dem Herzen. Der „Fall Monica Seles" ist geeignet, bei der Bevölkerung das Gefühl der Manipulierbarkeit von Gerichten durch Gutachter zu erwecken. Im April 1993 stach Günter Parche die Tennisspielerin während eines Turniers mit dem Küchenmesser nieder. Parche verließ das Amtsgericht Hamburg im Herbst 1993 als freier Mann. Der psychiatrische Gutachter Wolfgang Pinski hatte ihm eine „schwere Persönlichkeitsstörung" attestiert. Eine „verminderte Schuldfähigkeit könne nicht ausgeschlossen werden". Wenn alles mit einem „richtigen" Gutachter hingebogen werden kann, ist auch jedes Unrecht entschuldbar, so erschien das Urteil den Kritikern.

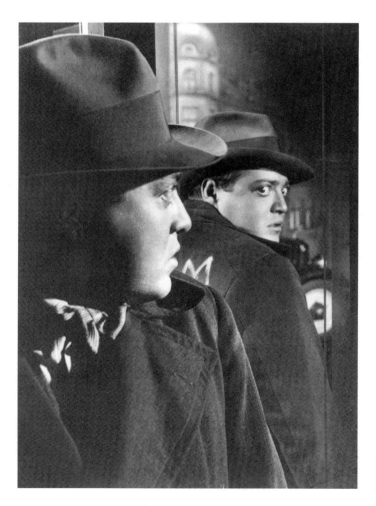

Abb. 1 Der Mörder (Peter Lorre in „M") im Spiegel der Gesellschaft. Foto Ullstein

„Mode der Milde"

Ernüchternd stimmt es, wie der Richterbund – Vorsitzende Rainer Voss im „Focus" verlauten läßt: „Wenn ein psychologisches Gutachten dem Täter die Zurechnungsfähigkeit abspricht, dann kommt kein Richter mehr weiter." Forensische Psychiatrie und Justiz verfolgten in den beiden letzten Jahrzehnten eine Haltung der Milde gegenüber den Straftätern und setzten auf Therapie und Resozialisierung. Die durch die Morde an den Mädchen Natalie Astner, Christina und die Affäre um die belgischen „Kinderschänder" verunsicherte Öffentlichkeit ruft zunehmend nach einer weniger Täter – als Opferorientierten Rechtsprechung. Die jüngsten Urteile über Straftäter erscheinen manchem zu milde. Im Focus ist vom „Glaubensbekenntnis der Samthandschuh-Juristen" und der „Sorte Richter" die Rede, „die ihre Urteile als Mittel der Sozialgestaltung betrachten". Die „Mode der Milde" untergrabe das Vertrauen der Bürger. Nach Erfahrung des früheren Generalbundesanwalt Alexander von Stahl erreiche das Maß der Strafe üblicherweise ein Drittel bis zur Hälfte der gesetzlich möglichen Obergrenzen. Offensichtlich ist der in den Medien ausgedrückte Ruf nach einer Trendumkehr in der Beurteilung von Straftätern: dabei sind sowohl die psychiatrischen Gutachter als auch die Richter gefragt.

Auch in anderen europäischen Staaten wie Schweden und England ist in der Justiz eine Hinwendung zum Opfer und zu schärferen Strafen für die Täter zu beobachten. Werden die Aspekte wie Sühne und Tatvergeltung bei der Strafzumessung salonfähig? Jan Philipp Reemtsma soll Genugtuung verspürt haben, als man seinen Entführer in Buenos Aires geschnappt hatte. Reemtsma sagte in seiner Dankesrede zum Lessingpreis 1997: „Nathan hat darauf verzichtet, sich zu rächen. Dieser Verzicht wird als eine Anstrengung der Vernunft bezeichnet – das ist ganz gut, denn eine Tugend ist dieser Verzicht per se nicht. Im Verzicht auf Rache steckt auch die affirmative Haltung zu einer psychischen Verarmung, denn Rache ist kein schlechtes Mittel der Traumabewältigung – das andern zufügen, was einem zugefügt wurde, sei oft heilsam, schreibt Kurt Eissler in seiner Studie über Leonardo da Vinci. Nur sind derartige Strategien der Traumabewältigung sozial nicht wünschenswert."

In den USA gibt es inzwischen ein Gesetz, das es ermöglicht, Listen der wegen sexueller Delikte verurteilte Personen öffentlich einzusehen, so berichtet die „Berliner Morgenpost". In vielen Staaten ist die Polizei sogar verpflichtet, alle potentiell gefährdeten Personenkreise zu informieren, wenn ein verurteilter Sexualverbrecher nach Absitzen seiner Strafe in ihr Viertel zieht. Das sogenannte Megan-Gesetz wurde 1994 eingeführt, nachdem ein Mädchen namens Megan in New Jersey von einem einschlägig Vorbestraften mißbraucht und umgebracht worden war. Die ahnungslosen Eltern hatten das Kind in die Wohnung des „netten" Nachbarn zum Spielen gelassen. Gelegentliche Unterstützung erfolge manchmal von unerwarteter Seite, schreibt die „Berliner Morgenpost" im April 1998. Sexualverbrechen sei eine Sucht, die nicht geheilt, die aber kontrolliert werden könne, zitiert das Blatt einen US-Bürger, der selbst auf dieser Liste steht. Das neue Gesetz, das den öffentlichen Zugriff auf die Namen der Sexualverbrecher verbessert, habe so seine Wirkung.

Befangene Gutachter

Es wäre nicht erstaunlich, wenn das Diktat der „political correctness" in nächster Zeit eine Lokkerung erfahren würde. Ist ein Proband mit einem Gutachten nicht einverstanden, so kann er zum Beispiel Indizien für die Voreingenommenheit des Gutachters aufdecken. Eine unkorrekte Formulierung könnte Ausdruck dieser Haltung sein. „Hohe Anforderungen an die gutachterliche Unabhängigkeit von Ärzten" betitelte die „neue Zürcher Zeitung" einen Artikel zu diesem Thema. Berichtet wird über ein Urteil des Eidgenössischen Versicherungsgerichts. In dem betreffenden Fall könne eine gewisse Voreingenommenheit des ärztlichen Gutachters nicht ausgeschlossen werden, weshalb eine neue medizinische Expertise angefordert wurde. Der Gutachter hatte in seinem Schriftstück dem Probanden eine „reduzierte Wahrheitsliebe" attestiert. Die Bezeichnung „negroider Typ" ließ das Gericht trotz Kritik des Beschwerdeführeres als physiognomonische Beschreibung zu.

Die Vertreter des öffentlichen Lebens dem Diktat einer Zensur durch die „political correctness". Der Literaturwissenschaftler Gert Mattenklott hält PC für die Kunst der Machtbildung ohne Machtmittel. Die Macht des angeblich falsch Begutachteten besteht darin, eine Expertise mit dem Vorwurf der Voreingenommenheit anzugreifen. Voreingenommen durch ungeschickte, tendenziöse und überflüssige Formulierungen. Eine überflüssige Formulierung ist die Beschreibung, der be-

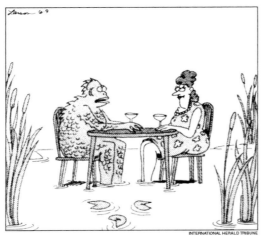

„Es empört mich, ‚Sumpf-Wesen' genannt zu werden. Ich bevorzuge die Bezeichnung ‚durch Feuchtgebiete herausgeforderter Mutant'."

Abb. 2 Die Sprache der politisch Korrekten.

treffende Proband leide an „glaubwürdigen Beschwerden"; als bestehe die Aufgabe des Gutachters darin, die Probanden in glaubwürdige und unglaubwürdige Personen aufzuteilen.

Wer glaubt wem (nicht)?

Problematisch seien „Schleudertraumapatienten", die unerwartet lange über Schmerzen klage, ohne daß mit einfachen klinischen Methoden Verletzungsfolgen objektivierbar seien, erklärte Professor Rainer Mattern vom Heidelberger Institut für Rechts- und Verkehrsmedizin bei der ADAC-Tagung im November 1997. Man könne zwar an den Beschwerden zweifeln, es fehle jedoch an validen Methoden, sie zu widerlegen. „Die Patienten wissen, ob sie Beschwerden haben, der Arzt weiß es nicht." Dazu Professor Wolfgang Eisenmenger (Institut für Rechtsmedizin, München): "Das Vorliegen der in den Attesten beschriebenen Beschwerden wird von uns grundsätzlich als wahr unterstellt." Das Problem besteht offensichtlich darin, daß all die Beschwerden, wie Schmerzen, Einschränkung der Beweglichkeit, Schwindel etc. auch unabhängig von einem Trauma bestehen. So ist es nicht verwunderlich, daß in der Presse von fraglicher Ehrlichkeit, Simulantentum bzw. von unverantwortlichem Mißtrauen seitens der Ärzteschaft die Rede ist. Zu einer medizinischen Begutachtung begibt sich ein Patient nicht wie üblich zum Arzt, um Rat zu suchen, sondern im Wissen um die Tragweite der Untersuchung versucht er möglicherweise, den Gutachter in besonders intensiver Weise auf sein Leiden hinzuweisen. Dabei zeigen sich erhebliche individuelle und kulturelle Unterschiede, sowohl in der Art und Weise der Schmerzäußerung, als auch im Verständnis der Schuldzuweisung. Manch ein Proband könnte versucht sein, durch die Verdeutlichung seiner Symptome Vorteile für eine Versicherungsleistung zu erwirken. In den 70er Jahren konnte man gewissermaßen „unter dem Ladentisch" ein bemerkenswertes Buch von den Autoren A. Narcho und Marie Huana mit dem Titel „Lieber krankfeiern als gesund schuften" erwerben. Genauestens steht darin geschrieben, wie man z. B. einen Tennisellbogen vortäuschen kann und über welche Dauer der Arzt die Krankmeldung wahrscheinlich ausstellt. In Zeiten wirtschaftlicher Knappheit macht sich in letzter Zeit ein neuer Trend bemerkbar. „Ich jage Blaumacher" betitelte die Fernsehzeitschrift „Hör zu" eine Reportage über einen Detektiven, der Krankfeierer mit der Kamera aufspürt. Unter der Überschrift „Und führe mich nicht in Versuchung" verrät die Illustrierte „Schweizerischer Beobachter" diverse „Tricks der Versicherten". Manchmal gelinge es, mit Hilfe von Ärzten abzukassieren. Berichtet wird über einen „Fußkünstler,". Dieser war angeblich (ärztlich ausgewiesen) krankheitshalber arbeitsunfähig. Während dieser Zeit erreichte die Schweizerische Unfallversicherung (SUVA) eine Unfallmeldung desselben Versicherten. Er hatte sich beim Langlauf das Kreuzband gerissen. Für den Arzt kann es, wie die Geschichte lehrt, manchmal ungünstig sein, „großzügig" eine Krankmeldung auszustellen. Er könnte zu leicht in den Ruf geraten, mit dem Betreffenden „unter einer Decke zu stecken", zu leichtgläubig oder kein guter Diagnostiker zu sein.

Gefälligkeiten oder Lügen?

Wenn es um Kunstfehler geht, rennen die Opfer oft vergebens gegen eine Mauer aus Gutachtern an, die sich schützend vor ihre Ärztekollegen stellen, klagte der „SPIEGEL" im Herbst letzten Jahres. Die Zahl der sogenannten „Großschäden" , z. B. dauerhafte Pflegefälle, steige ständig; meistens passierten die Zwischenfälle nachts oder in den frühen Morgenstunden. Die Ursache, so zitiert der „SPIEGEL" einen Experten von der Winterthur Versicherung, seien u.a. übernächtigte Stationsärzte. Zu den schwersten Folgeschäden kommt es offensichtlich, wenn nach einer Reanimation „Siechtum bis zum Lebensende" folge. Bei dem Nachweis für die Kausalitäten erwarte „die Geschädigten meist ein quälend langer Marsch durch die Instanzen". Parteiische Gutachten erschwerten die Beweisführung. Das medizinische Gutachtersystem sei ein Teufelskreis, klagt der Münchner Zivilrichter Gerhard Schlund. „Stets urteilen Kollegen über Kollegen." Der medizinische Sachverständige sei das Sorgenkind Nummer eins, so ein Jurist. Die Standessolidarität in der Ärzteschaft ziehe sich vom Eide des Hippokrates wie ein roter Faden bis in die modernen Berufsordnungen hin. „Am stärksten", zitiert der „SPIEGEL" einen Rechtsanwalt, „halten die Schönheits- und die Kardiochirurgen zusammen." Da ist die Rede von „verschworenen Gemeinschaften vor Gericht". Es folgt die Reportage über Claus Domnick, den vor 18 Jahren der Kieler Herzchirurg Alexander Bernhard an einer Aortenisthmusstenose operierte. Nach der Operation war der damals 6jährige Junge querschnittgelähmt. Das gerichtliche Verfahren zog sich über 15 Jahre hin. Akribisch analysiert der „SPIEGEL" die verschiedenen zum Teil recht widersprüchlichen Gutachten. Herzchirurg Wolfgang Bircks rede als Sachverständiger mit „gespaltener Zunge". Der renommierte Gutachter und ehemalige Rechtsexperte der Gesellschaft für Thorax-, Herz- und Gefäßchirurgie habe in einem ähnlich gelagerten Fall bei dem Prozeß erklärt, während der Operation an der Stenose der Aorta müsse unbedingt der Blutdruck im Unterkörper des Patienten gemessen werden (um die Gefahr einer Minderversorgung des Rückenmarks zu erkennen), demgegenüber hielt der Herzchirurg diese Handlung im Fall von Domnick vor Gericht für gefährlich. „Gesundbeten und Vertuschen" – dieser Devise folge die Gemeinschaft der Kardiochirurgen, wann immer Schadensersatzansprüche drohten. Erst nach vielen Jahren erfährt dem Geschädigten Domnick Genugtuung; und zwar durch den „hochkarätigen" Privatgutachter Professor Jürgen Stoffregen, emeritierter Anästhesieprofessor. Stoffregen, seit über 35 Jahren als Medizingutachter tätig, ärgert sich über Gefälligkeitsgutachter. Er klagt: „Da wird alles unternommen, um einen Medizinerkollegen von jeder Schuld freizusprechen."

Was ist ein Kunstfehler?

„Kumpanei unter Kollegen" nennt das der „Scheizer Beobachter" und fordert eine öffentliche Gutachtenbibliothek. Diese könne Grundlage sein für Diskussionen über die Objektivität im Gutachterwesen, darüber, warum gleichgeartete Fälle oft krass gegensätzlich beurteilt werden. Doch was ist ein Kunstfehler, was ein eindeutiger Verstoß gegen bewährte ärztliche Behandlungsregeln? fragt der „SPIEGEL" zu recht. Viele Mediziner meinen, sicher sei in der Heilkunst gar nichts. „Der Mensch bestehe aus anatomischen Besonderheiten, jeder Patient reagiere anders. Also dürfe es auch keine absoluten Therapieregeln geben – ein Satz, der auch manchem Pfuscher als juristischer Freibrief dient." (SPIEGEL)

Was die individuelle Betrachtungsnotwendigkeit anbetrifft, sind sich viele HWS-Schleudertrauma-Patienten mit den Medizinern auffällig einig. Es handele sich bei den Folgen nach einem HWS-Trauma um „ein bio-mechanisches Problem mit bio – psycho – sozialen Auswirkungen", so der Berliner Manualmediziner Jörn Hinzmann. Eine rein technisch–mechanische (evtl. gar mechanistische) Betrachtungsweise werde der Komplexität eines Lebewesens nicht gerecht, klagt Hinzmann auf der ADAC-Tagung in München. Von vielen Gutachtern werde das Problem auf die Betrachtung der Unfallbilder, der beteiligten Fahrzeuge und der Röntgenbilder des Verletzten reduziert. Die gesamte Pathophysiologie und Funktionspathologie sowie die Komplexität des lebenden Systems „Mensch" in seiner bio- psycho- sozialen Einheit blieben leider bei diesen Gutachtern meist unberücksichtigt. (Hinzmann)

Die Frage nach der Qualität

Der Berliner forensische Psychologe Max Steller, so der „SPIEGEL", wurde von einem Richter gefragt, wie man Gerichtsgutachter werde. „Indem man von einem Gericht beauftragt wird", lautete die Antwort. So einfach sei das. In Zeiten der Konsensuspapiere, der wissenschaftlichen Fachgesellschaften, der ISO-Normen und dem allgegenwärtigen Ruf nach Qualitätsmanagement kann sich das Gutachtenwesen nicht ausschließen. Die Deutsche Gesellschaft für Orthopädie und Traumatologie ist bereits seit geraumer Zeit dabei, Qualitätskriterien für eine Begutachtung zu erarbeiten. Diese betreffen das Schriftstück selbst, sagen aber über die Ausbildung des Gutachters wenig aus, wenn man von der Vorbedingung des Facharzttitels absieht. Besonders problematisch ist es bei den Gutachtern der forensischen Psychiatrie, speziell im Maßregelvollzug. Anfang 1998 erhängte sich der Psychiater Peter Noeres, Chefarzt der 2. Forensischen Abteilung des Krankenhauses des Maßregelvollzuges Berlin. Der 45jährige scheiterte offensichtlich an den Belastungen seines Berufes. Der Auslöser des Suicids, so berichteten der „SPIEGEL" und diverse Berliner Blätter, war die Aufklärung eines Bankraubes in Berlin vom Oktober 1997. Damals erschoss, so wird vermutet, ein 50jähriger Patient des Psychiaters eine Kassiererin. Der Vorbestrafte hatte mutmaßlich einen Freigang aus der Klink für die Tat genutzt. Noeres hat es wahrscheinlich als sein eigenes Versagen angesehen, wenn Patienten während des Freigangs rückfällig wurden. In zahllosen Berufen sei eine Zusatzausbildung und -qualifikation erforderlich, so der „SPIEGEL". „Nur der als Gerichtsgutachter tätige Psychiater, der im Maßregelvollzug mit kranken Straftätern arbeitende Therapeut bleibt ungeprüft." Das Blatt verdächtigt den Ärztetag, eine Beschlussfassung zur Zusatzausbildung aus pekuniären Gründen zu verhindern. „Nur keine Spezialisten, sie könnten ein Stück des Honorarkuchens für sich beanspruchen."

Standespolitische Gründe waren es auch, die den Renaissance-Chirurgen Ambroise Paré dazu veranlassten, die Gerichtsmedizin in den Händen der Chirurgen lassen zu wollen. Er kämpfte gegen die Tendenz, die gerichtsärztliche Tätigkeit an die akademischen Mediziner zu verlieren. Waren ihm wie seinem Kollegen Codronchi doch schon die ebenfalls gutachterlich tätigen Hebammen ein Dorn im Auge. Die Hebammen standen im Verdacht, bei Fragen des Kindsmords sich mit den Müttern zu verschwören. Paré griff sie vor allem in ihrer Funktion als Virginitätsexperten an. Der Streit wurde schon damals mit wissenschaftlichen Argumenten geführt. Die Hebammen, so Codronchi, irrten immer und immer wieder. Sie stellten ihr Urteil auf Jungfernhäutchen und Enge des Ortes ab. Ein Hymen könne aber von lasterhaften Mädchen manuell oder instrumentell zerstört werden; die genitale Enge könne wiederholten Beischlaf überdauern und von arglistigen Alten durch Adstringentien wiederhergestellt werden. Daher solle man derartige Fragen Medizinern überlassen, die sicherer urteilten: Diese betrachteten nämlich den Urin der Probandin!

Lösungsvorschläge?

Vertraut man den Gutachtern nicht mehr, so müssen Kriterien her, die das „richtige" Gutachten definieren. Der Zürcher Rechtsprofessor Wolfgang Larese spricht von einem Stufenbau des rechtlichen Wandlungsprozesses.

– lex lata (Axiom)
– Änderung im Lebenssachverhalt
– Entstehung eines Sachverhaltsproblems
– Entstehung eines Problembewußtseins
– Erkenntnis des Problems als Rechtsproblem
– Postulat (Lösungsaufforderung)
– Rechtspolitisches Postulat (Lösungsvorschlag)
– Verrechtlichung i. S. der dogmatischen Aufbereitung
– lex ferenda (Axiom)

Zunächst existiert ein Axiom (lex lata), darauf folgt eine Änderung im Lebenssachverhalt, dann die Entstehung des Sachverhaltsproblems, daraufhin das Problembewußtsein und die Erkenntnis des Problems als Rechtsproblem. Nach dem Postulat (Lösungsaufforderung) folgt das rechtspolitische Postulat (der Lösungsvorschlag) und die Verrechtlichung. Das vorläufige Ende der Treppe bildet die lex ferenda (Axiom). Übertragen auf die Situation im Gutachtenwesen befinden wir uns im Stadium des rechtspolitischen Postulats. Längst sind die Probleme erkannt und man spricht bereits über die Gründe, die das Problem ausmachen. Die Schlagworte zur Lösung lauten etwa: Bessere Ausbildung der Gutachter, Kontrolle und Transparenz. Vielleicht wird eine Gutachtensammlung, wie vom „Schweizerischen Beobachter" gefordert, die Richtschnur der Zukunft sein.

Spielen beim Schleudertrauma womöglich seelische Faktoren die Hauptrolle?

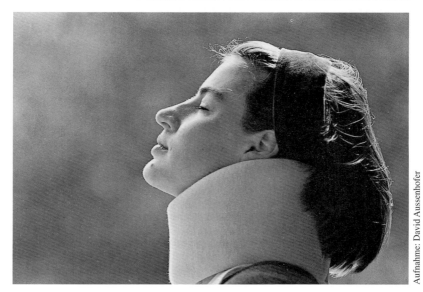

Aufnahme: David Aussenhofer

Das Trauma als Rätsel

Crash-Folgen im Nacken beschäftigen Mediziner und Gutachter. Viele Beschwerden lassen sich nicht eindeutig auf den Unfall zurückführen / *Von Rita Engelhardt*

Es erwischte den 35 Jahre alten Wissenschaftler auf dem Weg nach Hause: Den Radfahrer traf eine Schranke im Nacken. Heftige Schmerzen waren die Folge. In den folgenden Wochen verstärkten sich die Beschwerden. Röntgenaufnahmen zeigten eine Steilstellung der Halswirbelsäule. Eine Folge des Unglücks? Die Experten zweifelten. Schließlich läßt sich dieses Phänomen bei jedem fünften Menschen beobachten, auch wenn er nie einen Unfall erlitten hat und völlig gesund ist.

Auch genauere Untersuchungen ergaben keinen pathologischen Befund: Der Mann schien organisch gesund zu sein, obwohl er sich krank fühlte. Nach unzähligen Besuchen bei Neurologen und Psychiatern begann er, an der Kunst der Mediziner zu zweifeln. Der ehrgeizige Forscher hatte kurz vor dem Unfall einige berufliche Rückschläge hinnehmen müssen; jetzt schmerzte der Kopf. Konzentrierte Arbeit schien unmöglich, seine Karriere bedroht. Es mußte doch eine Erklärung für seine Beschwerden geben? Die Ärzte blieben ratlos und diagnostizierten „Zustand nach Schleudertrauma".

Dieses Phänomen stellt Mediziner vor ein Rätsel. Denn die diffusen Symptome des Schleudertraumas sind bei Unfallopfern ebenso zu beobachten wie bei gesunden Menschen. Und da liegt das Problem: Es ist bisher unmöglich, die Beschwerden zweifelsfrei auf einen Unfall zurückzuführen. Die medizinischen Gutachter sind in den meisten Fällen zerstritten, ihre Befunde widersprüchlich.

Die Diagnose „Schleudertrauma" ist inzwischen dem umständlichen Terminus „Beschleunigungsverletzung der Halswirbelsäule" gewichen. In den siebziger Jahren teilte der Orthopäde Helmut Erdmann die Verletzung in drei Schweregrade ein, und gerade die scheinbaren Bagatellfälle ohne nachweisbare Verletzungen (Schweregrad 1) bereiten noch heute Patienten, Gutachtern, Richtern und Versicherungen heftiges Kopfzerbrechen.

Etwa zwei Drittel aller Ansprüche, die nach Verkehrsunfällen an die Versicherungen gestellt werden, beruhen auf Verletzungen der Halswirbelsäule, und nur in den wenigsten Fällen handelt es sich um schwere Verletzungen mit Wirbelbrüchen oder Querschnittlähmungen. Oft sind es vergleichsweise glimpfliche Auffahrunfälle, aufgrund deren Ansprüche an die Versicherungen erhoben werden. Nach Schätzungen des Gesamtverbandes der Deutschen Versicherungswirtschaft entstehen jedes Jahr nach Heckkollisionen im Straßenverkehr Folgekosten in Höhe von mehr als einer Milliarde Mark. Schmerzensgeld und Behandlungskosten belaufen sich auf 400 Millionen Mark. Der Hauptverband der gewerblichen Berufsgenossenschaften registriert jedes Jahr etwa 7300 Halswirbelsäulenverletzungen.

Hans Frotz, früher Professor für Betriebswirtschaft in Heidelberg, ist gleichwohl davon überzeugt, daß Unfallopfer nicht ausreichend entschädigt würden; viele Verletzte bezeichne man zu Unrecht als Simulanten. Der fünfzig Jahre alte Frotz erlitt vor einigen Jahren selbst eine Halswirbelsäulenverletzung. Heute erhält er eine Rente und ist in einer Selbsthilfegruppe von Geschädigten aktiv. Er verfaßt Gutachten für Leidensgenossen und ist auf die Versicherungen nicht gut zu sprechen.

Patienten ringen um die Anerkennung der Verletzungsfolgen – doch die lassen sich nur selten objektiv darstellen. Der Orthopäde Gerhard Rompe vergleicht die leichte Verstauchung der Halswirbelsäule durch einen Auffahrunfall mit Bänderzerrungen von Gelenken, die millionenfach folgenlos ausheilen. Seit 35 Jahren untersucht er Schleudertraumapatienten an der Heidelberger Universitätsklinik. Bisher, gibt Rompe zu bedenken, habe man selbst mit den ausgefeiltesten Techniken nur sehr selten die Ursache für dauerhafte Beschwerden finden können.

In einer Untersuchung an hundert Patienten, die an einer leichten Beschleunigungsverletzung der Halswirbelsäule litten, ermittelte der Essener Neurologe Matthias Keidel als Schlüsselsymptome Kopfschmerzen, Nackensteife und Beschwerden des vegetativen Nervensystems. Derart unspezifische Krankheitszeichen entzweien die Experten. Sind Schwindel, Ohrensausen oder eine verringerte Hirndurchblutung nun die Folgen des Unfalls oder allgemeine Krankheitsanzeichen mit völlig anderen Ursachen? Die Fachleute streiten, und am Ende muß der Richter entscheiden. Doch wem soll er glauben, wem recht geben?

Um zu klären, ob ein leichter Auffahrunfall überhaupt zu einer Verletzung der Halswirbelsäule führen kann, unternahmen der Orthopäde William Castro von der Universität Münster und der Unfallingenieur Stefan Meyer ein Experiment mit Freiwilligen: Die Versuchspersonen unterzogen sich einem Crashtest mit geringer Geschwindigkeit. Der Test imitierte die übliche Unfallsituation: Das Auto hält vor einer roten Ampel, und es kracht von hinten.

Wesentlich für die Belastung der Halswirbelsäule ist, mit welcher Geschwindigkeit der erste Wagen durch den auffahrenden nach vorne geschoben wird. In den meisten Fällen sind das höchstens fünfzehn Stundenkilometer. Damit die Versuchspersonen den heranfahrenden Pkw nicht vorzeitig bemerkten, verband man ihnen die Augen und berieselte sie über Kopfhörer mit Musik. Alle Testpersonen wurden mehrfach untersucht. In keinem Fall ergab sich ein krankhafter Befund.

Bemerkenswert ist vor allem der zweite Teil des Versuchs. Die Münsteraner begaben sich auf einen Jahrmarkt und untersuchten Autoscooterfahrer; diese stoßen etwa mit derselben Geschwindigkeit aufeinander wie die Versuchspersonen im Pkw-Test. Ohne Kopfstützen sind sie allerdings noch deutlich schlechter geschützt als Pkw-Insassen. Keiner der Kirmespiloten klagte über ein Schleudertrauma. Die Wissenschaftler ziehen aus ihren Untersuchungen den Schluß: Bei den üblichen Kollisionen mit einer Geschwindigkeit bis zu etwa zwölf Stundenkilometern wird die Halswirbelsäule nicht verletzt.

Spielen beim Schleudertrauma vielleicht seelische Faktoren die entscheidende Rolle? Ist womöglich der Wunsch nach finanzieller Entschädigung der heimliche Auslöser subjektiver Beschwerden? Wenn das Unfallopfer versichert ist, so glaubt Gerhard Rompe, dann klagt es besonders lange über Beschwerden.

Doch solche Vermutungen erregen den Zorn der Betroffenen. Sie fühlen sich als Simulanten und Betrüger abgestempelt.

Der Psychosomatiker Christfried Mayer aus St. Gallen untersuchte die psychischen Auswirkungen von Unfällen genauer. Aus seiner langjährigen Tätigkeit als Gutachter kennt er viele typische Patientengeschichten: Bei einigen Menschen bewirkt ein Unfall eine abrupte Änderung des Alltags. Oft sind davon Menschen betroffen, die zuvor aktiv und leistungsorientiert waren, nach dem Unfall jedoch kaum noch arbeitsfähig sind. Diesen Umschwung führen sie ausschließlich auf den Unfall zurück. Im intensiven Gespräch indes lassen sich, wie Mayer weiß, häufig ganz andere Zusammenhänge zwischen dem Verhalten vor und nach dem Unfall erkennen.

Gerade leistungsorientierte Menschen leiden oft unter der Angst, von Freunden und Kollegen nicht ausreichend anerkannt zu werden. Die nach der Verletzung eingetretenen körperlichen Beeinträchtigungen führen nun dazu, daß ihre Leistung zunächst nachläßt. Daraus entstehe Angst, erklärt der Psychosomatiker, die wiederum vermehrte Anstrengungen provoziere. Das Resultat des Teufelskreises seien Symptome wie Kopfschmerzen und Schlafstörungen. Was die Patienten dem Arzt jedoch meist verheimlichten, sei die Furcht, nicht mehr akzeptiert zu sein. Der Kampf um Anerkennung hat nun ein anderes Ziel: Jetzt will der Mensch als Opfer anerkannt werden. Der Unfall und seine Folgen sind zum Mittelpunkt seines Lebens geworden.

Die Begutachtung eines Schleudertraumapatienten verschlingt mittlerweile mehrere tausend Mark; und es kommen immer mehr Tests hinzu. Hierin sieht Christfried Mayer eine große Gefahr. Je mehr apparative Methoden man anwende, um so höher werde die Wahrscheinlichkeit falsch positiver Ergebnisse. Eine zunehmende Zahl von Menschen wird schließlich zu Unrecht als krank definiert. Die Betroffenen werden unsicher und ängstlich. Das verschlechtert ihr Befinden, und der Kampf um Versicherungsleistungen erhält weitere Nahrung.

Bekommt der Patient schließlich nach langen Auseinandersetzungen eine Rente zugesprochen, ist das für Christfried Mayer nur ein Scheinerfolg. Der Betroffene werde sich kaum jemals wieder aus seiner Opferrolle befreien können, was eine Besserung der Symptome verhindere. Für diese Annahme sprechen die Untersuchungen von ehemaligen Unfallpatienten, denen eine Rente bewilligt wurde: Nur die wenigsten wurden ihre Beschwerden später wieder los.

14 Diskussion und Meinung
Stellungnahmen zur Gutachtertagung „HWS-Schleudertrauma" am 20. Juni 1998 in Frankfurt/M.

Diskussionsbeitrag von K. Poeck, Aachen*

Als Neurologe bin ich gutachtlich in erster Linie mit den Folgezuständen nach Kopftrauma und nach HWS-Distorsion konfrontiert. Auf beiden Gebieten muß häufig ein Urteil gefällt werden, ob hartnäckige Beschwerden bei unauffälligem Ergebnis objektivierender Untersuchungen auf ein Trauma zurückgeführt werden können. Wenn ich mich heute auf HWS-Distorsionen konzentriere, will ich 4 Aspekte bei der Beurteilung von Spätfolgen ansprechen.

- Gibt es ein charakteristisches Syndrom von Beschwerden?
- Wieweit läßt sich unter diesen Beschwerden die Klage über Schwindel objektivieren?
- Ist es plausibel, daß nach HWS-Distorsion kognitive, insbesondere Merkstörungen auftreten, und auf welche Weise könnten sie zustandekommen?
- Ist es plausibel und nachgewiesen, daß eine Läsion der Ligamenta alaria über eine Instabilität in den Kopfgelenken Beschwerden und Symptome der geschilderten Art bewirken?

Das Beschwerdesyndrom nach HWS-Distorsion (früher Schleudertrauma genannt) wird beschrieben als variable Kombination von: Tagesmüdigkeit, Schlafstörung, Angst, Geräuschempfindlichkeit, Unkonzentriertheit, Reizbarkeit und verminderte Belastbarkeit (früher „Neurasthenie" = reizbare Schwäche), Sehstörungen der verschiedensten Art bis zur Wahrnehmung von Doppelbildern, Hörminderung mit und ohne Ohrgeräusche, Gleichgewichtsstörungen/Schwindel, Beeinträchtigung von Konzentration und Merkfähigkeit.

Nicht wenige Kollegen erklären dieses Syndrom für einen charakteristischen Folgezustand

---

* Prof. Dr. med. Klaus Poeck FRCP, Em. Direktor der Neurologischen Klinik der Medizinischen Fakultät der RWTH Aachen.

nach HWS-Distorsion. Jenzer, ein bekannter Schweizer Neurologe mit großen Erfahrungen auf diesem Gebiet hat aber darauf hingewiesen, daß gleichartige Beschwerden von Patienten mit ganz anderen Befindlichkeitsstörungen geklagt werden. Dies sind:

Chronisches Müdigkeitssyndrom, „sick building syndrome" idiopathische, umweltbezogene Unverträglichkeit (früher „multiple chemical sensitivities") chronischer, täglicher Kopfschmerz. Diese Befindlichkeitsstörungen werden von manchen Kollegen als Krankheitseinheiten betrachtet, obwohl ihr nosologischer Status ungeklärt ist. Ferner hat eine Untersuchung an 15 000 Personen in der Schweiz, die keinen Unfall erlitten hatten, bei 40 % ein gleichartiges Beschwerdebild ergeben. Die Ergebnisse einer Untersuchung in Litauen über Spätfolgen nach HSW-Distorsion darf ich als bekannt voraussetzen. Aus diesen Tatsachen muß man den Schluß ziehen, daß dieser Beschwerdekomplex keine Krankheitsspezifität hat. Man kann ihn als Ausdruck eines allgemein psychologisch bedingten Rückzugsverhaltens einordnen. Der Einfluß von Medien und Interessengruppen ist nicht zu übersehen.

Klagen über Schwindel stehen nach HWS-Distorsion an vorderer Stelle. Um diese Beschwerde richtig einordnen zu können, muß der Untersucher zunächst nach der Anamnese eine Verdachtsdiagnose über Art und Pathogenese des Schwindels stellen. Leider ist der periphere paroxysmale Lagerungsschwindel zu wenig bekannt, der spontan, nach vielerlei Noxen und auch nach Commotio labyrinthi auftritt. Bei bestimmten Arten von Lagewechsel des Kopfes, wie hochblicken, nach vorne bücken, sich auf die Seite oder auf den Rücken legen tritt mit kurzer Latenz ein unangenehmer Drehschwindel ohne Ohrensausen auf, der nach wenigen sec wieder abklingt. Diese labyrinthär ausgelöste Schwindel wird meist auf die Halswirbelsäule zurückgeführt, weil diese bei Kopfbewegungen ebenfalls bewegt wird. Ebensowenig wird beachtet, daß unsystematischer Schwindel ein häufiges psychosomatisches Symptom ist.

Zur Untersuchung von Patienten, die über Schwindel klagen, bieten die HNO-Heilkunde und die Neurologie eine Reihe von Verfahren an, die in ihrer Anwendung standardisiert und deren Ergebnisse valide sind, das heißt: sie messen tatsächlich das, was sie messen sollen. Diese elementaren Anforderungen treffen auf eine Zusammenstellung von Untersuchungen verschiedener Funktionen, vom Geruch und Geschmack über Regulation des Gleichgewichts bis zum Einfluß vestibulärer Reizung auf die Herzfrequenz nicht zu, die in bestimmten Kreisen kürzlich Freunde gewonnen haben und mit deren Hilfe Diagnosen wie „multisensorische Hirnstammtaumeligkeit" gestellt werden, die in der Neurologie nicht bekannt sind. Die Verfahren sollen Läsionen des Hirnstammes oder gar des Großhirns nach HWS-Distorsion belegen. Es läßt sich vieles Kritische über diese Untersuchungen und vor allem über die Interpretation der Ergebnisse sagen. Dies soll einer späteren Publikation vorbehalten bleiben.

Fragt man nach dem Mechanismus, der solchen, noch Monate oder Jahre nach einer HWS-Distorsion andauernden Schwindelzuständen zugrundeliegen soll, so werden zwei Erklärungsversuche angeboten. Es soll sich um sog. Zervikalnystagmus handeln, wie er vor Jahrzehnten tierexperimentell gezeigt worden ist. Die Übertragbarkeit dieser Ereignisse auf die Humanpathologie ist umstritten, und nach nicht-traumatischen HWS-Läsionen wird Schwindel nicht beobachtet. Eine weitere „Erklärung" wird in einer Unterbrechung der Blutversorgung des Hirnstammes und/oder der Gleichgewichtsorgane in „der A. vertebralis" gesehen. Eine solche Hypothese verkennt mehrere Tatsachen: Die Crashphase bei einem Beschleunigungstrauma der HWS dauert nur 1/10 sec, weit kürzer als die Ischaemietoleranz des Nervengewebes, die im Minutenbereich liegt. Dopplersonographische Untersuchungen von Ringelstein haben gezeigt, daß bei einer Dorsalneigung des Kopfes, die größer ist als die Exkursionen, welche die Nackenstütze dem Kopf gestattet, verbunden mit Seitwärtsrotation die Durchblutung in der ipsilateralen A. vertebralis nur bei einigen, und interessanterweise bei den jüngeren, Personen zum Stillstand kommt. Er bietet zur Erklärung dieses Altersunterschiedes die Hypothese an, daß die Verhärtung und Elongation der A. vertebralis einer Abklemmung am Atlasbogen entgegensteht. Gleichzeitig nimmt die Durchströmung in der kontralateralen Vertebralarterie kompensatorisch zu. Dadurch bleibt die Nettodurchblutung in der A. basilaris, von der aus Hirnstamm und Gleichgewichtsorgane versorgt werden, unvermindert. Bei keiner Versuchsperson traten während des Manövers Hirnstammsymptome oder vestibulärer Schwindel auf. Die Annahme von ischämisch bedingten Spätfolgen hat neurologisch keine Grundlage.

Gleiches gilt für die Behauptung, die Gedächtnisstrukturen, die im Versorgungsgebiet des hinteren Hirnkreislaufes lägen, könnten bei einer HWS-Distorsion mikroskopische Schäden erleiden, welche die Klagen über posttraumatische Merkstörungen erklären könnten. Der größte Anteil des Hippocampus, der wichtigsten Gedächtnisstruktur, liegt aber im Versorgungsgebiet des vorderen Hirnkreislaufes und wird von der A. chorioidea anterior aus der A. cerebri media versorgt. Die Ausgleichs- und Verteilerfunktion des Circulus arteriosus Willisii würde im übrigen auch eine Minderdurchblutung in den wenigen, mehr rückwärtig gelegenen „Gedächtnisstrukturen" verhindern.

Über die Ligamenta alaria kann ich mich kurz fassen. Diese Strukturen sind seit einiger Zeit Ziel von Untersuchungen mit bildgebenden Verfahren, ausgeführt durch eine Reihe von selbsternannten Spezialisten. Diese haben inzwischen ein Netzwerk in Deutschland und in der Schweiz gebildet, innerhalb dessen sich ein lebhafter Begutachtungstourismus eingespielt hat. Sie alle wissen, daß die Untersuchungen von Dvorak und Mitarbeitern an Leichen sich nicht auf den lebenden Menschen übertragen lassen, daß keine größeren Vergleichsserien an Personen ohne und solche mit Beschwerden nach HWS-Distorsion vorliegen, daß die oft beschriebene Verkalkung der Ligamenta alaria ein Nebenbefund ohne pathologische Bedeutung ist, und daß sich schließlich die Ligamente selbst in der Kernspintomographie meist nicht klar darstellen. Die behaupteten Läsionen sind bisher nicht überzeugend nachgewiesen worden. Selbst wenn derartige Läsionen vorlägen und wenn sie traumatisch entstanden wären, könnte man aus neurologischer Sicht daraus keine Erklärung für den Beschwerdekomplex nach HWS-Distorsion oder für einzelne Komponenten ableiten.

Literatur beim Verfasser.

Diskussionsbeitrag von G. Hering, Dortmund*

1. Bitte nehmen Sie Stellung zur Wertigkeit der MR-Angiographie, insbesondere unter Berücksichtigung der Arteria vertebralis-Problematik.

Die MR-Angiographie ist die wichtigste nicht invasive Methode zur Darstellung der supraaortalen Äste, insbesondere der A. vertebralis, die wegen der Knochenüberlagerung sonographisch nur schwer zugänglich ist. Karotis- und Vertebralisstenosen, Verschlüsse und Dissektionen lassen sich gut darstellen. Es werden jedoch hohe Anforderungen an das örtliche und zeitliche Auflösungsvermögen des MRT gestellt, so daß apparative und soft-ware-programmatische Voraussetzungen in der Regel nicht geleistet werden (auch persönliche Mitteilung G. Bongartz, Basel).

2. Bitte nehmen Sie Stellung zu den Aussagen von Professor Dr. Terwey bezüglich der Problematik der Ligamenta alaria.

Die Ligamente sind in der Regel 2–3 mm dick, bis zu 6 mm hoch und bis zu 10 mm lang. Eine Darstellung mit ausreichender Bildauflösung gelingt nach der momentanen Einschätzung nur mit sehr dünnen Schichten, die aber nur mit höher energetischen MRT in diagnostischer Qualität ermöglicht werden. Niederenergiegeräte ergeben derzeit in einer für den Patienten zumutbaren Meßzeit kein ausreichendes Signal-zu-Rausch-Verhältnis, um kleinste Veränderungen darzustellen.

Außerdem muß kritisch nachgefragt werden, ob mit einer 3–7 mm dicken Untersuchungsschicht Bandeinrisse und minimale Einblutungen in einem Objekt abgegrenzt werden können, das im Verhältnis zur gewählten Schicht deutlich dünner ist (auch persönliche Mitteilung B. Terwey, Bremen).

Stellungnahme von B. Kügelgen, Koblenz

1. Bitte nehmen Sie Stellung zu dem Unterschied zwischen subjektiven, semiobjektiven und objektiven Befunden, insbesondere auch unter Berücksichtigung der manualmedizinischen Befunde.

Die exake Befunderhebung der Manuellen Medizin ist ein großer Gewinn. Bedauerlicherweise werden auch immer wieder Befunde angegeben, noch dazu quantifiziert, die so nicht erhebbar, damit nicht nachprüfbar sind. Damit gerät aber der Untersucher, nicht die Methode in Verruf.

Die Palpation von Weichteilen und die Schmerzprovokation sind gut reproduzierbar, aber nicht quantifizierbar. Bei den Beweglichkeitstesten von Gelenken ist nach dem Stop zwischen den verschiedenen Hindernissen zu unterscheiden, die Bewegungsausschläge sind in Graden ziemlich genau anzugeben, auch empfundener Schmerz kann durch verschiedene Methoden abgestuft beschrieben werden, zumal auf standardisierte Provokationen hin.

Dagegen sind ganz besonders die Winkelgrade der segmentalen Untersuchung im Bereich der oberen Halswirbelsäule nicht nachzuvollziehen und sollten von seriösen Untersuchern nicht mit einer solchen Scheingenauigkeit angegeben werden.

2. Bitte nehmen Sie Stellung zu Definition und Befund von pseudoradikulären Veränderungen.

Der Begriff wurde vom Schweizer Neurologen Brugger geprägt und heißt eigentlich nicht-radikulär ($\psi\epsilon\nu\delta\omega$ = ich lüge). Er wird verwendet für ausstrahlende und multilokuläre Schmerzen bei Störungen des Bewegungsapparates, die aber nicht auf einer Reizung einer nervalen Struktur beruhen. Dann wird er ganz unterschiedlich gebraucht, sowohl für überlastete und fehlbelastete Muskeln entlang dynamischer Muskelansatzschmerzen (trigger points, tender points). Die Unterscheidung von *radikulären* Syndromen, also Störungen der Nervenwurzel, der Radix, ist meistens möglich, kann aber schwer fallen, auch einmal nicht gelingen.

Besondere Bedeutung kommt daher der Lasègue-Prüfung und der Schmerzanalyse zu. Der Lasègue ist bei einem mechanisch induzierten radikulären Syndrom positiv. Die Schmerzanalyse weist auf einen provozierbaren, belastungsabhängigen Schmerz hin, der meist aus dem Rücken entlang dem Dermatom der zugehörigen Wurzel auszusprießen scheint. Je stärker der Druck, umso weiter die Schmerzausstrahlung. Es ist aber auch einer Schmerzprojektion entlang von Myotom und Osteom möglich. Bauchpresse (Husten, Niessen) verstärkt den Schmerz, ebenso der Laségue (mechanical pain). Normaler Wirbelsäulenbefund und nächtlich verstärkter Schmerz weisen auf eine entzündliche Wurzelirritation hin (Borreliose?).

Beim Carpaltunnelsyndrom kann der Schmerz über das distale sensible Versorgungsgebiet hinausgehen, einen eigentümlichen Charakter einnehmen (die Hand war riesengroß) und sogar retrograd bis zur Schulter, ja sogar in die HWS ausstrahlen. Das ist weder pseudoradikulär noch radikulär, sondern eine Auswirkung des sehr hohen Anteils von vegetativen Fasern an diesem Nerven.

Bei einem pseudoradikulären Syndrom kommen Mißempfindungen, gelegentlich auch vermeintliche Gefühlsminderungen vor, nie jedoch klassische Ausfallmuster mit Lähmungen oder Sensibilitätsausfällen oder Reflexminderungen. Gerade beim sog. Schleudertrauma werden vielfältige Mißempfindungen infolge pseudoradikulärem Syndrom als neurologisches Defizit infolge radikulärem Syndrom fehlgedeutet.

3. Bitte nehmen Sie Stellung zu dem Begriff der kognitiven Störungen.

Kognition ist die Summe aller Vorgänge, die zur Wahrnehmung und zum Wissen führen. Es handelt sich also um alle Prozesse der Informationsverarbeitung. Sie sind abhängig von Begabung, Schulung und Training, ansonsten sind sie durch viele Einflüsse störbar. Hierzu zählen besonders die Emotionen und das Schlaf-Wach-System. Die bei dem sog. zervikoenzephalen Syndrom beschriebenen Befindlichkeitsstörungen (Kopf-, Nackenschmerzen, Müdigkeit, Konzentrationsstörungen, Leistungseinbuße u. a. m.) können kognitive Prozesse beeinflussen, sind aber keine kognitiven Störungen selbst. Sie sind vielmehr unspezifische Auswirkungen von vegetativen Störungen. Daher kommen sie bei vielfältigen Veränderungen vor, aber als Begleiterscheinungen, so etwa reaktiven psychischen Veränderungen, Neurosen (Eisenbahnkrankheit, Telefonkrankheit), aber auch nach längerer Bettlägrigkeit z. B. nach Milzexstirpation, sowie auch nach einer Hirnkontusion, offensichtlich auch bei Störungen der HWS-Muskulatur. Sie sind nicht selbst psychische Reaktionen. Sie verschwinden mit den zugrunde liegenden Störungen, z. B. nach erfolgreicher HWS-Manipulation.

4. Bitte nehmen Sie Stellung zu der Thematik der Arteria vertebralis-Problematik.

Eine unzureichende Durchblutung im Versorgungsbereich der Arteria vertebralis ist die älteste Erklärung für die Störungen, die man lange Zeit als „zervikoenzepahles Syndrom" umschrieb (s. o.). Sie ist längst aufgegeben worden, weil nichts dafür spricht. Eine Mangelversorgung der Arteria vertebralis führt zu charakteristischen Ausfällen, die passager oder auch bleibend sein können und nichts mit dem sog. zervikoenzephalen Syndrom zu tun haben. Selbst bei passiven Extrembewegungen der HWS gelingt es nur ganz selten, Schwindel oder sogar einen Nystagmus auszulösen, wenn die Bewegung nicht ruckartig durchgeführt wird. Die Blutversorgung ist meistens derart angelegt, daß eine Arteria vertebralis ausreicht. Durch Umbauvorgänge an der HWS bedingte Mangelversorgung habe ich noch nie nachweisen können, obwohl ich seit langem danach suche. Gleiches gilt noch mehr für die Veränderungen nach Schleudertrauma. Auch die 2. These, ein unterstellter neurogener Spasmus der Arterie, ist abwegig und widerspricht allem neurologischen Wissen und der täglichen Erfahrung.

Gleiches gilt übrigens nach meiner Meinung für die 3. These, nämlich eine Störung der Kopfgelenke, einer bemerkenswerten Konstruktion manualmedizinischen Denkens. Nur der Schlußstein der Argumentation, die erfolgreiche Manipulation an der oberen HWS, ist zutreffend. Tatsächlich scheinen aber die gestörten Funktionen in den Weichteilen der oberen HWS und eben nicht in den Kopfgelenken zu liegen. Die erfolgreiche Manipulation widerlegt auch sofort alles Spekulieren über zerstörte Bandstrukturen.

Stellungnahme von H. Lemcke, Münster

1. Bitte nehmen Sie Stellung zur Aussage von Herrn Dr. Ludolph, daß, wenn es lediglich noch um Folgeschäden geht, der Richter einen Erstkörperschaden verbindlich vorgeben muß.

Wenn im Haftpflichtprozeß beide Parteien davon ausgehen, daß der Kläger bei dem Unfall verletzt worden ist, wenn dieses also unstreitig ist und nur um die Frage der Ausheilung gestritten wird, müssen wir hiervon ausgehen. Wir Richter dürfen dann in dem Beweisbeschluß nur noch die Frage stellen, ob die jetzigen Beschwerden vorliegen und ob sie unfallbedingt sind, und auch der Sachverständige muß sich darauf beschränken. Natürlich sollte er dann, wenn er Bedenken hat, ob der Kläger überhaupt bei dem Unfall verletzt worden ist, deutlich machen, daß ihn diese Frage nicht gestellt war und deshalb von ihm auch nicht beantwortet wird.

2. Bitte nehmen Sie noch einmal Stellung, was rechtlich mit einer Befindlichkeitsstörung gemeint ist.

Aus juristischer Sicht sind es die körperlichen Beschwerden, die den Tatbestand der Körperverletzung ergeben, nicht ihre körperliche Ursache. Diese Beschwerden müssen aber im Wege des Vollbeweises nachgewiesen sein, d. h. mit an Sicherheit grenzender Wahrscheinlichkeit feststehen, sie dürfen auch nicht ganz unerheblich sein, und vor allem muß es sich tatsächlich um körperliche Beschwerden handeln, psychische Beschwerden erfüllen i. d. R. nicht den Tatbestand der Körperverletzung. Nach einem Unfall wird das Unfallopfer vor allem psychisch erschüttert sein, die geklagten Beschwerden werden deshalb häufig psychischer Art sein. Den Richter interessiert zwar vor allem, ob der Unfall nachweislich körperliche Beschwerden zur Folge gehabt hat, ihn interessiert weniger deren körperliche Ursache. Für die gutachtliche Aussage, daß der Unfall zu körperlichen Beschwerden geführt hat, sind aber entsprechende Befunde erforderlich. Der Arzt als Gutachter darf deshalb allein aufgrund geklagter Beschwerden nicht die Körperverletzung attestieren.

Stellungnahme von E. Ludolph, Düsseldorf

1. Bitte nehmen Sie noch einmal Stellung zur Nomenklatur des „HWS-Schleudertraumas". Weshalb wird dieser Begriff benutzt, obwohl er keine Diagnose beinhaltet?

Eine *Diagnose* ist das Erkennen und Benennen einer Krankheit/eines unfallbedingten Körperschadens. Die sog. Diagnose „Halswirbelsäulen-Schleudertrauma" benennt einen – falschen – Unfallmechanismus und einen – nicht definierten – Körperschaden. „Schleudern" heißt vom Wortverständnis her „kreisen und werfen". Als Unfall-/Verletzungsmechanismen zu diskutieren sind aber Geschwindigkeitsänderungen (Beschleunigungen/Verzögerungen) und/oder allenfalls Richtungsänderungen. Das betroffene Fahrzeug „schleudert" nicht.

Der Begriff „Trauma" heißt vom Wortverständnis her „Verletzung". Als diagnostische Erkenntnis ist dies ein Nullum. Dazu muß der Arzt nicht aufgesucht werden. Informationswert hat diese sog. Diagnose – ungewollt – nur, weil sie vermittelt, daß ein morphologisches Substrat für geklagte Beschwerden nicht gesichert ist. Sie plakatiert also rein subjektive Beschwerden, die auf einen Verkehrsunfall zurückgeführt werden, ohne daß ein Bezug zur unfallbedingten Gefährung und einer Strukturverletzung hergestellt werden.

2. Bitte nehmen Sie Stellung zu Ihrer Aussage, daß man nur noch über Heckkollision, Frontalkollision, Seitkollision etc. reden sollte.

Jede Definition richtet sich nach dem Zweck, für den sie benötigt wird, also nach dem von ihr zu transportierenden Informationsgehalt. Der Unfallmechanismus ist, wenn er Erkenntnisgrundlage zur Sicherung eines Körperschadens sein soll, unter verletzungsmechanischen Gesichtspunkten zu definieren, nach Kriterien also, die die auf die Fahrzeuginsassen einwirkende Gewalt kennzeichnen. Die Bezeichnung Auffahrunfall z. B. ist für den Therapeuten und ärztlichen Gutachter inhaltslos. Für den im Heck angefahrenen Pkw ist es eine Heckkollision. Die auf die Fahrzeuginsassen einwirkende Gewalt ist die im Heck ansetzende Fahrzeugbeschleunigung. Für den mit der Front auffahrenden Pkw ist es eine Frontalkollision, deren Verletzungsrisiko in einem abrupten Geschwindigkeitsverlust besteht. Der Verletzungsmechanismus der Kfz-Insassen ist bei der Heckkollision – in Relation zum Fahrzeuginnenraum – die Bewegung nach hinten. Bei der Frontalkollision ist es die Bewegung nach vorn. Das gleiche gilt für sie Seitkollision, die dies in aller Regel nur für einen Unfallbeteiligten ist, für den Unfallgegner aber z. B. eine Frontalkollision sein kann. Die Einführung der Unfallmechanismen in die ärztliche Therapie und die ärztliche Begutachtung macht nur Sinn, wenn damit relevante Inhalte vermittelt werden.

3. Bitte geben Sie noch einmal Ihre Bedenken bezüglich der Manuellen Medizin wieder, wie auch zu den Begriffen Blockierung und Dysfunktion.
Die manual-medizinischen Befunde sind nicht objektiv, nicht verletzungstypisch und schon gar nicht verletzungsspezifisch. Sie sind Untersucherabhängig und sie finden sich auch bei sog. Gesunden. Die von den einzelnen Befunden ausgehenden Funktionseinbußen sind variabel. Das ist unter Manualmedizinern völlig unstreitig und vielfach veröffentlicht. Die sog. Blockierungen – und nach dem aktuellen manualmedizinischen Sprachgebrauch Dysfunktionen – sind unspezifische semi-objektive bzw. semi-subjektive Befunde. Es handelt sich um Symptome, die mit Beschwerden einhergehen können, dies aber nicht müssen. Indiziell für eine traumatische Verursachung sind sie nicht. Zusammengefaßt sind sog. Blockierungen, besser Dysfunktionen, weder unfallspezifisch, noch sind sie indiziell für eine Funktionseinbuße, noch sind sie objektiv jederzeit reproduzierbare Befunde.

Die sog. Blockierungen/Dysfunktionen reichen als Beweis für eine Funktionseinbuße nicht aus. Sie reichen vor allem aber als Beweis einer unfallbedingten Funktionseinbuße nicht aus. Diese Aussage entspricht der Wertigkeit, die die Manualmedizin selbst diesen sog. Befunden zurechnet. Arlen spricht z. B. in diesem Zusammenhang von Hypothesen, also von unbewiesenen wissenschaftlichen Annahmen.

4. Bitte äußern Sie sich noch einmal zum Zeitpunkt der manualmedizinischen Behandlung, wenn manualmedizinisch eine Funktionsstörung festgehalten ist.
Die Manual-Medizin hat ihre große Bedeutung in der Therapie. Die sorgfältige manual-medizinische Untersuchung gehört zur Erstdiagnostik. Dabei gesicherte Dysfunktionen können bei Fehlen struktureller Verletzungszeichen die Erklärung für Beschwerden/Funktionseinbußen sein. Korrelieren unfallbedingte Gewalteinwirkung, Beschwerdebild und manual-medizinische Befunde, ist die Dysfunktion ein Therapieansatz. Die Behandlung hat dann aber sofort einzusetzen und sie muß – wenn die Diagnose richtig war – wirken. Das ist z. B. der Therapieansatz von Gutmann. Es gibt keinen nachvollziehbaren Grund, warum ein unfallbedingt verursachter Befund zunächst chronifizieren soll, ehe er therapiert wird. Behandlungskonzepte, die erst nach einem Intervall von Wochen ansetzen, lassen ihren Bezug zu einer stattgehabten Verletzung nicht erkennen.

5. Bitte nehmen Sie noch einmal Stellung, ob eine neurologische Konsiliaruntersuchung zu der Diagnostik der „HWS-Schleudertraumata" gehört, insbesondere unter Berücksichtigung der Arteria vertebralis-Problematik.
Werden Hinweise auf Nervenversorgungsstörungen unfallnah geklagt oder gesichert, so ist unverzüglich eine fachneurologische Untersuchung zu veranlassen.

Das gleiche gilt, wenn Klagen und Befunde deutlich differieren bzw. bis zum Ablauf des 3. Unfalltages kein – verletzungsspezifisches – deutliches Decrescendo der geklagten Beschwerden gegeben ist.

Die engmaschig angesetzte fachneurologische Untersuchung ist Voraussetzung, um die anzustrebende Minimalbehandlung verantwortlich vertreten zu können. Als Ursache für verzögert auftretende diffuse Beschwerden – Kopfschmerzen, Ohrgeräusche, Sehstörungen, Konzentrationsstörungen – wird zur Zeit – nachdem diese Arbeitshypothese in der Vergangenheit abgeschlossen schien – eine Beteiligung/Verletzung der Arteria vertebralis diskutiert. Abgesehen davon, daß weder eine unfall-/biomechanische isolierte Gefährdung dieser Arterie zu begründen ist, noch Veränderungen im Bereich dieser Arterien in der Vergangenheit diagnostisch gesichert werden konnten, müßten sich die eindrucksvollsten Funktionseinbußen in unmittelbarem zeitlichen Zusammenhang mit der Unterbrechung der Durchblutung finden. Bestehen Hinweise auf eine Verletzung/Beteiligung der Arterien, sind diese umgehend – zunächst sonographisch – abzuklären.

Stellungnahme von S. Meyer, Münster

1. Bitte nehmen Sie noch einmal Stellung zur Distanz zwischen Kopf und Kopfstütze sowie zur optimalen Einstellung einer Kopfstütze.

Der exakte Verletzungsmechanismus, der den Beschwerden bzw. Verletzungsfolgen an der Halswirbelsäule nach einem Heckanprall zugrunde liegen muß, ist trotz intensiver Grundlagenstudien in der jüngsten Vergangenheit immer noch unbekannt. Die detaillierte Analyse der Insassenbewegungen im Rahmen unserer interdisziplinären Studie hat jedoch u. a. gezeigt, daß die Relativbewegung zwischen Oberkörper und Kopf eines Pkw-Insassen durch eine günstige Sitzgeometrie minimiert werden kann.

Folgt man der logischen Überlegung, daß eine Minimierung der Relativbewegung auch die Belastung der Halswirbelsäule reduziert, so läßt sich folgende Grundregel für eine optimal eingestellte Sitzlehne und Kopfstütze formulieren:

Die Kopfstützenoberkante sollte die Scheiteloberkante des Fahrzeuginsassen mindestens erreichen, nach Möglichkeit geringfügig übersteigen. Weiterhin sollte der horizontale Abstand zwischen Hinterhaupt des Insassen und Kopfstützenvorderkante möglichst gering sein. Optimal wäre ein permanenter Kontakt des Hinterkopfes mit der Kopfstütze. Verbunden mit einer möglichst steil geneigten Rückenlehne würde aufgrund des formschlüssigen Kontaktes des Insassenkörpers mit dem Fahrzeugsitz einschließlich Kopfstütze die Relativbewegung zwischen Oberkörper und Kopf infolge eines Heckanstoßes minimiert und so das Verletzungsrisiko gering.

2. Bitte nehmen Sie Stellung zu der Thematik einer abgebrochenen Lehne.

Die Frage zum Einfluß einer kollisionsbedingt abgebrochenen Rückenlehne auf die biomechanische Insassenbelastung läßt sich nicht allgemeingültig beantworten. Zum einen führt eine Rückenlehnendeformation dazu, daß die in die Fahrzeugkarosserie eingeleitete Bewegungsenergie über den Fahrzeugsitz über einen längeren Zeitraum und in abgeminderter Form auf den Insassen übertragen wird. Hieraus läßt sich aus technischer Sicht zunächst eine geringere Belastungshöhe im Vergleich zu einer starren Rückenlehne ableiten. Andererseits bedarf es einer vergleichsweise hohen Anstoßintensität, um eine Rückenlehne bleibend zu verformen bzw. abzubrechen. Dies kann mannigfache Abstoßmechanismen des Insassen in Fahrzeuginnenraum oder auch Interaktionen mit anderen Fahrzeuginsassen (beispielsweise mit den Knien eines Insassen auf der Fondsitzbank) zur Folge haben. Aus diesem Grund läßt sich der Einfluß einer abgebrochenen Rückenlehne auf die biomechanische Insassenbelastung für den Einzelfall nur auf der Grundlage der Ergebnisse speziell hierzu durchgeführter Crash-Versuche analysieren.

3. Bitte nehmen Sie Stellung zum Fahrbodenbelag sowie zu den Reifen und zum Bremszustand.

Die Faktoren Fahrbahnoberfläche, Reifen- und Bremszustand des unfallbeteiligten Fahrzeugs beeinflussen die sog. Auslaufbewegungen, jedoch nicht die Anstoßintensität an sich. Die Beschaffenheit der Fahrbahnoberfläche und die Art der Fahrzeugbereifung sind im Rahmen der Analyse eines Kollisionsereignisses mit einer zeitlichen Ausdehnung von $1/10$ Sekunden (Wimpernschlag) sicher zu vernachlässigen. Zum Einfluß des Bremszustandes, d. h. ob das angestoßene Fahrzeug zum Kollisionszeitpunkt ungebremst bzw. voll gebremst war, kann wiederum auf die Ergebnisse unserer interdisziplinären Studie zurückgegriffen werden.

Bei den von uns durchgeführten Versuchen war das angestoßene Meßfahrzeug, in dem sich jeweils der Freiwillige zum Anstoßzeitpunkt befand, über die Handbremse und einen eingelegten Gang teilgebremst. Vergleichsversuche haben gezeigt, daß bei einem Relativgeschwindigkeitsniveau von ca. 20 km/h durch einen voll gebremsten Zustand des angestoßenen Pkw der Betrag der Geschwindigkeitsänderung um ca. 1 km/h reduziert werden kann. Dies bedeutet, daß in einem heckseitig angestoßenen Pkw die Insassenbelastung in dem Fall, in dem der Fahrzeugführer die Betriebsbremse tritt, geringer ist, als im teilgebremsten oder ungebremsten Zustand. Einen gegenteiligen Einfluß hat eine Bremsung dann für die Belastung eines Insassen im auffahrenden Fahrzeug. Fährt dieser voll gebremst, d. h. mit blockierenden Rädern auf das davor stehende Fahrzeug auf, so ist hier aufgrund der Reibungskräfte zwischen Reifen und Fahrbahn auch über den kurzen Zeitraum einer Kollision eine höhere mittlere Beschleunigung und damit eine höhere kollisionsbedingte Geschwindigkeitsänderung einhergehend. Somit ergibt sich für einen Insassen eines voll gebremst auffahrenden Fahrzeugs eine geringfügig höhere

Insassenbelastung als für den Fahrer eines ungebremst auffahrenden Pkw.

In der technischen Begutachtungspraxis zeigt sich, daß in der Regel bei Bagatellunfällen eine nachlässige Unfallaufnahme vorliegt. Es werden nur sehr selten Lichtbilder von der Unfallszene und den Spuren auf der Fahrbahn angefertigt. Aus diesem Grund läßt sich retrospektiv nur sehr selten die Frage des Bremszustandes eindeutig beantworten. Aus diesem Grund werden in seriösen technischen Analysen sowohl die ableitbaren Geschwindigkeitsänderungen als auch die mittleren Fahrgastbeschleunigungen in praxisnahen Bandbreiten angegeben. Diese Bandbreiten beinhalten dann sowohl die Belastung für ein ungebremst angestoßenes Fahrzeug, als auch den Sonderfall eines voll gebremst angestoßenen Fahrzeugs.

4. Bitte nehmen Sie Stellung zu dem Vergleich Autoskooter und Pkw.
Der Vergleich zwischen einer Autoskooter- und einer Pkw-Kollision muß zweigeteilt erfolgen. Zum einen ist das Kollisionsverhalten und zum anderen die aus einem Anstoß resultierende Insassenbewegung vergleichend gegenüberzustellen. Als Grundlage des Vergleichs können die drei im Rahmen der interdisziplinären Studie durchgeführten Autoskooter-Kollisionen herangezogen werden.

Hinsichtlich ihrer zeitlichen Ausdehnung (Kollisionsdauer) und ihres charakteristischen Beschleunigungsverlaufs sind die Skooter-Kollisionen nahezu mit den Pkw-Kollisionen identisch. Die mittlere Kollisionsdauer der drei durchgeführten Autoskooter-Kollisionen war mit derjenigen der 17 gefahrenen Pkw-Heckanstöße mit 0,12 s identisch. Eine detaillierte Analyse der Beschleunigungsverläufe zeigte zudem, daß auch das Anstiegsverhalten des Beschleunigungssignals nahezu mit demjenigen der Pkw-Kollisionen übereinstimmte. Der einzige Unterschied zwischen Autoskooter- und Pkw-Kollision besteht in der Elastizität. Dies hat jedoch auf die aus dem Anstoß resultierende Insassenbelastung keinen Einfluß. Aufgrund der Tatsache, daß die Autoskooter durch einen luftgefüllten Prallring vor bleibenden Deformationen geschützt sind, wird ein vergleichsweise hoher Anteil der Bewegungsenergie des auffahrenden Skooters an den angestoßenen Skooter übertragen. Dies führt dazu, daß, um eine Insassenbelastung, die sich durch Angabe einer kollisionsbedingten Geschwindigkeitsänderung von ca. 10 km/h beschreiben läßt, ein Autoskooter lediglich mit einer Geschwindigkeit von 12 km/h auf das Heck eines stehenden Skooters auffahren muß, wohingegen ein Pkw mit 17 km/h aufprallen muß. Dies liegt darin begründet, daß bei einer teilelastischen Pkw-Kollision ein beachtlicher Energieanteil durch geleistete Deformationsenergien abgebaut wird.

Bezüglich der aus einem Heckanstoß resultierenden Insassenbewegung ist die Sitzkonstruktion eines Autoskooters von Bedeutung. Er besitzt in der Regel eine in die metallene Karosserie eingelassene Kunststoff-Halbschale. Diese ist im Vergleich zu einer verformbaren Rückenlehne eines Pkw sehr struktursteif, d. h. starr. Dies führt zu einer ungeminderten Übertragung der Bewegungsenergie des Skooter-Sitzes auf den Insassen. Zudem verfügt ein Autoskooter-Sitz nicht über eine für erwachsene Benutzer ausreichende Kopfstütze. Die teilweise mit Kopfstützen ausgerüsteten Skooter stützen den Körper eines Erwachsenen lediglich bis etwa in Schulterhöhe ab, d. h. der Kopf ist noch frei auslenkbar. Die Sitzposition eines Erwachsenen in einem Autoskooter ist daher vergleichbar mit derjenigen eines Pkw-Insassen in einem Fahrzeugsitz ohne Kopfstützen. Dies führt infolge eines Heckanstoßes zu einer Hyperextensionsbewegung der Halswirbelsäule eines Autoskooter-Insassen. Diese konnte bei keiner der von uns durchgeführten Pkw-Pkw-Heckkollisionen auch bei nicht optimal eingestellter Kopfstütze beobachtet werden. Somit bleibt bei derzeitigem wissenschaftlichen Kenntnisstand festzuhalten, daß die Sitzkonstruktion und die daraus folgende Sitzergonomie eines Autoskooter im Vergleich zum Pkw als ungünstiger zu bewerten ist. Dies bestätigen auch die subjektiven Eindrücke derjenigen Freiwilligen, die sowohl an einer Autoskooter-Kollision als auch an einer Pkw-Heckkollision in vergleichbarem Geschwindigkeitsänderungsbereich beteiligt waren. Hier wurde der Anstoß in einem Autoskooter, trotz vergleichbarer biomechanischer Belastung, subjektiv als unangenehmer empfunden.

5. Bitte nehmen Sie Stellung zur Anwendung der Parameter Geschwindigkeitsänderung und Beschleunigung zur Bewertung der Unfallschwere.
In den vergangenen 5 Jahren sind eine Vielzahl von Arbeiten in der internationalen Literatur erschienen, die sich mit der aus einem Heckanstoß resultierenden Insassenbewegung beschäftigen. Allen Veröffentlichungen ist gemeinsam, daß zur Bewertung der Unfallschwere die Geschwindigkeitsänderung (delta v) des angestoßenen Fahrzeugs angegeben wurde. Diese Entwicklung zeigt,

daß dieser Kollisionsparameter zur Beschreibung der aus einem Heckanstoß resultierenden biomechanischen Insassenbelastung als international anerkannt gilt. Im Vergleich zum Parameter der mittleren Fahrgastzellenbeschleunigung, der zudem die zeitliche Ausdehnung der Kollision beinhaltet, ist die Geschwindigkeitsänderung einem technischen Laien einfacher zu erklären. Unsere Versuche haben jedoch gezeigt, daß Pkw-Pkw-Heckanstöße auf einem Relativgeschwindigkeitsniveau von um 20 km/h nie kürzer als $^1/_{10}$ Sekunde sind. Wird nun im Rahmen der technischen Begutachtung aus einer ermittelten Geschwindigkeitsänderung über eine Kollisionsdauer von 0,1 s die mittlere Fahrgastzellenbeschleunigung berechnet, so befindet man sich bei dieser Art der Beschreibung der biomechanischen Insassenbelastung immer auf der „sicheren Seite". Kennt man die Geschwindigkeitsänderung, so ergibt sich bei Annahme einer Kollisionsdauer von 0,1 s die maximal vorstellbare biomechanische Belastung. Zudem beziehen sich alle genannten Werte seriöser technischer Gutachten auf Versuche, denen eine kurze Kollisionsdauer und damit eine hohe Belastung zugrundeliegt. Mit der Angabe der kollisionsbedingten Geschwindigkeitsänderung wird somit einer von mehreren möglichen technischen Kollisionsparameter zur Beschreibung der biomechanischen Belastungshöhe gewählt. Aus den genannten Gründen hat er sich international etabliert und bildet somit ein wesentliches Bindeglied im Rahmen des technisch-medizinischen Dialogs bei der Begutachtung von Verletzungsmöglichkeiten an der Halswirbelsäule.

Stellungnahme von H.-U. Puhlmann, Berlin

1. Bitte nehmen Sie Stellung zu der Thematik des traumatischen Bandscheibenvorfalles. Wie kann ich feststellen, ob ein Bandscheibenvorfall traumatisch ist oder auch nicht?
Ein traumatischer Bandscheibenvorfall ohne begleitende knöcherne Verletzung durch ein einmaliges Ereignis (Unfall) kann aus meiner Sicht nur angenommen werden, wenn eine degenerative Vorschädigung der Bandscheiben im HWS-Bereich besteht (bildgebende Diagnostik, Vorgeschichte). Bildmäßig ist ein traumatischer von einem nicht-traumatischen Bandscheibenvorfall wohl nicht zu unterscheiden. Wenn eine monoradikuläre Nervenwurzelirritations- oder kompressionssymptomatik unmittelbar nach dem Unfall besteht und verifizierbar ist, ferner ein Bandscheibenvorfall bildgebend nachweisbar ist, so muß nach der Wahrscheinlichkeit dann eine traumatische Genese angenommen werden, wenn in der Vorgeschichte solche Beschwerden oder Ausfälle nicht bestanden – ein adäquates HWS-Trauma vorausgesetzt.

2. Bitte nehmen Sie Stellung zu dem Auftreten von neurologischer Symptomatik bei gedrehter oder gebeugter Kopfhaltung.
Sturzenegger et al. haben in ihrer Arbeit (Neurology 1994) berichtet, daß bei gebeugter oder gedrehter Kopfhaltung zum Unfallzeitpunkt radikuläre und andere neurologische Störungen signifikant gehäuft auftraten. Andere Arbeiten zu diesem Thema sind mir nicht bekannt.

3. Bitte nehmen Sie Stellung zu Aussagen der Neurootologie. Wie gesichert sind diese? Wie wertvoll sind diese?
Die Ergebnisse der neurootologischen Untersuchung sind auch in der entsprechenden Fachdisziplin umstritten, hier besteht dringend ein weiterer Klärungsbedarf. Insbesondere fehlen prospektive Untersuchungen an randomisierten Patientengruppen. Die aus den Studien bekannten Störungen bei Patienten nach Schleudertrauma sind nicht spezifisch und finden sich beispielsweise auch bei anderen Schmerzsyndromen. Ferner ist die Genese der Störungen unklar, eine „Hirnstammschädigung" ist aus neurologischer Sicht in den allermeisten Fällen abzulehnen.

15 Sachverzeichnis

Accelerationsmechanismus 29
Accelerationsverletzung 29
Ängstlichkeit, Schmerz 94, 96
Ärztebefragung 72
Akustisch evozierte Potentiale (AEP) 40
Akute Belastungsreaktion 66
Alter 84
Analyse, psychologische 92
– technische 85
Anamnese 25
Angst, Beschwerdesyndrom 108
Anhängerkupplung 9, 10
Anstoßintensität 6, 114
Anulus, Einrisse 49
– fibrosus 20
Arbeitszufriedenheit, Schmerzdauer 94
Arme, Schwäche 39
Arteria vertebralis 109, 110
– Läsionen 39
– – Problematik 111, 113
Arzt-Patienten-Verhältnis 58
Atlantooccipitale Dissoziation 48
Atlasbogenfraktur 44
– hintere 47
– vordere 47
Atrophie 51
Attest 30, 70, 71, 75, 76, 102
Auffahrkollision 5
– unfall 106, 112
– Auslaufbewegungen 114
Auslaufgeschwindigkeit 78, 80
Autoskooter, 5, 6, 106, 115
Autoskooter-Kollision 13, 20, 21, 22, 71

Bandscheibenprotrusion 21
Bandscheibenrandbereiche, Einrisse 49
Bandscheiben, Schäden 20
– Vorfall, traumatischer 37, 116
Beeinträchtigung, kognitive, nach Schleudertrauma 39
– Konzentration 108
– Merkfähigkeit 108
Befindlichkeit, körperliche 63
Befindlichkeitsbeeinträchtigung 63, 65, 66
Befindlichkeitsstörung 108, 111, 112
Befund, manualmedizinischer 110
– neurootologischer 39
– objektiver 110

– semiobjektiver 110
– subjektiver 110
Begehrensneurose 67
Begutachtung, Praxis 2
– traumatologische 86
– verkehrstechnische 78
Belastbarkeit, verminderte 108
Belastung, biochemische 116
Belastungsgrenzen, biomechanische 10
Belastungshöhe 79
Belastungsreaktion, akute 66
Belastungsstörung, posttraumatische 22, 94, 95, 96
– – Prävalenz 95
– – partielle 96
– – vollständige 96
Berstungsfraktur 44, 48
Bescheinigung, ärztliche 30
Beschleunigung 80, 115
– mittlere 15, 114
Beschleunigungsmechanismus 19, 29
Beschleunigungstrauma 29, 32
– Klassifikation I und II nach Krämer 32
– verletzung V, 106
Bewegungsablauf 2
Bewegungsanalyse 14, 22
Beweisanforderungen 63
Beweiserleichterungen 67
Biomechanik 1
Blockierungen, Dysfunktionen 29, 32, 65, 113
Borreliose 111
Bremszustand 114

Carotis-Dissektion 41
– – traumatische 39
Cervicalsyndrom 88, 90
Computeranalyse, dreidimensionale, ultraschallgesteuerte 20
Computertomographie (CT) 44, 45, 46, 53
– ap 44
– funktionelle 44, 51
– lateral 44
– mit Myelographie 44
– Spiral-CT 44
– – mit 2-D-Rekonstruktionen 45
Contusio labyrinthi 108
– spinalis 37

Deformationsenergie 79
delta v, Geschwindigkeitsänderung 79
Dens-Fraktur 44, 48
Depressivität 94, 96
Diagnose "HWS-Schleudertrauma" 112
Diagnostik, radiologische 41
Distanz, Kopf, Kopfstütze 114
Distorsion 47, 49, 51, 108
Doppelbilder 108
Dornfortsatzfrakturen 44
Drehschwindel 108
3-Pfeilertheorie von Denis 48
Dysfunktion 29, 113

EES-Wert (Energy-Equivalent-Speed) 79, 85
Einblutungen 51
Eisenbahnkrankheit 111
Elektroencephalographische Untersuchung (EEG) 40
Elektromyographie (EMG) 40, 41
– Signal 17
Elektroneurographie 40
Erdmann-Schweregradeinteilung 3, 48, 90, 105
Erstkörperschaden 1, 28, 63, 64, 67, 68, 112
Erstschadenbild 86, 88, 90
Extensions-Teardrop-Fraktur 47

Facettenblock, bilateraler 44
– unilateraler 44
Facettenfraktur 48
Facettenluxation, bilaterale 47
– unilaterale 47
Fahrbodenbelag 114
Fahrgastzellenbeschleunigung, mittlere 6, 116
Fahrzeugbeschleunigung 113
Faktoren, prognostische 42
Flügelbänder 20, 28
Folgeschäden 67, 112
Fraktur
– Processus costotransversarius 48
– laminare 47
– occipitale condyläre 48
– uncina 48
Freiwilligenversuche 12
Frontalkollision 112, 113
Funktion, Analyse 20
– Aufnahmen 44, 50

– Kernspintomographie, offene 20
– Störungen 32, 49

Gedächtnisstörungen 37
Gelenkkapsel, apophyseale 49
Gelenkspiel 32
Geräuschempfindlichkeit 108
Geschlecht 84
Geschwindigkeitsänderung 5, 6, 8, 9, 15, 18, 19, 22, 78, 79, 80, 81, 82, 83, 84, 85, 112, 114, 115, 116
– kollisionsbedingte 20, 21, 115
Gestaltung, Sitz 4, 85
Gewicht, Autoinsassen 84
Glaubwürdigkeit, Proband 88
Gleichgewichtsstörungen 108
Größe, Autoinsassen 84, 85
Gutachten, interdisziplinäre (technisch-medizinische) 5
– neurotologisches 55

Haftungsbegrenzungen 68
Haftungsrechtlicher Zurechnungszusammenhang 66, 67
Halskrawatte 25, 28
Halsmarkläsion, zentrale 37
Halssympathikus
– Läsionen 39
Halswirbelsäule
– Beschleunigungsverletzung 105
– Distorsion 108
– Hyperextension 36
– kernspintomographische Untersuchung 21
– Manipulation 111
– Schleudertrauma 1, 2, 4, 22, 38, 63, 64, 68, 86, 103, 112, 113
– Segmente
– Steilstellung 65, 105
– Syndrom 3
– Translation 36
Hangman's Fraktur 44, 47
Harmlosigkeitsbereich 11
Harmlosigkeitsgrenze 65, 71
Heckauffahrunfall 79, 80, 85
Heckaufprall 2
Heckkollision 2, 5, 13, 21, 73, 112, 113, 114
Hippocampus 109
Hirnerschütterung 29
Hirnstammkontusion 40
Hirnstammläsion, ischämische 40
– traumatische 40
Hirnstammschädigung 57, 116
Hirnstammtaumeligkeit, multisensorische 109
Horner-Syndrom 39
Hyperextensionsbewegung 115
Hyperextensions-Luxations-Fraktur 47

Hypermobilität 31
Hyperreflektorische Distorsion 47, 49
Hypertranslation 19
Hypomobilität 31
Hörminderung 108

Initialsymptomatik 37
Innervation, segmentale
– cervicale Nervenwurzeln 38
Insassenbelastung 9, 115
– biomechanische 6, 114
Insassenbewegung 85, 114
Instabilität 49
– verzögerte 51
Intervall, beschwerdefreies 3, 26, 59
Intervertebralraum, Aufweitung 49

Jefferson-Fraktur 44, 48

Karpaltunnel-Syndrom (KTS) 111
– traumatisches 39
Kausalität, psychisch vermittelte 65
Kausalitätsfeststellung 90
Kausalitätsverknüpfung 90
Keilfraktur 47
Kernspintomographie 20
– s. auch Magnetresonanztomographie
Knochenbrüche 20
Kollision, Auffahr- 5, 82
– eindimensionale 78, 80, 81, 85
– Frontal- 112, 113
– -Heck- 2, 5, 13, 21, 73, 112, 113
– seitliche 73, 79, 81, 82, 84, 85, 112
– Skooter- 65
– Streif- 82
– Unterfahr- 8
– zweidimensionale 78, 79, 80, 81, 82, 84, 85
Kollisionsanalyse, computerunterstützte 82
Kollisionsbetrachtung, zweidimensionale 85
Kollisionsdauer 79, 80, 116
– mittlere 115
Kollisionsgeschwindigkeit 6, 13, 19, 78, 79, 80
Kollisions-Überdeckungsgrad 6
Konditionierung, respondente 92, 96
Konsiliaruntersuchung, neurologische 113
Kontrollüberzeugung
– externale 94, 96
– internale 94
Konversionsneurose 66
Konzentrationsstörungen 113
Kopf-Halsgelenke, Verletzungen V

Kopfdruck 56
Kopfgelenk, Instabilität 20
Kopfhaltung 116
Kopfschmerz 37, 108, 113
Kopfstütze 114, 115
Kopfstützenabstand 17
Kopfstützenoberkante 114
Körperschaden, primärer 87
Körperverletzung 63
Kreuzunfall 80
Kreuzungs-Seiten-Unfälle 85
Kreuzungsunfall 79, 84

Lagerungsschwindel, peripherer paroxysmaler 108
Lasègue-Prüfung 110
Lehre von der wesentlichen Bedingung 67
Lernen, operantes 93
Ligamenta alaria 20, 28, 49, 58, 109, 110
Ligamentum longitudinale anterius 20, 49
– – posterior 49
– supraspinale 49
Ligamentumeinrisse 49
Luxation, laterale 48
Längsband, vorderes, Riß 20
– – Verletzung 20

Magnetresonanzangiographie 51, 110
Magnetresonanztomographie (MRT) 44, 45, 46, 47, 51, 53, 110
– Diagnostik 41
– funktionelle 47
Magnetstimulation, transcranielle (MEP) 40
Manualmedizin 26, 35
Manualtherapie 59
Manuelle Medizin 20, 31, 113
Massa lateralis atlantis
– Fraktur 44
Massenverhältnis 10, 18
Migräne, posttraumatische 39
Myelo-CT 46, 51
Myelographie 46, 51
Myelomalazie 47, 51
Myelonläsion, partielle cervikale 37
Müdigkeitssyndrom, chronisches 108

Nervenwurzeln, cervicale, Innervation 38
Nervus ulnaris-Schädigung 39
Neurasthenie 108
Neurootologie 28, 116
Neurose 3, 111
non contact-Verletzung 36, 55
Normmobilität 31

Nystagmus 111

Ödeme, intramedulläre 51
Ohrgeräusche 108, 113
Os odontoideum 33

Parese, neurogene 40
Pathomechanik 1
Peitschenschlagverletzung 29
Pfeilerfraktur 48
Phobien 94
Pkw-Kollision 22
Plexus brachialis-Läsionen 38
Political correctness 101
Posttraumatic stress disorder 94
Primär-Diagnostik 32, 70
Primär-Therapie 32
Primärbewegung 15
Primärverletzung 66, 88, 90
Programmieren, neurolinguistisches (NLP) 58
Pseudoparese 40
Psychophysiologie 92

Quebec Task Force (QTF) 36
Querschnitt, traumatischer 37

Radiologische Untersuchungsverfahren 44
railway spine 3
Ramping 15
Rechtsmedizin 70
Reifen 114
Reizbarkeit 108
Rekonstruktionen
– dreidimensionale (3D) 45, 46
– zweidimensionale (2D) 45
Relativbewegung, translatorische 15, 22
Relativgeschwindigkeit 6, 8, 14, 15, 78, 79, 80
– massenbewertete 18, 19
– – Niveau 114, 116
Relativwinkel 17
– maximaler 15
Relativwinkelgeschwindigkeit 17
– maximale 15
Respondenter Schmerz 93
Richtung, Muskelverspannung
– freie 32
– gesperrte 32
Richtunggebende Verschlimmerung, Unfallbeschwerden 67, 68
Rotationsinstabilitäten 44
Rückenmanagement 57, 58, 61
Rückenmarksschädigungen 37
Rückverformung, teilelastische 6
Röntgen-Aufnahme 26, 44
– ap, offener Mund 44
– HWS in 2 Ebenen 44

– lateral 44
Röntgen-Funktionsaufnahmen 44, 50
– -(planare) Tomographie 45
– -Schrägaufnahmen 44
– -„Schwimmer"-Aufnahme 44
– -Tomographie 44

SPECT-Untersuchungen 41
Sachverständiger, medizinischer 99
Schadenkalkulation 79
Schanz'scher Verband (Krawatte) 28, 58,59,61,87
Schaufelarbeiterfraktur 44, 47
Schizophrenie 55
Schlafstörung 108
Schleudertrauma (ST) V, VI, 3, 5, 19, 29, 36, 48, 53, 55, 59, 61, 87, 92, 94, 95, 98, 105, 108, 111
– Klassifikation 57
– – Patient 58, 102, 106, 107
– – Schweregradeinteilung nach Erdmann 36
– – Strategie 56
Schluckstörungen 37
Schmerz, operanter 93
– respondenter 92
– temporo-mandibulärer 37
Schmerzanalyse 110
Schmerzerwartung 93, 96
Schmerzprovokation 32
Schmerzqualität 92
Schmerzverhalten 93, 96
– operantes 93
Schmerzwahrnehmung 92, 93, 94, 96
– subjektive 92
Schmerzäußerung 102
Schonhaltungen 92
Schweregrad nach Erdmann 3, 48, 90, 105
Schwindel 37, 56, 108, 109, 111
Schädigungen, radikuläre 37
Sehstörungen 40, 108, 113
Seitenkollision 73, 79, 81, 82, 84, 85, 112
Sekundärbewegung 15
Sicherheitsgurt 84, 85
sick building syndrome 108
Sitzergonomie 115
Sitzgeometrie 114
Sitzgestaltung 84, 85
Sitzhaltung 84, 85
Sitzkonstruktion 115
Sitzlehne 114
Sitzposition 84, 85
Skooter-Kollisionen 65
Somatosensibel-evozierte Potentiale (SEP) 40
Speiseröhrenverletzungen 20

Spinalkanalenge, cervicale 38
Spondylolisthesis, traumatische 47
Spätsyndrom, sogenanntes 90
Störungen, kognitive 111
Stoß, elastischer 19
– plastischer 19
Stoßdauer 15, 78, 81
Stoßimpuls 82
Stoßpunkthöhe 8
Strategie, Arztkontakt 59
Streifkollisionen 82
Struktursteifigkeiten 6, 8
Subluxation, anteriore 47,49
– atlantoaxiale 44
Symptome, depressive 94
– phobische 94
– psychische 56
Syndrom 19, 27, 29, 87
– radikuläres 110
– vertebragenes 19
– zervikoenzephales 56, 57, 58
Syringomyelie 47, 51
System, vestibulocochleäres, Zerstörung 58

Tagesmüdigkeit 108
Taubheit 37
Teardrop-Fraktur 44, 47
Telefonkrankheit 111
tender points 110
Thoracic-outlet-Syndrom, traumatisches (TOS) 38
Tinnitus 37, 56
Transcranielle Magnetstimulation (MEP) 40
trigger points 110

Überdeckungsgrad 6, 79
Ultraschall-Dopplersonographie 41
Unfallanalyse 85
– technische 5
Unfallfolge 90
– richtungsgebende Verschlimmerung, Beschwerden 67, 68
Unfallmechanik 1
Unfallphobien 94
Unfallrekonstruktion 1, 2, 80
Unfallschock 66
Unkonzentriertheit 108
Unterfahren, Stoßstange 79
Unterfahrkollision 8
Untersuchung, segmentale 89
Unverträglichkeit, idiopathische, umweltbezogene 108

Verdachtsdiagnose 64
Verlaufs-Dokumentation 29
Verletzungen, diskoligamentäre 51
Verletzungsfolgen 88

Verletzungsmöglichkeiten 88, 89
Verletzungsnachweis 66
Vertebragenes Syndrom 19
Vertebralis-Dissektion 39
Veränderungen, pseudoradikuläre 110
Vollbeweis, § 286 ZPO 64, 86, 88, 112
Vollbremsung 8

Wahrscheinlichkeit, Körperverletzung, Beschwerden 64, 67, 100, 112
Wahrscheinlichkeitsbetrachtung 64
Weichteilauftreibungen, Röntgendiagnostik 44
Wirbelfraktur 37
Wirbelgelenke, kleine, Kapselrisse 20
Wirbelkörperfraktur 44

Zellenbeschleunigung 78
– mittlere 82
Zervikalnystagmus 109
Zervikalsyndrom, posttraumatisches 93, 94, 95, 96
Zervikodienzephales Syndrom 19, 111
Zervikozephales Syndrom, posttraumatisches 19, 39, 87